不忘初心·追求卓越
中国医院感染管理卅年
（1986～2016）

索继江　李六亿　王力红　宗志勇　主　编

中国协和医科大学出版社

图书在版编目（CIP）数据

不忘初心·追求卓越：中国医院感染管理卅年：1986～2016 / 索继江等主编. —北京：中国协和医科大学出版社，2016.9

ISBN 978-7-5679-0651-8

Ⅰ．①不…　Ⅱ．①索…　Ⅲ．①医院-感染-卫生管理-概况-中国-1986-2016　Ⅳ．①R197.323

中国版本图书馆 CIP 数据核字（2016）第 218362 号

不忘初心·追求卓越

中国医院感染管理卅年（1986~2016）

主　　编：索继江　李六亿　王力红　宗志勇
责任编辑：孙阳鹏

出版发行：**中国协和医科大学出版社**
　　　　　（北京东单三条九号　邮编 100730　电话 65260378）
网　　址：www.pumcp.com
经　　销：新华书店总店北京发行所
印　　刷：北京雅昌艺术印刷有限公司

开　　本：787×1092　1/16 开
印　　张：21.75
字　　数：500 千字
版　　次：2016 年 9 月第 1 版　　2016 年 9 月第 1 次印刷
印　　数：1—3000
定　　价：130.00 元

ISBN 978-7-5679-0651-8

编委会名单

主　　编	索继江	李六亿	王力红	宗志勇			
副 主 编	刘运喜	吴安华	武迎宏	侯铁英	陆　群	黄　勋	孟黎辉
主　　审	郭燕红	陈增辉	朱士俊	巩玉秀	付　强		
学术秘书	马文晖	邢　伟	梅卫玲	李海峰	邢玉斌	茅一萍	徐　艳

编　　委（以姓氏拼音为序）

班海群	蔡　虻	曹晋桂	曹　洋	陈　辉	陈解语	陈　琳
陈美恋	陈　萍	陈　炜	陈文森	陈　燕	程　曦	崔树玉
邓建军	邓　敏	邓明卓	邓子德	丁丽丽	董　杰	杜龙敏
杜明梅	范秋萍	方　旭	付　强	高丽君	高晓东	高　燕
龚瑞娥	郭亮梅	郭燕红	韩　辉	韩克军	何晓锋	侯铁英
胡必杰	黄碧新	黄丽芬	黄　静	黄文治	黄　昕	黄新玲
黄　勋	贾红军	贾会学	蒋雪松	郎耀雄	李春辉	李福琴
李海峰	李金娜	李临平	李六亿	李卫光	李雨成	李玉英
连美玉	林金兰	刘　晓	刘春来	刘　丁	刘吉起	刘　坤
刘梦林	刘　平	刘卫平	刘　旭	刘运喜	卢联合	陆　群
罗晓黎	马红秋	马　涛	马文晖	毛斐冰	毛垚良	茅一萍
梅卫玲	孟黎辉	莫　云	牛建军	彭莉利	乔　甫	任军红
任　南	施　茜	史广鸿	史利克	宋诗铎	孙丽媛	孙树梅
孙　焱	索继江	索　瑶	覃金爱	田曙光	王俊辉	王力红
王　巍	王鲜平	王　燕	王志刚	魏　华	文建国	文细毛
吴安华	吴　睿	吴永寿	谢多双	武迎宏	邢金玲	邢　伟
邢玉斌	熊辛芸	徐　艳	徐秀华	徐亚青	杨　环	杨又力
杨云海	杨　芸	姚希	尹维佳	于力娜	袁晓宁	袁　月
岳木生	战　榕	张　波	张浩军	张　慧	张　俭	张金玲月
张京利	张　玲	张流波	张世阳	张苏明	张卫红	张秀月
张永栋	张越巍	张之伦	赵会杰	赵秀莉	周惠平	庄英杰
宗志勇	左　玥					

序　言

1986 年 4 月，原卫生部组织成立了"医院感染监控研究协调小组"和"医院感染监测网"，开启我国有组织医院感染管理工作，至 2016 年已走过了 30 个春秋。古人云，三十而立。一个行业到了 30 岁，要认真回顾自己走过的道路，要重新审视自身的发展目标和发展方向，也要凭借自身的能力和特点，承载更多的社会任务和责任。

从 1986 年至今，几代感控人栉风沐雨，兴业图强，秉承患者安全的信念，从零开始，努力奋斗，依法管理，科学防控，战胜一次次困难和挑战，成功构建了我国医院感染预防与控制体系，使医院感染发病率不断下降，惠及全国千万患者。尤其在"非典"、埃博拉等重大传染病暴发事件、自然灾害和突发公共卫生事件中，感控人努力拼搏、不怕牺牲，奋战在抗击疫情一线，为保障人民群众的健康发挥了重要的作用，为维护社会的稳定做出了卓越的贡献。

30 年回首，感染管理工作硕果累累，向全国感控人表示祝贺，也为感控人拼搏、进取、担当的职业精神点赞。而立之年，希望感控人不忘初心，继续前行！

三十年立心，要不忘初衷。在新的历史时代，感控人一定不要忘记昨天的艰辛和付出，要努力传承感控人拼搏进取的精神力量，以改革创新为动力，以学科发展为支撑，凝心聚力、励精图治，始终为广大患者守护健康，为医务人员职业安全保驾护航。

三十年立志，要勇于担当。随着医学科学技术的迅速发展，医院感染管理也面临着前所未有的挑战，感控人要有更大的志向和气魄，迎头赶上，攻坚克难，努力接轨世界感控学术前沿，逐步完善符合我国国情的医院感染管理体系和控制技术，用更大的担当承载起行业发展的梦想与未来。

三十年立业，要继续前行。在今后的岁月里，希望全国医院感染管理工作者始终坚持以患者安全为目标，无愧今天的责任和使命，不负明天的梦想和追求，拿出踌躇满志的气概，努力探索医院感染发病规律，推动学科蓬勃发展，创造更为瞩目的辉煌成就！

郭燕红

2016 年 8 月

前　言

　　1986年，在我国医院感染管理第一代开拓者的努力下，召开了首次"医院感染管理研讨会"，成立了卫生部"医院感染监测研究协调小组"，使我国进入了有组织开展医院感染管理工作阶段，这对我国以后的医院感染预防与控制工作的蓬勃发展，具有划时代的意义。30年来，我国医院感染管理行业从无到有，从弱到强，经历了一次次重大的考验，带着丰硕的实践成果，昂然走进第30个年头，已渐成熟。

　　在中国医院感染管理30年的发展史上，发生过许多影响重大、意义深远的事件，奠定了医院感染防控成功的基石，决定了我国医院感染防控体系的运行机制和发展方向。对医院感染防控大事件进行梳理，不仅可以系统反映我国医院感染管理事业发展的过程全貌，而且可以深刻感受到几代感控人不忘初心、以感控为己任，依法管理，科学防控的责任和无怨无悔、默默奉献的情怀，对当代有着重要的教育和警示意义。

　　30年间，感控人砥砺前行，迎难而上，经受了一次又一次历史的考验。在"非典"、埃博拉、汶川地震、天津港口爆炸等一系列重大传染病暴发事件、自然灾害和突发公共卫生事件中，医院感染管理工作者不怕牺牲、勇于奉献，以崇高的敬业精神，投身最危险、最艰苦的感染防控一线，以精湛的专业技术，成功保护了广大患者和医务人员的安全。重新还原当年的场景，弘扬能打敢拼的精神，必将激励感控人在新的历史时期下，为卫生行业和社会做出更大的贡献。

　　而立之年，当有青春作为。本书在总结以往的经验上，结合中国实际，从加强法规建设、完善质控体系等角度对今后的学科发展提出了科学的预测和展望，鞭策全国感染防控同道不忘初心，锐意前行，致力于建设极具现实意义的精准感控、循证感控和文化感控，为广大患者及全社会奉献感控人的一份责任和力量。

　　衷心感谢各位编写专家，他们以极为负责的态度投入了本书的编写，在生活节奏快、工作强度大的情况下，加班加点日夜辛劳，高质量地完成编写任务，保证了本书的按时出版。向他们认真、勤奋的职业精神表示由衷的敬意。

　　由于编写时间仓促，出现错误在所难免，敬请各位同仁批评指正。

《不忘初心·追求卓越》编委会

2016年8月

目　　录

上　篇：不忘初心——以感控为己任

中国医院感染管理 30 年大事记

（1986～2016）

中　篇：沧海横流——方显英雄本色

下　篇：超越梦想——再铸感控辉煌

附　录

上　篇：不忘初心——以感控为己任

中国医院感染管理 30 年大事记

（1986~2016）

1986 年

1986 年 4 月　卫生部成立全国医院感染管理协调小组和监测网

1986 年是中国感控元年。当年 4 月，由卫生部及北京医科大学联合承办，旨在成立全国医院感染监控网的全国重点医院"医院感染管理研讨会"在北京召开。在此次会议中成立了由卫生部医政司护理处严渭然处长、中国预防医学科学院王枢群教授和北京医科大学医管处刘振声教授三位前辈组成的"医院感染监控研究协调小组"，另外还有中丹中心的王克乾教授负责培训工作。

同期由 17 所医院和 8 所防疫站共同组建了我国首个"全国医院感染监控系统"，由中国预防医学科学院（现中国疾病预防控制中心）流行病学研究所的王枢群教授所领导的团队负责。1987 年发展到 26 所医院。经过 3 年的试点工作于 1989 年扩大到全国 29 个省市自治区，省、地、县不同级别的 103 家医院，1992 年发展到 134 所医院，正式组建了"全国医院感染监控网"；随后为了更好的规范监测网络及培训，1998 年卫生部正式发文，委托"全国医院感染监控管理培训基地"湖南医科大学湘雅医院（现中南大学湘雅医院）成立承担卫生部医院感染监测网管理任务，先后由徐秀华教授和吴安华教授领导的团队负责此项工作。2001 年开始，开展了每 2 年一次的全国医院感染现患率调查工作。到 2014 年的第七次全国医院感染现患率调查时，共有近 2000 家医院参加，调查结果代表了我国的医院感染现况。

医院感染监控研究协调小组的成立相当于从国家层面启动了中国医院感染的宏观管理，医院感染管理有了"主心骨"，对我国医院感染管理事业的发展有着划时代的意义；全国医院感染监控网的成立，探索我国医院感染的发病规律和特点，并探索适合我国的医院感染管理模式，为制定医院感染管理的相关政策提供了依据。

1986 年 10 月　卫生部组织首期中丹培训

1986 年 10 月，由中国预防医学科学院流行病学研究所王枢群教授发起，卫生部主办，在中国中丹中心举办了"医院内获得性感染"培训班。培训班由卫生部医政司组织，邀请我国 14 家医疗机构和 4 家疾控机构的 36 名代表参加。每家单位派 2 人，培训班为期 1 个月。师资全部是来自丹麦的专家，英文授课、中文翻译，讲授内容都是国际水平的。今天感控界的许多顶尖专家都参加过中丹培训，例如李六亿教授、胡必杰教授等。

中丹培训拉开了我国系统开展医院感染监控和管理的人才培训工作的序幕，是中国感控的摇篮，为中国感控培养了一大批优秀人才。

1987 年

1987 年 2 月　卫生部制订并下发《医院内感染监测、控制的研究计划》

1987 年 2 月，卫生部下发了卫医司字［87］第 9 号《关于发送"医院感染监测、控制研究计划"的通知》。该通知是由卫生部医政司领导全国医院感染管理协调小组负责起草，并于 1986 年 8 月在由卫生部医政司组织召开的第一次全国医院感染研讨会上研讨和修改。《计划》规定了开展医院感染研究的总体设想、研究内容、组织领导、参加单位等。《计划》为我国医院感染管理工作的早期发展，提出的发展方向，起到了顶层设计的作用，为后来全国医院感染管理事业的快速发展打下了坚实的基础。

1987 年 2 月　卫生部发布《关于推广使用一次性注射器、输液、输血管、针的通知》

1987 年 2 月 23 日，卫生部颁布了（87）卫医字第 3 号文《卫生部关于推广使用一次性塑料注射器、输液、输血管、针的通知》。该通知颁布有其特殊的历史背景。当时我国采用的玻璃注射器等医疗器具采用传统的重复使用方法，虽然能够达到消毒目的，但由于清洗、消毒的环节较多，存在因条件所限或工作人员操作不严格而可能造成消毒不彻底等缺陷。因此，通知决定从当时的实际情况和可能条件出发，在传染病院等急需加强消毒隔离工作的单位，首先推广使用一次性塑料注射器、输液、输血管、针。1992 年再次发布《卫生部关于加强一次性使用输液（血）器、一次性使用无菌注射器临床使用管理的通知》，对（87）卫医字第 3 号文进行补充。

此通知为规范一次性无菌医疗用品的使用、进一步搞好医疗卫生单位的消毒隔离工作、更有效地防止交叉感染、杜绝肝炎等疾病的医源性传播、保护人民的身体健康提供了规范依据。

1987 年 9 月　卫生部召开全国首次医院感染控制经验现场交流会

1987 年 9 月，卫生部在上海医科大学附属中山医院（现复旦大学附属中山医院）组织召开医院感染控制经验现场交流会，部分监控医院院长和医院感染管理专职人员参加了会议。会议分享了中山医院的感染管理工作经验，先期开展试点工作的医院代表也在现场进行了交流，并讨论今后如何开展医院感染监测与控制工作。卫生部在此次大会上表彰了中山医院、北大医院（现北京大学第一医院）、北京天坛医院等 3 所医院感染预防控制工作突出的医院。

该交流会对于推动全国进一步开展感控工作打下了一个初步的基础，是中国最高卫生行政部门对医院感染预防与控制工作的首次高规格公开表彰，并在交流会后即下发相关文件要求全国医院开展医院感染管理工作，通过行政干预有效推动了感控事业的快速发展。

1987 年 9 月　《消毒管理办法（试行）》颁布

1987 年 9 月，为进一步满足医院感染的监控需要，解决医院消毒、灭菌工作中较普遍存在的问题，卫生部邀请有关专家共同研讨、制定并颁布了《消毒管理办法（试行）》（卫防字［87］第 49 号）。该办法共 8 章 35 项条款，内容包括了医疗卫生单位消毒、疫源地消毒、预防性消毒和医疗卫生用品消毒，并明确了消毒监督管理及罚则。

该办法的出台，是第一次从部门规章的高度对医院消毒提出具体管理要求，同时对消毒剂和消毒器械实施卫生许可制度，确保医院安全、有效地使用消毒产品，使全国各级医院在相关工作或操作中有法可依、有章可循，这在相当程度上保证了消毒、灭菌质量。

1987 年 9 月　《医院感染的监测》手册出版

1987 年 9 月由王枢群教授执笔完成《院内感染的监测》。全书分为四个部分：第一部分：院内感染的存在情况及其造成的危害。我国参加了世界卫生组织（WHO）1983～1985 年的全球 4 个洲 14 个国家的院内感染患病率调查，平均为 9%，我国为 8.4%。卫生部医政司在 1983 年对 21 家医院的院内感染调查显示，感染率为 8.4%。院内感染监控小组报告的 1986 年 12 月～1987 年 4 月的 10 家医院院内感染现患率为 7.01%（3.4%～14.9%），这是我国第一个现患率调查数据。第二部分：院内感染的监测。本部分介绍了开展监测的方法。从第三部分"院内感染经济损失"和第四部分

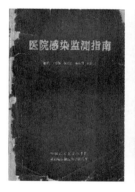

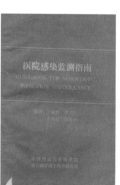

"细菌实验室在院内感染监控中的作用"中可以看出，在医院感染控制工作开展的初期已经开始重视这两方面的工作，关于医院感染经济学分析和微生物思维的趋势逐渐占据主导地位。

另外，1989 年，由王枢群、李六亿等 4 人编著的《医院感染监测指南》（中国预防医学科学院流行病学微生物学研究所）刊行。该手册包括医院感染监测的目的、类型、监测方法、诊断标准和常用的流行病学调查方法，是我国100 余所医院组成的全国医院感染监测系统的指导手册。该手册对我国早期开展医院感染监测工作起到了重要的作用。

1988 年

1988 年 2 月　《医院消毒供应室验收标准（试行）》颁布

1988 年 2 月，卫生部发布《医院消毒供应室验收标准（试行）》（卫医字［88］第 6 号）。该验收标准首次提出了供应室的建筑要求，并对人员编制、领导体制、必备条件及管理要求给予了明确的规定，还提供了输液、输血器及注射器的洗涤操作流程和质量检验标准。《标准》明确要求全国各地各有关单位结合实际，对消毒供应室进行检查并严格按标准

验收。这项举措有力地促进了医疗机构消毒供应室的规范化建设。

1988 年 3 月 卫生部陈敏章部长对第一期《全国医院感染监测信息》作重要批示

为了向医院反馈本院及全国医院感染监测网各医院的监测资料以及向卫生部及各司局领导报告我国医院感染情况，及时反馈监测控制系统存在问题和布置工作任务等，国家医院感染监测协调小组编辑了《全国医院感染监控信息》，每季度一期。在第一期上，原卫生部陈敏章部长作重要批示："这项工作要坚持下去，而且在城市大医院要逐渐列为质控检查之一。不交报表的要追查原因，好的制度要能巩固，需要坚持不懈，严格的检查制度，而且与医院管理评价相结合。"陈部长的批示为全国医院感染监控系统指明了方向，也为全国医院将感染管理质量控制和医院感染管理工作纳入医院管理评价起到了重要的引导作用。

1988 年 11 月 《建立健全医院感染管理组织的暂行办法》颁布

1988 年 11 月 30 日，卫生部下发《建立健全医院感染管理组织的暂行办法》（卫医字[88] 第 39 号）

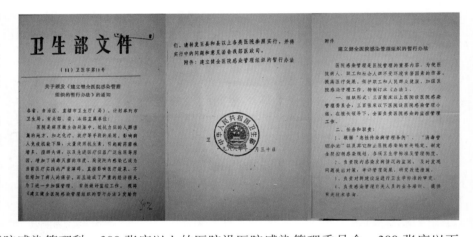

的通知。《暂行办法》针对之前工作中存在的问题，对医疗机构提出了建立医院感染管理组织的要求，也对人员职责提出了详细要求。如要求县和县级以上医院要建立医院感染管理科，300 张床以上的医院设医院感染管理委员会，300 张床以下的要设医院感染管理小组。具体的医院感染管理工作要由专人负责：300 张床以下的设一个负责人，300~500 张床要求设两个负责人，500 张床以上要求设三个负责人。《暂行办法》对医院感染管理委员会及专职人员的主要职责也进行了明确：一是依据相关规定，制订医院感染控制的规划和各项制度等；二是负责医院感染发病率的监测，并针对发现的问题研究改进措施；三是新建的设施进行卫生学的审定；四是对医院感染

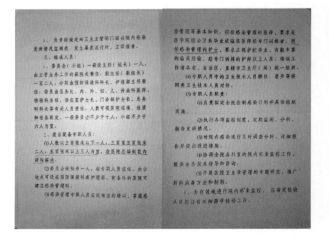

管理人员进行培训；五是向卫生主管部门填报医院感染监测表，发生暴发流行时要立即报告。《暂行办法》对委员会的组成也提出明确要求，要求委员会应该由医务处、护理部、负责医院感染管理科工作的职能部门、主管院长、保健科、临床科室、检验科、供应室、门诊部、总务科、后勤处等科室的工作人员组成。

该办法的出台解决了医疗机构中医院感染监测工作由哪个部门负责、由谁具体执行的难题，从组织上为我国医院感染管理工作的开展奠定了基础。

1989 年

1989 年 1 月　卫生部全国医院感染监控管理培训基地建立

为加强医院感染专职人员培训，卫生部正式委托湖南医科大学附属湘雅医院建立"全国医院感染培训基地"（卫医司字［89］第 3 号），配合卫生部医政司承担医院感染管理人员的短期培训和进修培训任务。据统计，截至目前，该培训基地已办班 124 期，为全国各地培训逾 2 万名医院感染预防与控制业务骨干。培训基地的课程设置主要有两点要求：一是要从感控的基本要求出发；二是要与医院发展阶段相关。培训基地建设初期，卫生部授予的主要权限和功能就是从事医院感染管理的在职人员和新上岗人员的上岗资质培训。随后 2005 年开始又创新性地开展了基层医疗结构培训及基层医疗机构医院感染管理的师资培训工作。

医院感染培训基地的建立，为我国医院感染管理事业培养了大批优秀人才，他们中很多人已成为各地的学科带头人或质控中心负责人。培训基地成为了我国医院感染管理行业的"黄埔军校"。

1989 年 2 月　《中华人民共和国传染病防治法》颁布

为了预防、控制和消除传染病的发生与流行，保障人体健康和公共卫生，1989 年 2 月 21 日第七届全国人民代表大会常务委员会第六次会议通过了《中华人民共和国传染病防治法》，并于同年 9 月 1 日实施。此后，2004 年 8 月 28 日第十届全国人民代表大会常务委员会第十一次会议、2013 年 6 月 29 日第十二届全国人民代表大会常务委员会第三次会议又对其作出了两次修订。《中华人民共和国传染病防治法》共 9 章 80 项条款，从传染病的预防、疫情报告、通报和公布、疫情控制、医疗救治、监督管理、保障措施和法律责任等方面，对传染病的防治工作作出了明确的规定。

《中华人民共和国传染病防治法》的颁布实施，为预防、控制和消除传染病的发生与流行、保障人民健康和公共卫生、促进医院感染管理学科整体发展奠定了坚实的基础。

1989 年 11 月　《医院分级管理（试行草案）》颁布

1989 年 11 月，卫生部发布《卫生部关于实施"医院分级管理（试行草案）"的通知》（卫医字［89］第 25 号），首次将院内感染控制纳入医院质量管理的内容里，包括组织管理、全院性控制感染方案、消毒隔离、传染病登记报告制度和无菌操作制度建设、教育制度、合理使用抗生素、特殊区域及消毒供应室等八个方面。《通知》在统计指标中明确规定：医院感染的发生率应控制在一级医院7%以下、二级医院8%以下、三级医院10%以下；无菌手术切口感染率一级医院1%以下，二级和三级医院0.5%以下，一人一针一管执行率及常规器械消毒合格率要达到100%。

这是卫生部首次将医院感染预防与控制工作与医院等级评审挂钩，在很大程度上提高了各级各类医疗机构对医院感染管理工作的重视程度，对医院感染管理工作在全国普遍开展起到了强有力的推动作用。

1989 年 11 月　我国早期影响最大的医院感染管理专著《医院内感染及其管理》出版

由北京医科大学（现北京大学医学部）刘振声教授主编的《医院内感染及其管理》于 1989 年 11 月由科学出版社出版发行。这是我国早期重要的医院感染管理专著，较全面地论述了医院感染管理的各个方面，曾被卫生部指定为医院感染管理人员培训教材，对起步阶段的我国医院感染管理工作起到了较好的理论指导作用。

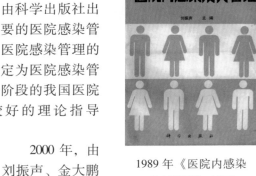

1989 年《医院内感染及其管理》封面

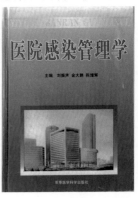

2000 年《医院感染管理学》封面

2000 年，由刘振声、金大鹏和陈增辉三位教授牵头，组织国内医院感染领域的知名专家对该专著进行了再版，并更名为《医院感染管理学》。

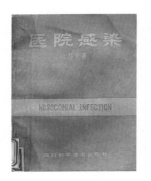

1985 年《医院感染》封面

我国学者编著的第一本医院感染管理的专著《医院感染》是在我国有组织开展医院感染控制工作之前编著的。该书由我国医院感染的先驱张邦燮教授受国家卫生部委托，于 1985 年编著，由四川科学技术出版社出版，系统介绍了医院感染有关的新理论及预防技术。

1991 年

1991 年 8 月　《中华医院感染学杂志》创刊

1991 年，由中华预防医学会主办，解放军总医院主管，创办了《中国医院感染管理学杂志》，并于 1994 年更名为《中华医院感染学杂志》。该期刊为医院感染学学术性期刊，主要对象为医院感染人员、医院管理人员、临床医生、护士、检验人员及从事医院感染科研、教学和卫生防疫人员。该杂志辟有"基础研究"、"调查研究"、"医院感染管理"、"临床微生物"、"消毒与灭菌"、"抗菌药物与医院感染"、"技术方法"、"综述"、"国际交流"、"短篇报道"等栏目。该刊最初为季刊，现已发展为半月刊；据 2015 年中国科技论文统计，《中华医院感染学杂志》在 1919 种核心期中总被引频次 12323 次，排第 3 名；影响因子 1.294，排第 74 名。该刊入选了 2015 年中国科协精品科技期刊 TOP50 工程项目。

《中华医院感染学杂志》是中华人民共和国新闻出版署批准发行的第

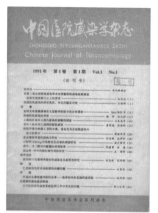

1991 年《中国医院感染学杂志》创刊号封面

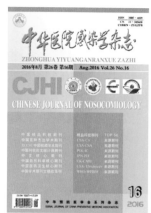

2016 年第 16 期《中华医院感染学杂志》封面

一本从事医院感染理论学术交流的国家级刊物，是中华预防医学会主办的医院感染学理论与应用性刊物。该刊旨在加强医院感染控制，提高全国医院感染管理水平，在全国医院感染管理、消毒灭菌、抗菌药物使用等工作中起导向作用。该刊在业界公认有以下两个特点：一是学术水平高，注重内容的科学性和创新性；二是普及性，指导医院感染管理、监控，提高全国医院感染监控的整体水平。

1991 年 12 月　卫生部发布《中华人民共和国传染病防治法实施办法》

根据《中华人民共和国传染病防治法》，1991 年 12 月卫生部发布了《中华人民共和国传染病防治法实施办法》（卫生部令第 17 号）。该办法分为 7 章 76 条，从传染病的预防、疫情报告、控制、监督和罚则等方面，对传染病防治法的实施提出了具体要求，明确了各级卫生行政部门、卫生防疫机构及卫生医疗机构在传染病防治工作中的职责。该《办法》强调了集中式供水必须符合国家《生活饮用水卫生标准》、预防接种制度等，特别强调了医疗保健机构必须按照国务院卫生行政部门的有关规定，严格执行消毒隔离制度，防止医院内感染和医源性感染。

该办法的颁布实施，为遵守《中华人民共和国传染病防治法》以及遵循国家对传染病实行预防为主的方针提出了具体要求。各级政府在制定社会经济发展规划时，必须包括传染病防治目标，并组织有关部门共同实施。

1992 年

1992 年 5 月　中华预防医学会医院感染控制分会成立

1989 年 10 月 23 日，在中华预防医学会流行病学分会下成立了医院感染控制学组。

1992 年 5 月 19 日，学组升级为中华预防医学会医院感染控制分会。王枢群教授任分会第一届主任委员，副主任委员有张邦燮、徐秀华等；申正义教授任分会第二届主任委员；现任主任委员为复旦大学附属中山医院医院感染管理科及感染性疾病科主任胡必杰教授。

中华预防医学会医院感染控制分会的成立加速了我国医院感染控制与国际接轨的步伐，促进了国内外先进经验和研究成果的及时交流。每年一次的医院感染预防与控制学术年会内容涵盖医院感染控制的各个方面，极大地推动了医院感染控制学科的发展。

1993 年

1993 年 9 月　沈阳市某医院新生儿感染暴发事件

1993 年 9~10 月间沈阳市某医院发生新生儿柯萨奇 B 族病毒感染事件。1993 年 9 月 19 日至 10 月 18 日期间，沈阳市某医院共接生了 244 名婴儿，其中 49 名新生儿感染柯萨奇病毒 B 组，感染率 20.1%，并有 15 名重患死于弥散性血管内凝血（DIC）及多脏器功能衰竭，病死率 30.6%。此次感染的感染源系两名已携带柯萨奇 B 族病毒的产妇，其两名婴儿感染了柯萨奇 B 族病毒后，在婴儿室内引起了交叉感染。根据沈阳市卫生局对此次事件的调查，该医院从医院管理的角度来看，该院领导对医院感染管理工作不重视，没有专门负责医院感染工作的机构和人员；医护人员消毒知识贫乏，管理人员未进行专门训练；分娩室及婴儿室没有统一有效的消毒制度；缺乏一套完善的监测手段，不能进行消毒效果的正确判定，隔离制度不严。这些都是导致此次新生儿感染暴发流行的重要原因。上级主管部门没有按照卫生部文件和医院分级管理的要求对其进行督促检查，也是重要原因之一。

此事件的发生使医院感染预防与控制这项工作得到更多的重视与关注，对医院感染管理组织及重点部门管理亟需规范。随后 1994 年我国《医院感染管理规范（试行）》颁布实施。

1994 年

1994 年 1 月　卫生部发布《关于进一步加强医院感染管理工作的紧急通知》

1994 年 1 月 4 日，卫生部发布《关于进一步加强医院感染管理工作的紧急通知》，通知强调医院感染管理是当今医院管理的一项重大课题，并通报了 1991~1993 年相继发生的包括沈阳市某医院新生儿感染暴发事件在内的、引起社会强烈反响的 6 起新生儿感染暴发事件。如 1991 年 11 月，某县医院发生新生儿鼠伤寒的暴发流行，致 55 名婴儿发病、23 名婴儿死亡；1992 年 9 月，某市医院发生志贺痢疾杆菌 C 群 13 型的暴发流行，致使 26 名新生儿感染、10 名新生儿死亡；1993 年 3 月，某市人民医院的 14 名新生儿被柯萨奇 B 族病毒感染，其中 10 名新生儿死亡。这些均暴露了医院在医院感染管理方面存在着许多薄弱环节。综合起来，有以下几点：①医院对医院感染管理的重要性、迫切性认识不足，医院感染管理无人负责、无人抓；②卫生部颁发的《消毒管理办法》在各级医疗机构没有得到应有的重视和贯彻执行；③医院不能正确对待医院感染问题，"讳疾忌医"，对发生的感染不如实报告登记；④医务人员缺乏医院感染知识，消毒隔离、无菌观念淡薄，有的连无菌技术和无菌操作都不很熟悉，更不严格执行。

为加强医院感染管理工作，提高医疗质量，保障医疗安全，卫生部启动了医院感染管理的各级医院自查自纠、各级卫生行政部门的专项检查验收以及国家卫生行政部门的复核性抽查工作，并要求卫生部医政司医院感染监控研究协调小组尽快组织编制有关医院感染管理知识和技术的普及教材，供各个医院采用。

1994 年 3 月　浙江省成立了我国首个省级医院感染管理质量控制中心

1994 年 3 月，中国首个省级医院感染管理质控中心"浙江省医院感染管理质量控制中心"成立。随后，浙江省市、县级医院感染管理质量控制中心相继成立，并按照职责、任务开展了相应的工作。浙江省的这项举措不仅从组织管理方面保障了该省医院感染管理工作的整体推进，同时也为全国各地各级医院感染管理质量控制中心建设提供了可借鉴的宝贵经验。据统计，截至目前，我国已建成 30 个省级医院感染管理质量控制中心。

医院感染管理质量控制中心作为卫生行政部门的参谋和助手，既有行政管理职能，又具有指导全省相关专业的业务能力，为国家医院感染防控方针政策的制订出谋划策，对基层感控出现的问题能够正确的"上传下达"，起到了桥梁和纽带的作用。

1994 年 5 月　中华医院管理学会医院感染管理专业委员会成立

为进一步提高医院领导对医院感染管理工作的认识和开展医院感染管理学术交流，在中华医学会医院管理学会成立初期，卫生部医政司建议在该学会设立"医院感染管理专业委员会"。1993 年 3 月 5 日，在卫生部医政司的指导和协调下，在陈增辉、周惠平、巩玉秀等教授的倡议下，中华医学会医院管理学会成立了医院感染管理专业委员会筹备组。1994 年 5 月 18 日～21 日，卫生部医政司在大连联合召开"全国医院感染管理工作研讨会暨中华医院感染管理专业委员会成立大会"，中华医学会医院管理学会第一届医院感染管理专业委员会宣布成立，并由卫生部医政司书面发文至各省（市）卫生厅（局）。1995 年 1 月，中华医学会医院管理学会正式成为全国一级学会，更名为中华医院管理学会，中华医院管理学会医院感染管理专业委员会随之升格为中华医院管理学会的二级分支机构，通过各地卫生行政部门推荐的委员，专业委员会委员由原 15 名增加到 59 名，分布于全国 30 个省、市、自治区。2005 年 6 月，因国家卫生行业管理和医药卫生管理制度改革需要，中华医院管理学会更名为中国医院协会，中华医院管理学会医院感染管理专业委员会正式更名为中国医院协会医院感染管理专业委员会，同时作为中国医院协会下属的分支机构，具有医院感染管理行业的管理职责，也是卫生行政部门在医院感染管理方面的参谋和助手，成为全国医院感染管理者之家。

中华医院管理学会医院感染管理专业委员会筹委会成员情况

筹委会主任：陈增辉　　副主任：巩玉秀　　副主任：周恵平

1993. 8. 23.

姓名	单位	专业	职称	职务
王愛霞	协和医院	传染病	教授	传染科主任
巩玉秀	卫生部医政司	护理	主管护师	护理处处长
刘胜文	北京医科大学第三医院	医院感染（流行病）	主任医师	预防保健科主任
朱士俊	中国人民解放军总医院	外科、医院管理	副主任医师	医务部主任
孙忠民	北京医科大学第一医院	临床药理（抗生素）	副研究员	药剂科副主任
陈增辉	北京医科大学第一医院	医院管理	研究员	管理研究室主任、中华医院管理学会常委
何礼贤	上海医科大学中山医院	微生物	副教授	微生物中心主任、肺科学教研室副主任
周恵平	北京医科大学第一医院	临床微生物	研究员	检验科副主任
钟秀玲	煤炭总医院	医院感染	副主任护师	院内感染管理科主任
奕文民华	北京医院	口腔	教授	院长
徐秀华	湖南医科大学附属一院	传染病	教授	医院感染管理科主任
袁洽昆	中国预防医学科学院流研所	消毒	副研究员	消毒研究室主任
梅玉文	天津市第三中心医院	护理	副主任护师	副院长

注：以上名单按姓氏笔画排序。

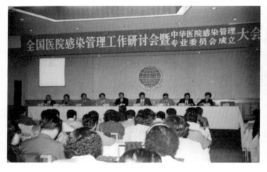

中华医院管理学会医院感染管理专业委员会
成立大会开幕式（张大有提供）

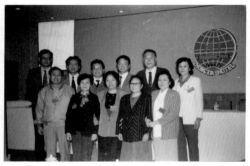

陈增辉主任委员（左4）和部分委员在成立
大会上合影留念（张大有提供）

1994年10月　我国第一部医院感染管理规范性文件《医院感染管理规范（试行）》颁布

1993年的沈阳某医院柯萨奇病毒医院感染暴发事件之后，为了解决医院感染暴发事件及处置制度缺失等亟须解决的问题，总结之前工作的经验，1994年10月12日，卫生部颁布《医院感染管理规范（试行）》（卫医发〔1994〕第36号）。该规范强调：做好医院感染管理工作，必须从组织落实、开展必要的监测、严格管理措施三个关键环节入手。健全的管理组织是开展医院感染管理工作的基本条件，医院感染监测为采取适宜的管理措施提供依据，管理措施得到认真贯彻、实施才能达到有效控制医院感染的目的。三者相辅相成，缺一不可。规范包含了医院感染管理组织、医院感染监测及医院感染管理措施三个部分。

该规范的出台重申了医院感染管理委员会的组织结构，对我国医院感染的重点部门、重点部位、重点环节的感染风险提出了详细的要求及规定，为规范我国医院感染管理工作提供了更加详细的依据。

1994 年 10 月　首届亚太地区医院感染会议在北京举行

受国际医院感染控制联合会（International Federation of Infection Control）的委托，经卫生部批准，由中华预防医学会医院感染控制分会主办的首届亚太地区医院感染会议于 1994 年 10 月 25 ~ 27 日在北京举行。来自澳大利亚、马来西亚、日本、泰国、菲律宾、沙特阿拉伯、科威特、以色列、美国、英国、丹麦、瑞典、比利时以及中国香港、中国台湾等 15 个国家和地区的 482 名代表参加了此次会议。卫生部殷大奎副部长应邀参加了大会开幕式，并做了重要讲话。国际医院感染控制联合会主席 Gayliffe 教授专程参加会议，在开幕式上也做了重要发言。本次大会为亚太地区各国医院感染界建立了联系的桥梁，搭建了合作的平台。

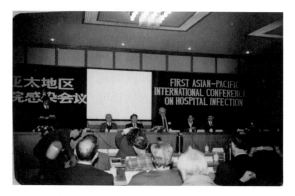

首届亚太地区医院感染会议开幕式（张大有提供）

1995 年

1995 年 2 月　我国第一部医院消毒质量评价标准《医院消毒卫生标准》等相关标准颁布

1995 年 2 月 15 日国家（质量）技术监督局和卫生部组织专家在参考国外标准调查报告以及污染和消毒效果的检测方法研究结果等基础上，编写了适合我国医院消毒有关的系列标准。如《一次性使用卫生用品卫生标准》（GB15979-1995）、《一次性使用医疗用品卫生标准》（GB15980-1995）、《医院消毒卫生标准》（GB15982-1995）和《医疗卫生用品辐射灭菌、消毒质量控制标准》（GB16383-1996）等。其中《医院消毒卫生标准》（GB15982-1995）是我国第一部医院消毒质量评价标准。本标准规定了各类从事医疗活动的环境空气、物体表面、医护人员手、医疗用品、消毒剂、污水、污物处理卫生标准，适用于各级、各类医疗、保健、卫生防疫机构。消毒效果评价标准的制定，使医院进行消毒管理有了科学的依据和标准。它们不仅提高了医院消毒质量，而且对预防和控制医院感染起到了重要作用。

1995 年 9 月　卫生部全国医院感染管理先进单位表彰会

1995 年 9 月 20 ~ 23 日，卫生部全国医院感染管理先进单位表彰会暨 1995 年全国医院感染管理学术会议在广东省珠海市召开。参加会议的有来自全国的代表 344 人。卫生部医政司于宗河司长、中华医院管理学会常务副主任张自宽到会并做重要讲话。会上对全国 50

所医院感染管理先进单位进行了表彰。同期学术会议就我国医院感染管理、监测和流行病学调查，以及医院感染的病原学诊断、医院消毒与灭菌、医院重点部门院内感染管理、抗生素的合理使用等内容，进行了大会交流；中华医院管理学会医院感染管理专业委员会主任委员陈增辉教授就我国医院感染情况及存在的问题做了专题报告；与会代表就《医院感染诊断标准讨论稿》进行了热烈的讨论。

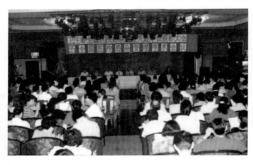

卫生部全国医院感染管理先进单位表彰会暨 1995 年
全国医院感染管理学术会议开幕式（张大有提供）

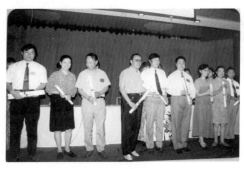

卫生部全国医院感染管理先进单位代表
上台领奖（张大有提供）

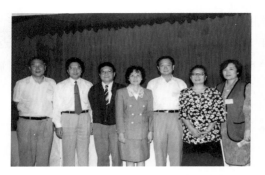

卫生部全国医院感染管理先进单位表彰会
暨 1995 年全国医院感染管理学术会议领导
合影（张大有提供）

卫生部再次高规格表彰、奖励医院感染管理先进单位，对促进我国感染管理水平的提高和向深层次发展起到了积极的推动作用。

1996 年

1996 年 5 月　中国人民解放军医学科学技术委员会医院感染专业委员会成立

1996 年 5 月 27~29 日，军队医院感染专业委员会成立大会暨首届军队医院感染学术交流会在北京召开。首届委员会主任委员为陈世平教授，副主任委员为张延霞、府伟灵教授。来自各军队医院的 100 余名代表参加了会议。会议总结分析了全军自 1983 年开始开展医院感染管理工作的相关情况，回顾了取得的成绩，指出了存在的问题，提出了当前和今后一个时期的主要任务，从提高认识、健全组织、实行目标管理、抓好重点部门环节管理、加强科研工作等方面指明了落实工作的方向。与会者针对医院感染管理和预防控制技术进行了广泛的学术研讨、交流，并就如何在军队医院实施感染管理质量控制、提高医院感染预防与控制技术水平等进行了深入讨论并达成共识。2006年委员会更名为"医院感染学专业委员会"。

1996年5月　修订《医院消毒技术规范》

1996年5月6日至10日，第三届卫生部消毒专家委员会全体委员会议在北京召开。会议重点审议了第二版"消毒技术规范"修改稿并增加了疫源地消毒及医院消毒的内容。消毒技术规范对于贯彻传染病防治法具有重要意义。1996年9月17日，中华医院感染管理学会年会在安徽省黄山讨论了卫生部消毒专家制定的《医院消毒技术规范（修订稿）》。

1996年10月　我国有组织开展医院感染监控工作第一个十年的全面总结

1996年10月14~18日，第六届中华医院感染学术交流会议在陕西西安举行，来自27个省市自治区的300多名代表参加了本次大会。本次会议对我国十年来（1986~1996年）医院感染监控工作做了总结，指出了我国医院感染监控系统中存在的主要薄弱环节，提出了解决这些薄弱环节的具体措施。

1996年10月　卫生部颁布《综合医院建设标准》

1996年10月3日，由卫生部负责编制的《综合医院建设标准》，批准为全国统一标准发布，自1996年12月1日起施行。本《标准》是综合医院建设项目决策和科学可行性研究报告的依据，是有关部门审查项目设计并对工程项目建设全过程监督、检查的尺度。《标准》规定了新建综合医院的建设规模、日门诊量与编制床位数比值、医院建设项目以及大型医疗设备以及大型灭菌制剂室、大型中药制剂室等设施的配备要求。

1997年

1997年9月　卫生部与世界卫生组织共同举办"全国医院废物管理培训班"

1997年9月10~19日，世界卫生组织（WHO）和卫生部医政司在全国医院感染监控管理培训基地举办"全国医院废物管理培训班"。学员由卫生部通知，各省派1~2名学员参加师资培训。本次学习班分两批次，共培训65名学员。这是针对国内医院感染管理人员举办的首次关于医院废物管理的学习班。学习班的举办促进了参加培训医院的污物和废物管理。

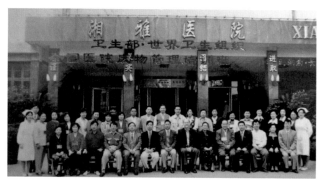

全国医院废物管理培训班参加人员合影

1998 年

1998 年 4 月　深圳市某医院医院感染暴发事件

1998 年 4 月 3 日至 5 月 27 日，深圳市某医院发生切口感染暴发。此次感染由卫生部指派全国医院感染监控管理培训基地徐秀华、任南等参与调查，确定为以龟分枝杆菌为主要病原的混合感染，感染原因是浸泡刀片和剪刀的戊二醛因配制错误而未达到灭菌效果。本次感染最大教训是医院领导对医院感染管理工作缺乏认识、医院感染管理组织不健全、对有关医院感染管理的各项规定尤其是当地疾控中心对消毒剂审批程序执行不力、违反消毒隔离的基本原则造成。

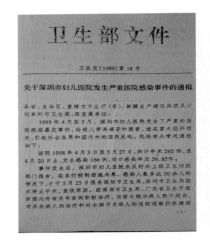

1999 年 8 月，卫生部对深圳市某医院发生严重医院感染事件的通报，时任副部长殷大奎做出了批示。通报指出：该院 1998 年 4 月 3 日至 5 月 27 日，共计手术 292 例，至 8 月 20 日止，发生感染 166 例，切口感染率为 56.85%。事件发生后，深圳市某医院未及时向上级卫生行政部门报告，在自行控制措施未果、感染人数多达 30 余人的情况下，才于 5 月 25 日报告深圳市卫生局。深圳市卫生局指示停止手术，查找原因。经深圳市卫生局、广东省卫生厅组织国内外有关专家的积极治疗，目前大部分病人伤口闭合，对其余病人的治疗和对全部手术病人的追踪观察仍在继续进行中。深圳市卫生局对有关责任人进行了严肃处理，医院院长被免去院长职务，直接责任人被开除公职，其他有关人员由医院进行处理。此次感染是以龟型分枝杆菌为主的混合感染，感染原因是浸泡刀片和剪刀的戊二醛因配制错误未达到灭菌效果。该院长期以来，在医院感染管理和控制方面存在严重缺陷，这是这次感染人数多、后果严重的医院感染暴发事件发生的根本原因，综合起来，有以下几点：①医院领导对医院感染管理工作缺乏认识，医院感染管理组织不健全，责任不落实；②对有关医院感染管理的各项规定执行不力；③有关工作人员严重缺乏对病人负责的精神；④部分医护人员违反消毒隔离技术的基本原则。为保障医疗安全，防止类似事件的再次发生，各级各类医疗机构和卫生行政部门，要认真吸取深圳某医院暴发医院感染事件的教训，切实加强医院感染的管理和控制工作。

本次感染暴发事件，让各级卫生行政部门和医疗机构提高了对医院感染管理工作的认识，规范了消毒剂标签说明书管理。既推进了感控工作，又促进了消毒工作。

1998 年 7 月　卫生部医政司委托全国医院感染监控管理培训基地同时承担医院感染监控网管理任务

1998 年 7 月 13 日，卫生部医政司（卫医护发〔1998〕第 65 号）发文委托湖南医科大学湘雅医院，全国医院感染监控管理培训基地同时承担医院感染监控网管理任务。除继续承担全国医院感染管理人员培训任务外，该基地承担下述工作：①负责卫生部医政司医院感染监控网的日常管理工作，包括监测资料的收集、统计、分析和向有关部门按时反馈。②及时向各监测网单位进行信息反馈，并提出指导性意见和建议。③负责各地和医院感染监控网单位医院感染管理动态信息收集；并提供技术指导和咨询；按有关规定编制和发放"医院感染管理信息"，促进交流。④为卫生行政主管部门制定有关医院感染管理政策提供咨询和依据。自此，监控与培训就此合并，原"卫生部医院感染培训基地"更名为"卫生部医院感染监控管理培训基地"。

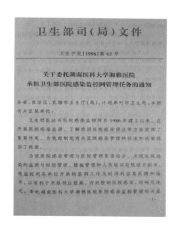

　　根据卫生部医政司的要求，全国医院感染监控管理培训基地于1999年3月24~31日在湖南长沙召开了全国医院感染监控网单位工作研讨会。会议期间制定和讨论了三个方案，即抗菌药物预防应用方案、医院感染预防控制方案以及医疗废物处理方案。1998年7月，全国医院感染监控管理培训基地为了适应医院感染控制事业的发展，与湖南医科大学计算机系联合开发了"全国医院感染监控网计算机管理系统"。该系统不但适合于全国医院感染监控网医院，而且适应于各级医院及省、市中心的医院感染管理。监测模块包括医院感染病例监测、环境和物品监测以及抗菌药物敏感性监测。近300所医院采用此系统录入、统计资料，其中有132所全国医院感染监控网医院利用此系统上报医院感染监测资料。2005年，因医院感染监测要求从全院的综合性监测转变为医院感染目标性监测，基地与深圳宁远科技有限公司合作开发了医院感染监测及数据直报系统，通过网络上报医院感染病例监测、外科手术部位医院感染监测、ICU患者医院感染监测、高危新生儿医院感染监测、抗菌药物使用监测、环境卫生学监测、医院感染现患率调查监测、针刺伤监测、职业暴露监测以及暴发预警等监测资料。该系统于2007年正式投入使用，到目前为止注册使用的医院达5000多所，有10多个省、市医院感染管理质量控制中心使用此系统收集、统计及分析辖区内医院感染监测资料。在此基础上，基地于2009年开发了医院感染实时监控系统。此系统能汇总患者诊疗全过程数据，对感染风险因素分析预警，结合感控App实现临床感控实时监控；具有开放智能的预警模型，使分析更加全面、预警更加精准、干预更加及时，能有效提升感控工作效率。目前该系统的用户达400多所。全国医院感染监控网以《医院感染监控信息》的形式，对医院感染监测资料进行汇总、统计、分析

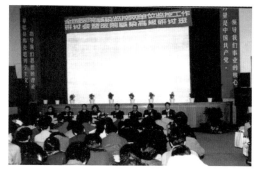

1999年3月24~31日在湖南长沙
全国医院感染监控网单位工作研讨会

与反馈，每季度一次。

1999 年

1999 年 11 月 卫生部在福州召开医院感染管理工作研讨会

由卫生部医政司和中华医院管理学会医院感染管理专业委员会联合召开的 1999 年全国医院感染管理工作研讨会暨学术年会于 1999 年 11 月 11 日~13 日在福州召开。会议对 1994 年卫生部《医院感染管理规范（试行）》颁布以来，我国医院感染管理工作取得的成绩、目前存在的问题以及解决的方法进行了总结及交流，讨论了《医院感染管理规范》修订稿。参加会议的有卫生部医政司张朝阳副司长、巩玉秀处长，各省、市卫生医政处负责同志，医院感染管理专家与专职人员等 270 余人。

1999 年 12 月 《医疗器械监督管理条例》颁布

1999 年 12 月 28 日，为加强对医疗器械的监督管理，保证医疗器械的安全、有效，保障人体健康和生命安全，中华人民共和国国务院颁布《医疗器械监督管理条例》（第 276 号令），自 2000 年 4 月 1 日起施行。本管理条例明确医疗器械产品注册证书有效期四年。持证单位应当在产品注册证书有效期届满前 6 个月内，申请重新注册。连续停产 2 年以上的，产品生产注册证书自行失效。医疗机构不得使用未经注册、无合格证明、过期、失效或者淘汰的医疗器械。医疗机构对一次性使用的医疗器械不得重复使用；使用过的，应当按照国家有关规定销毁，并作记录。2000 年 2 月 17 日，国家药品监督管理局局务会审议通过了《医疗器械分类规则》，并于 4 月 5 日发布（自 2000 年 4 月 10 日起施行）。该规则在指导《医疗器械分类目录》的制定和确定新的产品注册类别方面发挥了积极作用。2000 年 5 月 22 日，为加强医疗器械管理，强化企业质量控制，保证患者的人身安全，国家药品监督管理局根据《医疗器械监督管理条例》，制定了《医疗器械生产企业质量体系考核办法》（自 2000 年 7 月 1 日起实施）。这一系列条例、规则、目录的出台，标志着医疗器械的监督管理日趋走上法制化道路。《条例》最新修订文件于 2014 年 3 月公布。

2000 年

2000 年 10 月 《一次性使用无菌医疗器械监督管理办法》颁布

为加强一次性使用无菌医疗器械的监督管理，保证产品安全、有效，2000 年 10 月 13 日，国家药品监督管理局颁布《一次性使用无菌医疗器械监督管理办法》。该办法依据的是《医疗器械监督管理条例》。该办法所称一次性使用无菌医疗器械（以下简称无菌器械）是指无菌、无热原、经检验合格，在有效期内一次性直接使用的医疗器械。无菌器械按《一次性使用无菌医疗器械》实施重点监督管理。该办法的出台为各级药监部门加强对一次性使用无菌医疗器械监管提供了法律依据。

2000 年 11 月 《医院感染管理规范（试行）》修订版下发

1999 年《医院感染管理规范（试行）》修订会议召开，卫生部医政司召集医院感染专家于 1999 年 8 月 27 ~30 日参加《医院感染管理规范》修订会议。修改后的规范明确了医院感染科属于业务科室兼有职能科室的功能，提出全院抗菌药物合理使用的管理由医院感染科负责；按我国实情和便于管理，将医院感染分为散发、局限流行、暴发和暴发流行四个等级；一旦发生局限流行，临床医生就应上报，医院感染专职人员应着手流行病学调查。该规范也规定了医院各类人员在控制医院感染流行中的职责。2001 年 11 月 30 日，卫生部下发了《医院感染管理规范（试行）》（〔2000〕431 号）的通知。该通知下发同时，1994年卫生部下发的《医院感染管理规范（试行）》（卫医发〔1994〕第 36 号）同时废止。该规范明确规定各级各类医院必须将医院感染管理作为医疗质量管理的重要组成部分，纳入医院管理工作；明确了各级医疗机构医院感染管理组织与职责。

2001 年

2001 年 1 月 《医院感染诊断标准（试行）》颁布

为加强医院感染管理，提高医院感染诊断水平和监测准确率，2001 年 1 月 3 日，卫生部组织有关专家，在充分论证、反复修改的基础上，颁布了《医院感染诊断标准（试行）》（卫医发〔2001〕2 号）。该诊断标准明确规定了医院感染定义、医院感染疾病的名称及诊断标准、医院感染部位的归类；同时，针对呼吸系统、心血管系统、血液系统等各个系统的感染性疾病诊断做出了具体规定。该标准为医疗机构的感染病例监控提供了理论依据，对防范医院感染暴发及医疗事故、提高医院管理质量都有着十分重要的意义。

2001 年 6 月 全国医院感染监控网单位进行医院感染现患率调查

2001 年，卫生部医政司（卫医便发〔2001〕第 67 号）委托全国医院感染监控管理培训基地组织全国医院感染监控网单位进行一次医院感染现患率调查。2005 年，卫生部医政司再次发函（卫医护便发〔2005〕第 70 号），将监控网医院的医院感染现患率调查工作纳入日常工作范围；从 2005 年开始，医院感染现患率调查每两年进行一次。

全国医院感染监控网从 2001 年起每 2 年组织一次全国医院感染现患率调查，每次设定一专题调查，至 2016 年已组织 8 次。参加调查的医院从 2001 年的 240 所（其中可用资料 193 份）增加到 2014 年的 1937 所（其中可用资料 1766 份，2016 年正在进行中）。资料上报的形式从纸质表格至电子表格至 WEB 数据处理系统（oa.yygr.cn）。截至 2016 年 8 月 8 日，WEB 数据处理系统注册单位数为 5151 个，注册用户达 7704 个。参加现患率调查的医院均为二级和三级医院，分布于大陆各省、自治区及直辖市。除卫生部医院感染监控网医院外，部分省、自治区及直辖市部分医院感染管理质量控制中心组织辖区内医院及部分自愿参加医院根据统一方案开展调查。通过调查明确了我国医院感染现况，得到了许多不同类型的医院感染相关指标，尤其是利用调查的大数据计算出的不同地区不同指标的百分位数分布，建立了数据标杆，便于各医院医院感染

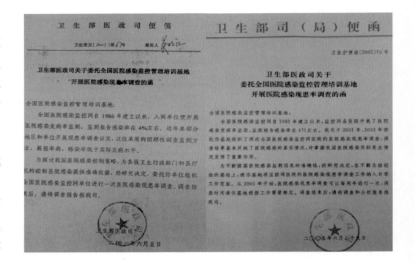

相关工作的自我评价，对于各医院评价医院感染监控成效以及制定感染控制目标具有重要的指导意义。

2001 年 11 月　首届海峡两岸医院感染控制交流会召开

2001 年 11 月 26~29 日，"首届海峡两岸医院感染控制学术交流会"在广州市召开，412 位代表与会，其中台湾地区 52 人、香港地区 33 人、澳门地区 11 人，收到学术论文 353 篇，25 位专家做专题演讲。会议全面、客观地反映了海峡两岸感染控制发展的历史、现状和学术水平。会议期间组织了"21 世纪感染控制论坛"，与会代表就当前两岸感染控制中的重点、难点问题及 21 世纪面临的挑战进行了探讨。

2002 年

2002 年 10 月　《中国感染控制杂志》创刊

2002 年 10 月 15 日，中南大学、中南大学湘雅医院主办的《中国感染控制杂志》创刊。此刊初为季刊，现为月刊，由中华人民共和国教育部主管，是国内外公开发行的国家级感染性疾病专业学术期刊。主要交流有关感染性疾病的医疗卫生防病、治病工作经验，反映和推广感染控制研究成果，促进我国临床和预防医学事业的发展，为提高科研和广大医务人员的医学理论及业务技术水平服务。创刊时主编为徐秀华教授，现主编为吴安华教授；编委由全国著名的感染控制、感染性疾病学、临床微生物学、免疫学、临床药学、重症医学等领域的专家组成。创刊以来，该刊为促进我国感染控制工作进步，提升我国感染控制水平及对人类健康三大杀手之一的感染性疾病的有效控制与预防提供了良好的交流平台。该刊自 2006 年被中国科学技术信息研究所收录为统计源与核心期刊以来，影响因子逐年上升。2010 年的影响因子在 59 种临床医学类期刊中排名第 7 位，综合评价总分排名第 16 位，

他引率均达90%以上。2011年在中国科技论文统计源期刊（核心库）中的影响因子为0.748，居1998种统计源（核心）期刊的第266位；在61种临床医学类期刊中排名第7位。2012年开始划分到"感染性疾病学、传热病学类"期刊，2015年在中国科技论文统计源期刊（核心库）中影响因子为1.156，在9种感染性疾病学、传热病学类期刊中排名第2位。现为中国科技论文统计源与核心期刊、北京大学图书馆《中文核心期刊要目总览》期刊，已被世界卫生组织西太平洋地区医学索引（WPRIM）、《中文生物医学期刊文献数据库》（CBM）、美国《化学文摘》（CA）、《俄罗斯文摘》（AJ）、万方数据数字化期刊群等国内外重要检索机构收录。

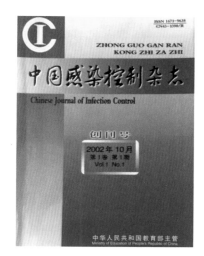

中国感染控制杂志创刊号

2002年11月　《医院洁净手术部建筑技术规范》颁布

2002年11月26日，由卫生部负责主编，具体由中国卫生经济学会医疗卫生建筑专业委员会会同有关设计、研究单位共同编制的《医院洁净手术部建筑技术规范》正式颁布，并于2002年12月1日正式实施。该规范为洁净手术部的建设、改建提供了依据，明确了手术部各用房等级，针对不同手术切口推荐了各个级别手术室的适应手术，同时规定了各级手术室空气洁净度级别。

2002年11月　《消毒技术规范》颁布

2002年11月15日，根据《中华人民共和国传染病防治法》、《中华人民共和国传染病防治法实施办法》和《消毒管理办法》，卫生部颁布了《消毒技术规范》（卫监发〔2002〕282号）。本规范包括总则、消毒检验技术规范、医疗卫生机构消毒技术规范和疫源地消毒技术规范四个部分，自2003年4月1日起实施。本规范适用于在我国境内生产、经营、使用和检验消毒产品的组织、医疗卫生机构，以及传染病疫源地和其他一切需要消毒的场所。《消毒技术规范》是消毒方法、检验方法的圭臬，为2012年《医疗机构消毒技术规范》（WS/T367-2012）的制定颁布奠定了坚实的基础。

2003 年

2003年春夏　传染性非典型肺炎（SARS）暴发与防控

2002年11月，广东佛山出现首例严重急性呼吸综合征（Severe Acute Respiratory Syndromes，SARS，初称传染性非典型肺炎，即"非典"）。此后SARS迅速形成流行态势。我国内地累计报告SARS临床诊断病例5 327例，死亡349例。在这场抗击"非典"的战场中，医务人员做出了巨大贡献和牺牲；内地感染人员中医务人员 966 人，占感染总数的 18.13%。2013 年 4 月 20 日成为中国抗击"非典"历史的里程碑。中国政府强势介入并采取了"史无前例的果断措施"：中央财政再次增加专项资金，用于中西部省、市（地）、县级疾病控制机构的资金达到 29 亿元；将"非典"列为法定传染病，依照《传染病防治法》进行管理；2003 年 5 月 7 日将"非典"暂归入乙类传染病的特殊传染病。2003 年 5 月 12 日，《公共卫生应急条例》、《传染性非典型肺炎防治管理办法》紧急出台，这些重要条例标志着我国把应对突发公共卫生事件进一步纳入了法制轨道，标志着我国处理突发公共卫生事件的应急机制进一步完善。为切断传播途径，加强医院感染管理工作成为防止疫情扩散的重要手段。医院感染管理工作受到超乎寻常的重视，医院感染管理人员从幕后来到了第一线，钟秀玲、李六亿、魏华、易滨等一大批医院感染防控专家，成为最忙碌的、医护人员最信得过的人，他们亲临一线进行培训、指导、检查消毒、隔离与职业防护等工作。2003 年 5 月 4 日，卫生部印发《传染性非典型肺炎医院感染控制指导原则（试行）》，首次从建筑布局、工作流程、消毒隔离、职业防护，尤其是分级防护等方面做了详细要求，为突发传染病的医院感染预防与控制奠定了基础。

2003 年 6 月 《医疗废物管理条例》及配套文件颁布

2003 年 6 月 16 日，为加强医疗废物的安全管理，防止疾病传播，保护环境，保障人体健康，根据《中华人民共和国传染病防治法》和《中华人民共和国固体废物污染环境防治法》，中华人民共和国国务院颁布《医疗废物管理条例（令第 380 号）》。2003 年 10 月 15 日，根据《医疗废物管理条例》，卫生部发布《医疗卫生机构医疗废物管理办法（中华人民共和国卫生部令第 36 号）》。2003 年 10 月 10 日，《关于印发医疗废物分类目录的通知》（卫医发〔200〕287 号），明确医疗废物分类为感染性废物、损伤性废物、病理性废物、化学性废物和药理性废物五大类。2005 年发布了中华人民共和国卫生行业标准《临床实验室废物处理原则》（WS/T249-2005），对临床实验室产生的废物提出了分类的处理原则，对临床实验室中产生的一些重要有害废物提供了处理技术和丢弃方法，以保证临床实验室检测工作的安全性，减小对工作人员及环境的生物学污染。国家发布这些法律、法规建立健全了医疗废物管理的相关法规与部门规章，对规范医疗废物管理、保护环境和促进医院感染管理工作，发挥了应有的作用。2008 年 2 月《医疗废物专用包装袋、容器和警示标志标准》发布。本标准规定了医疗废物专用包装袋、利器盒和周转箱（桶）的技术要求以及相应的试验方法和检验规定，并规定了医疗废物警示标志。2013 年 12 月 《关于进一步加强医疗废物管理工作的通知》颁布，要求规范医疗废物管理措施：加强医疗机构医疗废物管理工作，规范医疗废物集中处置经营管理；加大监督执法力度；完善工作机制：完善医疗废物无害法处置机制，落实医疗废物集中处置收费政策，加强信息通报和部门协作。

2004 年

2004 年 4 月　《内镜清洗消毒技术规范（2004 年版）》颁布

2004 年 4 月 1 日，卫生部颁布实施《内镜清洗消毒技术规范（2004 年版）》（卫医发〔2004〕100 号），2004 年 6 月 1 日开始施行。该规范强调各级卫生行政部门要加强对医疗机构内镜消毒工作的监督管理；未达到《内镜清洗消毒技术规范》要求的医疗机构，不得开展相应的内镜诊疗业务。该规范强调，各级各类医疗机构要将内镜消毒质量纳入医疗质量和医疗安全管理，从事诊疗和内镜清洗消毒工作的医务人员应当接受相应培训，正确掌握内镜的清洗和消毒灭菌技术。

2004 年 4 月　《医务人员艾滋病病毒职业暴露防护工作指导原则（试行）》颁布

2004 年 4 月 6 日，为维护医务人员的职业安全，有效预防和控制医务人员在工作中发生职业暴露感染艾滋病病毒，卫生部组织有关专家，在调查研究的基础上制定了《医务人员艾滋病病毒职业暴露防护工作指导原则（试行）》（卫医发〔2004〕108 号）。指导原则强调各级卫生行政部门和医疗卫生机构应当重视医务人员的艾滋病病毒职业暴露问题，切实按照本《指导原则》的规定加强医务人员艾滋病病毒职业暴露的防护工作，保障医务人员的职业安全，并于 2004 年 6 月 1 日起实施。

2004 年 4 月　传染性非典型肺炎（SARS）疫情重新进入人们的视线

2004 年 4 月，北京和安徽两地共出现 9 例 SARS 确诊病例，在短短的几天内有 862 人被医学隔离。随后的调查证实这次 SARS 疫情源于中国疾病预防控制中心病毒病预防控制所（以下简称病毒所）的实验室感染（在 2003 年 SARS 疫情平息后，病毒所被卫生部指定为 SARS 毒株的 6 家保管单位之一）。

国家疾病预防控制中心的直属机构成为疫情的源头，实验室安全问题给当时管理部门敲响了警钟。一个是实验室的硬件条件，SARS 病毒的分离必须要在 P3 实验室中进行。另一个隐患则是实验室的人员素质，按照国家规定，凡接触 SARS 病毒的研究人员，甚至连保管人员，都要经过专门的培训。即便是他们都有医学或者生物学的背景，但是在接触 SARS 病毒前，还是要接受有针对性的培训。

后续国家层面出台了系列文件，如 2004 年 11 月中华人民共和国国务院令（第 424 号）《病原微生物实验室生物安全管理条例》、2009 年 7 月发布《人间传染的病原微生物菌（毒）种保藏机构管理办法》等，旨在防止实验室相关感染。

2004 年 8 月　《抗菌药物临床应用指导原则》及配套文件颁布

2004 年 8 月，卫生部颁布《抗菌药物临床应用指导原则》（卫医发〔2004〕285 号）对感染性疾病中最重要的细菌性感染的抗菌治疗原则、抗菌药物治疗与预防应用指征、合理给药方案的制订原则等进行阐述，并列出常用抗菌药物的适应证及注意事项、各种常见细菌性感染的病原治疗，以期达到提高我国感染性疾病的抗感染治疗水平、减缓细菌耐药性的发展、降低医药费用的目的。本原则的颁布对规范抗菌药物临床应用起到了积极作用，得到了行业的广泛认可。后续根据时代变化特点，颁布了2015版《抗菌药物临床应用指导原则（2015年版）》（卫办医发〔2015〕43号）。

2008年4月，《卫生部办公厅关于进一步加强抗菌药物临床应用管理的通知》颁布实施；2009年3月，卫生部颁布《关于抗菌药物临床应用管理有关问题的通知》；2012年3月，国家继续开展抗菌药物临床应用专项整治活动；2013年5月，国家卫生计生委印发《关于进一步开展全国抗菌药物临床应用专项整治活动的通知》；2015年6月，国家卫生计生委发布《抗菌药物临床应用原则（2015版）》；2015年8月，医疗安全及抗菌药物管理战略合作项目启动。

2004年9月　《二级以上综合医院感染性疾病科建设的通知》发布

为切实做好二级以上综合医院的感染性疾病科建设，提高其对传染病的筛查、预警和防控能力及感染性疾病的诊疗水平，实现对传染病的早发现、早报告，早治疗，及时控制传染病的传播，有效救治感染性疾病，保护人民群众身体健康，卫生部于2004年9月3日发布《关于二级以上综合医院感染性疾病科建设的通知》（卫医发〔2004〕292号）。通知要求二级以上综合医院要高度重视感染性疾病科的建设，在卫生行政部门的指导下，于2004年10月底前建立感染性疾病科。感染性疾病科负责就诊患者的传染病筛查和感染性疾病治疗，并根据《传染病防治法》、《突发公共卫生事件应急处理条例》、《医疗废物管理条例》、《医院感染管理规范》和《消毒技术规范》等法律、法规和技术规范制定完善感染性疾病科的各项规章制度和工作流程。要注重对规章制度和工作流程落实情况的监督检查，保证感染性疾病科的医疗质量和医疗安全。同年，为指导二级以上综合医院感染性疾病科建设，提高医院感染控制能力和水平，卫生部于10月19日制定了《二级以上综合医院感染性疾病科工作制度和工作人员职责》和《感染性疾病病人就诊流程》（卫办医发〔2004〕166号）。

2005 年

2005年2月　《医疗机构传染病预检分诊管理办法》颁布

2005年2月28日，为规范医疗机构传染病预检、分诊工作，有效控制传染病疫情，防止医疗机构内交叉感染，保障人民群众身体健康和生命安全，根据《中华人民共和国传染病防治法》第五十二条的规定，卫生部颁布《医疗机构传染病预检分诊管理办法》（中华人民共和国卫生部令第41号）。

2005年3月　《医疗机构口腔诊疗器械消毒技术操作规范》颁布

为进一步加强医疗机构口腔诊疗器械消毒工作，保障医疗质量和医疗安全，卫生部于

2005 年 3 月 3 日，印发了《医疗机构口腔诊疗器械消毒技术操作规范》，自 2005 年 5 月 1 日起施行。该规范适用于综合医院口腔科、口腔医院、口腔诊所等开展口腔科诊疗科目服务的医疗机构。规范提出，开展口腔科诊疗科目服务的医疗机构，必须将口腔诊疗器械的消毒工作纳入医疗质量管理，确保消毒效果。《规范》包括总则、基本要求、消毒工作程序及要点、消毒与灭菌效果监测、附则等 5 章共 22 条。

2005 年 8 月　《血液透析器复用操作规范》发布

2005 年 8 月 11 日，为规范血液透析治疗，保证医疗质量和医疗安全，卫生部印发了委托中华医学会制定的《血液透析器复用操作规范》（卫医发〔2005〕330 号）。规范提出，医疗机构及其医务人员使用经国家食品药品监督管理局批准的可以重复使用的血液透析器时，应当遵照本《规范》执行。经批准的一次性血液透析器不得重复使用。各级卫生行政部门要加强对医疗机构和医务人员执行《规范》情况的指导和监督检查。

2006 年

2006 年 7 月　第一部针对医院感染管理工作的部门规章《医院感染管理办法》颁布

为加强医院感染管理，提高医疗质量，保证医疗安全，2006 年 7 月 6 日，时任卫生部部长高强签署第 48 号部令，颁布《医院感染管理办法》（简称《办法》），2006 年 9 月 1 日起正式实施，原《医院感染管理规范（试行）》同时废止。

1994 年由卫生部医政司首次发文、并于 2000 年修订的《医院感染管理规范（试行）》，从医院感染的组织管理、监测以及重点科室和重点环节的管理措施等方面做了较为全面的规定，使各级卫生行政部门和医疗机构医院感染管理有章可循，对规范和促进我国医院感染管理工作起到了积极的作用。但是，随着医学科学的进步和发展，卫生行业对医院感染管理工作提出了更高的标准和要求，尤其是 2003 年 SARS 在我国的暴发，凸显医院感染管理工作的薄弱。因此，为了加强管理，明确各级卫生行政部门和医疗机构在医院感染预防和控制工作中的职责，提升管理效能，《医院感染管理办法》正式出台。这是我国第一部专门针对医院感染管理工作的部门规章。

《医院感染管理办法》从管理层面进一步明确了医院及其他医疗机构在医院感染管理方面的职责，包括建立和落实规章制度、保证相关的工作人员并履行相应职责、遵循医院感染预防与控制的基本原则开展医院感染及危险因素监测、发现暴发流行时的上报和控制措施等；同时对各级卫生行政部门在医院感染的监督、管理、协助、指导等方面的责任进行了进一步的明确。

《医院感染管理办法》的发布与实施，标志着我国医院感染管理工作逐渐步入法制化、科学化、规范化管理的新里程。

2006 年 9 月　隆重纪念我国有组织开展医院感染管理工作 20 周年

2006 年 9 月 17 日，为弘扬医院感染管理工作者顽强拼搏、无私奉献的崇高精神，激励广大基层医院感染管理专业人员的工作热情，推动我国医院感染管理事业的深入发展，在卫生部和中国医院协会（原中华医院管理学会）的大力支持下，中国医院协会医院感染管理专业委员会在我国有组织开展医院感染管理工作20年之际，决定在召开中国医院协会第十三届全国医院感染管理学术年会的同时，举办我国有组织开展医院感染管理工作20周年纪念活动，在对我国医院感染管理工作进行回顾与展望，对开创我国医院感染管理事业的老专家、对学科发展做出巨大贡献的学科带头人、医院感染管理先进集体和先进个人进行表彰，以激励全国医院感染管理工作者，并将我国医院感染管理工作推向一个新的高潮和水平。

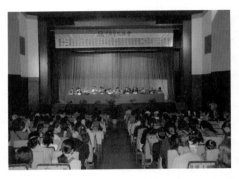

中国医院协会医院感染管理学术年会暨全国医院感染管理20周年先进表彰会开幕式

20年来，在卫生部医政司和中国医院协会的领导下，在广大医院感染管理专业人员的共同努力下，我国的医院感染管理事业取得了长足的进步。无论是从各级卫生行政部门的重视程度，到各级医院的组织建设、人员配备和物资设备保障；无论是各级领导的支持力度，还是广大医务人员对医院感染管理认知程度，均显著增加。一支具有专业技能和管理经验、爱岗敬业的医院感染管理专（兼）职队伍已经形成，他们长期不懈的辛勤耕耘，默默奉献，为有效控制医院感染，提高医疗质量，保障病人安全和医务人员的职业防护等做了大量的工作；为我国医院感染管理事业的进步与发展做出了突出的贡献。特别是经过2003年抗击突如其来的重大"非典"灾难的锻炼，在祖国、人民需要的时候，广大医院感染管理专业人员和全国医务人员一起，始终战斗在最危险的第一线，经受住了生与死的考验，恪尽天职，英勇无畏，以崇高的责任感和使命感，守护了病人和广大医务工作人员的生命安全，建立了不朽的功勋。

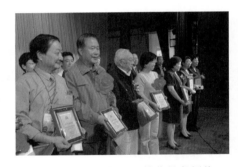

20年医院感染突出贡献获得者领奖

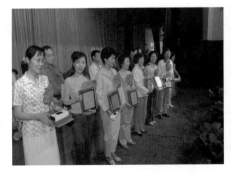

全国医院感染管理先进工作者上台领奖

经报请中国医院协会批准，对20年来，全国医院感染管理工作中涌现出的对中国医院感染管理事业做出了具有开创性工作的突出贡献者 17 名老专家和 13 名知名学者，46 个先进集体和 53 名先进个人予以表彰。

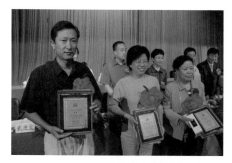

他们是全国医院感染管理工作中的优秀代表，是践行"三个代表"重要思想的先进表率，是广大医院感染管理专业人员学习的榜样。我们要学习他们把保护人民群众的身体健康和生命安全放在第一位，恪尽职守、无私奉献、忘我工作的崇高品德；学习他们相信科学，依靠科学，依法管理的科学精神；不断增强事业心和责任感，运用科学发展观，与时俱进，开拓创新，扎实工作，不断学习和努力，探索防治医院感染和处理突发公共卫生事件的科学方法和手段，抓住目前医院感染管理发展的大好机遇，在各自的岗位上继续努力工作，使我国医院感染管理水平迈上一个新台阶，为我国医院感染管理事业的更大发展与进步做出新的贡献。

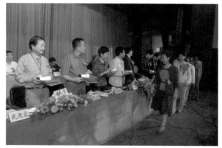

先进集体获得单位代表领奖

2006 年 10 月　全国医院感染控制标准委员会成立

为了健全卫生标准管理体系，进一步推动公共卫生和医疗服务标准化建设，2006 年 10 月 11 号卫生部发文《关于成立全国医疗服务标准委员会等 7 个专业卫生标准委员会的通知》（卫政法发〔2006〕416 号），要求组织建立医疗服务、医疗机构管理、医院感染控制等 7 个专业卫生标准委员会，开启了我国医院感染管理标准化的历程。标委会秘书处挂靠在卫生部医院管理研究所，主任委员为北京大学第一医院院长刘玉村，首届成员 16 人。

全国医院感染控制标准委员会的主要职责是建立与完善医院感染控制相关的管理、评价、预防技术标准和技术规范。标委会成立伊始，在充分调研的基础上，陆续发布了一系列医院感染预防与控制的行业标准，从技术与操作层面规范了医院感染管理、预防与控制的相关要求，完善了医院感染管理法律、法规体系，标志着我国医院感染管理领域标准化工作的开始。

2007 年

2007 年 11 月　我国加入"全球患者安全倡议活动"

2007 年 11 月 27 日，由卫生部主办、中国医院协会承办、世界卫生组织支持的中国参加"全球患者安全倡议活动"启动仪式在北京举行。时任卫生部副部长黄洁夫代表卫生部宣读了卫生部支持预防和控制医院感染、保障患者安全的声明。声明中指出卫生部将在国家层面通过五项行动预防和控制医院感染，努力降低发生医院感染的风险。

　　此次活动是我国政府公开声明参加世界卫生组织发起的全球性的医院感染预防与控制活动，郑重承诺从国家层面重视医院感染管理工作并采取行动的一次重要事件。

2008 年

2008 年 5 月　汶川地震伤员救治中的医院感染防控

　　2008 年 5 月 12 日，四川省阿坝藏族羌族自治州汶川县发生 8 级强烈地震，是新中国成立以来破坏力最大的地震，也是唐山大地震后伤亡最严重的一次地震。汶川特大地震灾害发生后，全国各地的医院感染工作者不畏艰险，奋不顾身，奔赴地震灾区，参与到灾后卫生防疫和伤员的医疗救治工作中，成功预防和控制了气性坏疽等特殊感染的传播，为抢救灾区受伤群众、保护灾区群众的健康、夺取抗震救灾工作全面胜利做出了突出贡献。

　　汶川地震中，灾区多所医院建筑成为危房，医疗环境遭到巨大破坏。前方医务人员的抢救处理、侵入性操作、重症监护甚至开展手术基本都在临时搭建的地震帐篷中进行，医院感染管理和卫生防疫工作面临前所未有的挑战。针对条件极其有限的医疗救治环境，医院感染管理专家组迅速建立了医院感染管理流程和操作指南，把医院感染防控理念贯穿于伤员预检分诊、危重伤员的筛查、治疗、转院等各个环节，完善了医疗救治管理体系，确保危重伤病员在最短的时间内得到合理的分流及最安全的救治。同时规范了临时手术室、治疗室、监护室、病房等的布局设置；对伤病员实行严格分区安置。指导救治医院及时制定地震伤员预检分诊制度与流程，加强了感染伤员的分诊和气性坏疽等特殊感染伤员的安置。通过采取包括手卫生、环境消毒、物品专用、手术器械特殊处理、医疗废物管理等严格的医院感染防控措施，有效地降低了医院感染的发生。

　　汶川地震伤员救治中，我国医院感染管理专家第一次成规模、成建制地参与国家重大自然灾害的医疗救治，不仅展现了我国医院感染管理专家的风采，而且为我国大型自然灾害中伤员的应急救治和感染防治积累了丰富的应急处置经验。2010 年甘肃玉树地震、2013 年四川雅安地震救治工作中，医院感染防控工作都借鉴了 5·12 汶川地震后的防控经验，为取得伤员救治工作的全面胜利奠定了良好的基础。

2008 年 7 月　《关于加强多重耐药菌医院感染控制工作的通知》印发

　　为加强多重耐药菌的医院感染管理，有效预防和控制多重耐药菌在医院内的传播，保障患者安全，2008 年 7 月 5 日，卫生部发文《关于加强多重耐药菌医院感染控制工作的通知》（卫办医发〔2008〕130 号）。通知要求医疗机构应当采取各种措施，加强医务人员的手卫生，严格实施隔离措施，切实遵守无菌技术操作规程，加强医院环境卫生管理，有效预防和控制多重耐药菌的传播。同时，医务人员应严格执行抗菌药物临床应用的基本原则，正确、合理地实施抗菌药物给药方案，加强抗菌药物临床合理应用的管理，减少或者延缓多重耐药菌的产生。

　　该《通知》是首个国家层面的"关于加强多重耐药菌医院感染控制工作"的文件，对规范医疗机构多重耐药菌医院感染的预防控制工作提供了指导依据，对有效预防和控制多重耐药菌在医院内的传播具有重要的意义。

2008 年 9 月　西安市某医院新生儿医院感染事件

2008 年 9 月 3 日起，西安市某医院新生儿科 9 名新生儿相继出现发热、心率加快、肝脾肿大等症状，其中 8 名新生儿于 9 月 5~15 日间发生弥散性血管内凝血（DIC）死亡，1 名新生儿经医院治疗好转。卫生部于 9 月 23 日接到关于该事件的举报信息后，立即组织专家调查组赶赴该院，与陕西省专家调查组共同开展实地调查。调查中发现该院存在医院管理工作松懈，医疗安全意识不强；忽视医院感染管理，未尽感染防控职责；缺失医院感染监测，瞒报医院感染事件；感染防控工作薄弱，诸多环节存在隐患等问题。调查确认该事件为一起严重的医院感染事件。

事件发生后，陕西省委、省政府高度重视，西安交通大学根据调查结果对医院有关责任人做出处理。2008 年 10 月 9 日，卫生部对此事件进行了全国通报（卫医发《2008》53 号），要求各级卫生行政部门和各级各类医疗机构必须从这起事件中汲取教训，引以为戒，采取有效措施，进行全面的检查和整改。各省、自治区、直辖市卫生行政部门要对所辖区域内所有医疗机构进行医院感染管理工作专项检查，查找隐患，堵塞漏洞，拉开了"以病人为中心，医疗安全百日专项检查活动"的序幕。

2009 年

2009 年 2 月　《重症医学科建设与管理指南（试行）》颁布

为加强对医疗机构重症医学科的建设和管理，保证医疗服务质量，2009 年 2 月，卫生部发文《重症医学科建设与管理指南（试行）》的通知（卫办医政发〔2009〕23 号），要求加强重症医学科的建设，增加人员，配置设备，健全制度，逐步建立规范的重症医学科。其中明确提出重症医学科要加强医院感染管理，严格执行手卫生规范及对特殊感染患者的隔离。严格执行预防、控制呼吸机相关性肺炎、血管内导管所致血行感染、留置导尿管所致感染的各项措施，加强耐药菌感染管理，对感染及其高危因素实行监控。

该《指南》的颁布，强调了医院感染防控在重症医学中的作用，提高了重症医学科医务人员的医院感染防控意识，对提升重症医学的学科管理质量意义重大。

2009 年 3 月　《血源性病原体职业接触防护导则》颁布

2009 年 3 月 2 日，卫生部发布《血源性病原体职业接触防护导则》（GBZ/T 213-2008），并于 2009 年 9 月 1 日正式实施。该《导则》在对我国职业暴露现状、职业危害、从业人员职业防护意识等方面反复、充分调研基础上制定发布，适用于血液或者其他传染性材料的所有职业暴露，《导则》有"三个明确"：明确了可能暴露的场所和劳动者、明确了血源性病原体的职业暴露、血源性病原体、暴露源、用人单位、劳动者等概念、明确提出用人单位应建立职业卫生管理体系。

该《导则》首次将医院等事业单位劳动者的职业卫生问题纳入职业病防治法的范畴；有助于推动我国对医护人员职业卫生问题的政策、法规和标准的研究和完善；推动我国对医护人员职业健康相关问题的科学研究；在增强全社会对医护人员职业健康的保护意识上，具有重大的突破意义以及深远的影响。

2009 年 4 月　我国首次颁布医院感染管理行业标准

2009 年 4 月 1 日，卫生部发布《医院消毒供应中心 第 1 部分：管理规范》等 6 项卫生行业标准通告（卫通〔2009〕10 号），于 2009 年 12 月 1 日正式实施。通告发布三项强制性卫生行业标准，即《医院消毒供应中心 第 1 部分：管理规范》（WS 310.1-2009）、《医院消毒供应中心 第 2 部分：清洗消毒及灭菌技术操作规范》（WS 310.2-2009）、《医院消毒供应中心 第 3 部分：清洗消毒及灭菌效果监测标准》（WS 310.3-2009）；同时发布三项推荐性卫生行业标准，即《医院隔离技术规范》（WS/T 311-2009）、《医院感染监测规范》（WS/T 312-2009）和《医务人员手卫生规范》（WS/T 313-2009）。

为保证复用器械清洗消毒质量，保证患者医疗安全，卫生部借鉴国际先进经验、结合我国国情制定了消毒供应中心三项强制性标准。这些《标准》的颁布与实施，规范了消毒供应中心的建筑布局及工作流程、清洗、消毒等各项技术操作及监测，为保障复用医疗器械的清洗、消毒与灭菌质量提供了制度保证，同时推动了我国消毒供应中心学科的飞速发展。

《医院隔离技术规范》规定了医院隔离的管理要求、建筑布局与隔离要求、医务人员防护用品的使用和不同传播途径疾病的隔离与预防。《规范》附录提供了《常见传染病传染源、传播途径及隔离预防》、《常见多重耐药菌感染患者的隔离措施》等操作性较强的资料，有效指导医疗机构正确采取隔离措施，对于降低医院感染的发生、预防医院感染暴发有着积极的推动作用。

《医院感染监测规范》明确了医院感染监测的管理与要求、监测方法及医院感染监测质量保证；有效地指导了医院感染管理专职人员正确进行全院综合性监测、手术部位感染等目标性监测、ICU 等重点科室监测、细菌耐药性监测、医院感染患病率调查、临床抗菌药物使用调查等；进一步明确了监测意义与监测的方法，提倡从结果监测向过程监测转变的理念，是推动我国医院感染监测工作实施的指导性文件。

手卫生是控制医院感染最简单、最有效、方便和经济的措施。《医务人员手卫生规范》规定了医务人员手卫生的管理与基本要求、手卫生设施、洗手与卫生手消毒、外科手消毒、手卫生效果的监测等，简单实用、可操作性强。该规范的颁布与实施，是我国手卫生工作的里程碑，在促进我国医疗机构手卫生设施的改进、规范医务人员手卫生方法、提高手卫生依从性等方面产生了深远的影响，为降低医院感染、保障患者和医务人员安全起到了重要作用。

医院感染管理领域首次同时发布 6 部卫生标准，说明我国已经开启了医院感染管理的标准化进程，对提升我国医院感染管理水平有着重要的意义，同时也为我国医院感染管理的发展奠定了坚实的基石。

2009 年 7 月　《医院感染暴发报告及处置管理规范》颁布

为进一步规范医院感染暴发报告和处置的管理工作，最大限度地降低医院感染对患者造成的危害，保障医疗安全，杜绝医院感染恶性事件发生，2009 年 7 月 20 日，卫生部与国家中医药管理局联合发布《医院感染暴发报告及处置管理规范》（卫医政发〔2009〕73 号），对医院感染暴发报告及处置的组织管理、报告程序、处置工作、质量评估等均做出明确规定和分工，自 2009 年 10 月 1 日起正式施行。

该《规范》的颁布，为各级医疗机构规范医院感染暴发报告程序与处置指明了方向，有助于建立统一的医院感染暴发管理体系与上报平台。

2009 年 9 月　《医院手术部（室）管理规范（试行）》颁布

为加强医院手术安全管理，指导并规范医院手术部（室）管理工作，保障医疗安全，2009 年 9 月 18 日，国家卫生部颁布《医院手术部（室）管理规范（试行）》（卫医政发〔2009〕90 号），要求从手术部（室）环境、设施、人员三方面规范手术部管理工作；以安全管理、医院感染防控、质量控制三方面为抓手，制定规章制度，检查落实情况，确保医疗安全。该《规范》对手术室建设基本条件、手术安全管理、医院感染预防与控制、质量管理等内容做出了细致的规定。

该《规范》从宏观角度出发，对手术室各项工作起到“提纲引领”作用，是手术部（室）工作之根本，是医疗质量管理的基础；与《医院洁净手术部建筑技术规范》（GB50333-2013）等相关规范构成手术部（室）管理体系，对推动手术部（室）规范化建设、减少手术相关感染具有重要意义。

2009 年 12 月　《新生儿病室建设与管理指南（试行）》颁布

为指导和加强各级各类医疗机构新生儿病室的规范化建设和管理，不断提高新生儿疾病的诊疗水平，保证医疗安全，2009 年 12 月 25 日，国家卫生部组织专家制定并颁布了《新生儿病室建设与管理指南（试行）》（卫医政发〔2009〕123 号）。《指南》要求具备条件的医疗机构应加强对新生儿病室的建设和管理，不断提高新生儿疾病的诊疗水平；尚不具备《指南》要求条件的医疗机构，应加强对新生儿病室的建设，增加人员、配置设备、改善条件、健全制度、严格管理，逐步建立规范的新生儿病室。

该《指南》在新生儿病室建设基本条件、科室管理、医院感染预防与控制、检查评估等方面均提出原则性要求，对促进我国各级各类医院建立新生儿病室管理评价体系，加强新生儿医院感染防控，具有重要意义。

2009 年 12 月　卫生部通报山西太原及安徽霍山两起血液透析患者感染丙肝事件

2009 年 2 月，山西省太原市某医院和山西某医院 47 名血液透析患者中 20 名患者感染丙肝病毒。调查结果证实两家医院血液透析室的管理十分混乱，重复使用一次性血液透析器，存在诸多交叉感染的隐患，明显违反了《医院感染管理办法》、《血液透析器复用操作规范》的相关规定。

2009 年 12 月 16 日，卫生部通报了关于安徽省某医院血液透析患者感染丙肝事件（卫医政发〔2009〕117 号）。该医院 58 名血液透析患者中 19 名患者感染丙肝病毒。调查发现霍山县医院明显违反《医院感染管理办法》和《血液透析器复用操作规范》的相关规定，存在血液透析室的管理不规范、消毒隔离措施不落实、血液透析室的布局不合理，医院感染监控不到位、缺乏对相关人员医院感染知识的培训、医务人员医院感染意识淡薄、知识欠缺以及手卫生不能保证等隐患。

血液透析医院感染聚集事件屡次发生，对各级各类医疗机构有强烈的警示作用，反映出部分医院在医院感染管理方面存在严重缺陷，也引起了卫生行政部门的高度重视。此后，国家相继出台了《血液净化标准操作规程（2010 版）》（卫医管发〔2010〕15 号）、《医疗机构血液透析室管理规范》（卫医政发〔2010〕35 号）、《关于开展血液净化病例信息登记工作的通知》（卫办医政函〔2010〕160 号）等一系列血液透析管理的"规范"及"标准"，从不同角度规范了血液透析的工作，进一步推动了血液透析患者医院感染预防与控制工作的规范化、科学化进程。

2010 年

2010 年 2 月　《血液净化标准操作规程（2010 版）》颁布

为保障血透患者的医疗安全，规范血液净化操作，2010 年 2 月 2 日，卫生部印发《血液净化标准操作规程（2010 版）》的通知（卫医管发〔2010〕15 号），要求各级各类医疗机构及医务人员在血液净化工作中认真贯彻执行。

《规程》对血液净化室管理标准、透析液和设备管理、临床治疗操作等三方面做出了原则性要求，在建筑布局流程、隔离分区上进行了强调，并特别规范了合并丙型病毒性肝炎的透析患者必须分区分机治疗，透析器、血滤器不得复用。同时明确了透析器、血滤器的复用标准和透析机消毒中的一些模糊认识，对临床实践有重要的指导作用。

该《规程》的颁布对于促进我国血液净化治疗的规范化和标准化，保障血液净化的治疗质量和医疗安全具有重要意义。

2010 年 3 月　《医疗机构血液透析室管理规范》颁布

为加强医疗机构血液透析室的规范管理，提高医疗质量，保证医疗安全，国家卫生部于 2010 年 3 月印发《医疗机构血液透析室管理规范》的通知（卫医政发〔2010〕35 号）。

该《规范》明确规定了设置血液透析室的医疗机构的管理职责。要求血液透析室应当建立医疗质量管理的相关制度，定期开展医疗质量控制工作，持续改进医疗质量；应当加强医源性感染的预防与控制工作，建立并落实相关规章制度和工作规范，科学设置工作流程，降低发生医院感染的风险。其中对血液透析室建筑布局、区域划分、接诊制度、医院感染监测控制制度等内容有明确要求；要求省级卫生行政部门应当建立血液透析室工作人员岗位规范化培训、考核制度及职业安全防护要求；明确地方各级卫生行政部门应当按照本《规范》的规定，对辖区医疗机构血液透析室进行定期和不定期的检查评估。

该《规范》的发布进一步规范了血液透析室的设置、明确了卫生行政部门的监管职能，从硬件配备和软件管理各个角度加强了血液透析患者的医院感染预防和控制，并为医疗机构血液透析的全面检查验收提供了标准和依据。

2010 年 5 月　《关于加强非结核分枝杆菌医院感染预防与控制工作的通知》印发

近年来，部分基层医疗机构发生因手术器械、注射器具及医疗用水等灭菌不合格、使用不规范造成患者手术切口、注射部位非结核分枝杆菌感染暴发事件，对患者健康造成危害，对社会造成不良影响。为进一步加强非结核分枝杆菌医院感染的预防与控制工作，保障医疗安全，国家卫生部于 2010 年 5 月 22 日发布《关于加强非结核分枝杆菌医院感染预防与控制工作的通知》（卫办医政发〔2010〕88 号）。

《通知》中强调医疗机构应当高度重视非结核分枝杆菌医院感染的预防与控制工作，针对非结核分枝杆菌流行病学特点及医院感染预防与控制的各个环节，制定并完善相应的规章制度和工作规范，采取有效措施预防和控制非结核分枝杆菌医院感染，包括加强重点部门的医院感染控制工作；加强手术器械等医疗用品的消毒灭菌工作；规范使用医疗用水、无菌液体和液体化学消毒剂；严格执行无菌技术操作规程等。

该《通知》的印发，对于提高非结核分枝杆菌医院感染的认识，落实非结核分枝杆菌医院感染预防与控制工作具要重要意义。

2010 年 5 月　《医疗器械临床使用安全管理规范（试行）》颁布

为加强医疗器械临床使用安全监管工作，保障医疗质量安全，依据相关法律、法规，国家卫生部于 2010 年 5 月组织制定了《医疗器械临床使用安全管理规范（试行）》（以下简称《规范》），并于 2010 年 5 月印发了《医疗器械临床使用安全管理规范（试行）》的通知（卫医管发〔2010〕4 号）。

该《规范》明确规定，医疗机构应当建立医疗器械供方资质审核及评价制度，按照相关法律、法规的规定审验生产企业和经营企业的《医疗器械生产企业许可证》、《医疗器械注册证》、《医疗器械经营企业许可证》及产品合格证明等资质；严格执行《医院感染管理办法》等有关规定，对消毒器械和一次性使用医疗器械相关证明进行审核。一次性使用的医疗器械按相关法律规定不得重复使用，按规定可以重复使用的医疗器械，应当严格按照要求清洗、消毒或者灭菌，并进行效果监测；县级以上地方卫生行政部门负责医疗器械临床使用安全监督管理，医疗机构应当加强对本机构医疗器械管理工作，定期检查相关制度的落实情况等相关内容。

该《规范》的发布，把医疗器械临床使用安全管理正式纳入到医疗安全管理之中，明确了医疗器械临床使用安全管理各个方面，为安全管理提供了可靠依据。

2010 年 11 月 《外科手术部位感染预防与控制技术指南（试行）》等技术文件颁布

为进一步加强重点部位医院感染预防与控制，指导并规范外科手术部位感染、导管相关血流感染、导尿管相关尿路感染预防与控制工作，降低发生医院感染的风险，提高医疗质量和保障医疗安全，2010 年 11 月 29 日，国家卫生部组织制定并颁布了《外科手术部位感染预防和控制技术指南（试行）》、《导管相关血流感染预防与控制技术指南（试行）》以及《导尿管相关尿路感染预防与控制技术指南（试行）》三个技术文件，对规章制度、人员培训及目标性监测提出了管理要求，从操作和维护的角度出发阐述了 3 个重点部位感染的预防要点，为指导与规范重点部位医院感染的预防与控制提供了技术依据，标志着我国感控工作向循证化、精细化迈进。

2010 年 11 月 第一个地方性《医院感染管理专职人员管理办法》颁布

2010 年 11 月 4 日，江苏省卫生厅印发《江苏省医院感染管理专职人员管理办法（试行）》（苏卫规医政〔2010〕7 号），从政策层面规定了医院感染科室设置、人员配备，以及医院感染专业人员的职责与管理、培训与考核、待遇与晋升等。该办法肯定了医院感染管理工作的重要性，促进了医院感染管理专业队伍的建设，为其他省市医院感染管理专业人员的管理提供了参考，是我国第一部地方性医院感染管理专业人员的管理办法。随后江西省（赣卫医政字〔2011〕60 号）、湖南省（湘卫医发〔2011〕112 号）、安徽省（皖卫医〔2012〕34 号）和湖北省（鄂卫办发〔2012〕107 号）也相继印发了类似的省级医院感染管理专业人员的管理类文件。

江苏省开创了医院感染管理专业人员规范化管理的先河，为稳定医院感染管理专业人员队伍、提高其业务素质及管理能力起到了积极的推动作用。

2011 年

2011 年 1 月 《多重耐药菌医院感染预防与控制技术指南（试行）》印发

为进一步加强多重耐药菌医院感染预防与控制，指导各级各类医疗机构做好多重耐药菌医院感染预防与控制工作，降低发生医院感染的风险，保障医疗质量和医疗安全，国家卫生部根据《医院感染管理办法》及有关规定，于 2011 年 1 月印发了《多重耐药菌感染预防和控制技术指南（试行）》的通知（卫办医政发〔2011〕5 号）。

该《指南》明确指出，医疗机构要重视多重耐药菌医院感染管理；加强重点环节管理；加大人员培训力度；强化预防与控制措施，加强医务人员手卫生、严格实施隔离措施、遵守无菌技术操作规程及加强清洁和消毒工作；合理使用抗菌药物；同时建立和完善对多重耐药菌的监测，要求医疗机构对多重耐药菌感染患者或定植高危患者进行监测、临床微生物实验室应当至少每半年向全院公布一次临床常见分离细菌菌株及其药敏情况，包括全院和重点部门多重耐药菌的检出变化情况和感染趋势等内容。

该《指南》为医疗机构进行多重耐药菌医院感染预防与控制工作提供了技术指导，对促进相关措施的落实，控制及减少多重耐药菌的传播具有重要意义。

2011 年 4 月　《关于做好全国抗菌药物临床应用专项整治活动的通知》印发

为进一步加强医疗机构抗菌药物临床应用管理，促进抗菌药物合理使用，有效控制细菌耐药，保障医疗质量和医疗安全，国家卫生部于 2011 年 4 月按照 2011 年全国卫生工作会议和全国医疗管理工作会议精神，根据《全国抗菌药物联合整治工作方案》、《2011 年"医疗质量万里行"活动方案》和《卫生部关于在全国医疗卫生系统开展"三好一满意"活动的通知》要求，发布《2011 年抗菌药物临床应用专项整治活动方案》（卫办医政发〔2011〕56 号），要求自 2011 年至 2013 年，在全国范围内开展抗菌药物临床应用专项整治活动。

该《方案》明确提出，医疗机构负责人是抗菌药物临床应用管理第一责任人，将抗菌药物临床应用管理作为医疗质量和医院管理的重要内容纳入工作安排；对使用金额及使用量排名前 10 位的抗菌药物品种、住院患者抗菌药物使用率、使用强度、Ⅰ类切口手术和介入治疗抗菌药物预防使用率，门诊抗菌药物处方比例等基本情况进行调查；建立完善抗菌药物临床应用技术支撑体系；严格落实抗菌药物分级管理制度；定期开展抗菌药物临床应用监测与评估；加强临床微生物标本检测和细菌耐药监测；严格医师和药师资质管理；落实抗菌药物处方点评制度等多项内容。

该《方案》的发布，标志着为期三年的抗菌药物专项整治活动的正式启动，对于完善抗菌药物临床应用管理长效工作机制，提高抗菌药物临床合理应用水平，保障患者合法权益和用药安全具有重要意义。

2011 年 4 月　《三级综合医院评审标准（2011 年版）》印发

为全面深化医药卫生体制改革，积极稳妥推进公立医院改革，逐步健全我国医院评审评价体系，促进医疗机构加强自身建设和管理，国家卫生部在总结我国医院评审评价和医院管理年活动等工作经验的基础上组织制定了《三级综合医院评审标准（2011 年版）》（卫医管发〔2011〕33 号）并与于 2011 年 4 月发布。

在《标准》中，将医院感染管理作为三级综合医院评审的重要内容，并提出了明确的要求，包括有医院感染管理组织；医院感染控制活动符合《医院感染管理办法》等规章要求；开展医院感染防控知识的培训与教育；按照《医院感染监测规范》，监测重点环节、重点人群与高危险因素，采用监控指标管理，控制并降低医院感染风险；执行手卫生规范，实施依从性监管与改进活动；有多重耐药菌（MDRO）医院感染控制管理的规范与程序，实施监管与改进活动；应用感染管理信息与指标，指导临床合理使用抗菌药物；消毒隔离工作符合《医院消毒技术规范》、《医院隔离技术规范》等要求；医务人员能够获得并正确使用符合国家标准的消毒与防护用品；重点部门、重点部位的管理符合要求；科主任与医院感染管理组织要监测医院感染危险因素、医院感染率及其变化趋势；根据医院感染风险、医院感染现患率及其变化趋势改进诊疗流程；将医院感染情况与其他医疗机构进行比较；定期通报医院感染监测结果等内容。

该《标准》的发布，是各地开展三级医院等级评审医院感染管理工作的主要依据，也是医疗机构加强医院感染管理工作自我监管的重要参考工具。

2012 年

2012 年 3 月 中国医疗废物可持续环境管理项目启动

2012 年 3 月 6 日，联合国工业发展组织会同我国卫生部、环保部共同发起了中国医疗废物可持续环境管理项目——"中国医疗废物可持续环境管理项目"，其中"医疗机构医疗废物管理培训基地"在中南大学湘雅医院、北京大学第一医院正式挂牌。本项目的目的是在我国采用最佳可行技术和最佳实践处理医疗废物，减少持久性有机污染物的排放。中南大学湘雅医院和北京大学第一医院承担医疗废物管理培训体系建设的分项目，旨在建立全国性统一的医疗机构医疗废物管理培训体系，编写培训教材，开展相关培训工作。

该项目的启动推广了标准化的医疗废物管理模式及技术，树立了消除持久性有机污染物的理念；培训基地的成立则探索了医疗机构内医疗废物管理知识培训的方式，提高了医疗机构对医疗废物的管理水平和处置能力。

2012 年 4 月 《医疗机构消毒技术规范》和《医院空气净化管理规范》颁布

2012 年 4 月 5 日，国家卫生部发布《WS/T 367-2012 医疗机构消毒技术规范》及《WS/T 368-2012 医院空气净化管理规范》两项推荐性卫生行业标准，自 2012 年 8 月 1 日起实施。这两项《标准》制定了医疗机构内消毒、灭菌及空气净化的管理要求，内容涵盖了医院内各项物品、各类环境、空气的消毒方法及效果监测，适用于各级各类医疗机构。

这是我国首次在国家层面制定的专门针对医疗机构的消毒技术及空气净化标准，为规范全国医疗机构的消毒工作、空气净化起到了里程碑的作用。

2012 年 4 月 《抗菌药物临床应用管理办法》颁布

2012 年 4 月 24 日，国家卫生部发布《抗菌药物临床应用管理办法》，自 2012 年 8 月 1 日起施行。《办法》共 6 章 59 条，紧紧围绕国家药物政策和临床合理用药工作，重点规定了建立抗菌药物临床应用分级管理制度、加大对不合理用药现象的干预力度，建立细菌耐药预警机制，并从 4 个方面加强对基层医疗机构抗菌药物临床应用的管理与控制。该《办法》明确规定医院感染管理人员参与抗菌药物管理工作组，和其他相关部门一起，共同承担抗菌药物管理工作。

该《办法》是对 10 余年来抗菌药物临床应用管理实践经验的提炼和固化，其发布标志着我国抗菌药物临床应用管理迈入法制化、制度化轨道，为逐步建立抗菌药物临床应用管理长效机制奠定了基础。

2012 年 6 月 中国医院协会开展"医院感染预防与控制能力建设"项目

2012 年 6 月 29 日，在国家卫生部医政司的指导下，中国医院协会的领导下，医院感染管理专业委员会在北京正式启动为期两年半的"医院感染预防与控制能力建设"合作项目。整个项目包括呼吸机相关肺炎（VAP）、中央静脉插管相关血流感染（CLABSI）、导尿管相关尿路感染（CAUTI）、手术部位感染（SSI）、新生儿病房和新生儿重症监护室（NICU）、血液透析中心（室）、多重耐药菌（MDRO）医院感染防控 7 个子项目。经过召开项目启动会、统一培训，2013 年 10 月项目正式实施；2013 年 10 月至 2014 年 3 月进行医院感染流行病学及防控措施实施情况的调查；2014 年 4 至 9 月实施各项干预防控措施，并监测干预措施的依从性。全国共有 49 所医院参与该项目，共同对医院感染重点环节和重点人群开展了大规模的基线调研和风险管控工作。

　　该"项目"建立的医院感染标准监控体系，具有很好的标杆和示范效应，能够全面推进项目医院在医院感染监测、控制与管理能力的提升。该"项目"加大了医院感染各项防控措施的落实力度，降低了医院感染发病率，提升了医院感染预防与控制能力，创立了极具价值及推广意义的能力建设模式。

2012 年 9 月　《预防与控制医院感染行动计划（2012～2015 年）》印发

2012 年 9 月 25 日，国家卫生部印发《预防与控制医院感染行动计划（2012～2015 年）》，推出了我国首个国家层面的医院感染防控行动计划。该计划以加强医院感染预防与控制工作为主导，坚持"科学防控、规范管理、突出重点、强化落实"为原则，加强全国所有三级及二级医院的感染重点部门、重点环节的医院感染管理，落实相关防控措施，逐步健全医院感染相关技术标准体系，不断完善医院感染组织管理体系，预计到 2015 年，初步建立起符合我国国情的医院感染监控体系。

　　行动计划的印发，对推动全国医院感染预防与控制工作科学、规范、可持续发展，起到了积极的作用。

2013 年

2013 年 1 月　辽宁省丹东东港市发生群体性丙肝感染事件

2013 年 1 月 28 日，辽宁省丹东东港市卫生局接到患者家属举报，部分在东港某门诊部接受治疗的患者出现肝功能异常。经核实，截至 2013 年 1 月 28 日，东港某门诊部治疗的 120 名静脉曲张患者中共有 99 人确诊感染丙肝病毒。2013 年 2 月 25 日，国家卫生部通报该起丙肝感染事件（卫办医管发〔2013〕16 号），指出东港市丙肝感染事件是一起因严重违反诊疗规范和操作规程造成的重大群体性医院感染责任事故，相关责任人被追究了相应责任。

　　该事件再次为医院感染工作敲响了警钟，进一步凸显了医院感染管理工作对于医疗质量安全的重要作用。警示各级卫生行政部门和各级各类医疗机构要从事件中认真汲取教训，并引以为戒，全面加强基层医疗服务质量的安全监管，特别要强化医院感染控制，杜绝医源性感染事故发生。

2013 年 5 月　国家"医院感染质量管理与控制中心"成立

2013 年 5 月 17 日，为加强全国医院感染质量管理与控制工作，进一步健全、完善国家医院感染质量管理与控制工作组织体系，建立并实施有效的国家医院感染质量管理与控制制度，根据国家卫生和计划生育委员会相关工作要求，经医政医管局同意，决定在国家卫生和计划生育委员会医院管理研究所设立"医院感染质量管理与控制中心"（以下简称"感染管理质控中心"），承担国家医院感染质量管理与控制中心职能。

国家感染管理质控中心的成立，体现了国家对医院感染管理工作的重视，标志着医院感染管理组织体系的进一步完善。国家感染管理质控中心，能发挥更多的顶层设计功能，极大促进全国医院感染管理水平的提升。

2013 年 8 月　中国医院协会优秀医院感染管理奖表彰

2013 年中国医院论坛于 8 月 15～17 日在北京国家会议中心举办，论坛以"改革、发展、质量、安全"为主题，安排了主论坛、12 场分论坛。邀请国内外 141 位医学名家、社会知名人士和医院院长担任演讲人、主持人和点评嘉宾，论坛听众近 4500 人。论坛期间举办了"中美医院感染控制高峰论坛"和"中国医院论坛–医院感染管理与科学暨中国医院协会第 20 届全国医院感染管理学术年会"。同时，对 50 名医院感染先进个人颁发了中国医院协会优秀医院感染管理奖。

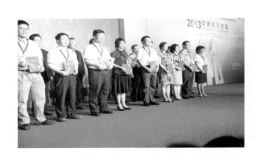

中国医院协会优秀医院感染管理奖
获得者代表领奖

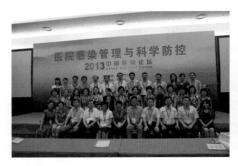

中国医院协会优秀医院感染管理奖
部分获得者合影

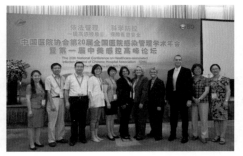

第一届中美感控高峰论坛部分代表合影

2013 年 12 月　国家卫生计生委印发《基层医疗机构医院感染管理基本要求》

为加强基层医疗机构医院感染管理工作，提高基层医疗机构医院感染预防与控制水平，落实《传染病防治法》、《医院感染管理办法》和相关标准、规范，国家卫生计生委于 2013 年 12 月 23 日印发了《基层医疗机构医院感染管理基本要求》（国卫办医发〔2013〕40

号）。《要求》从医院感染组织管理、基础措施、重点部门、重点环节四个方面，明确规定了基层医疗机构医院感染管理工作需达到的基本标准。

基层医疗卫生服务体系建设与改革是医疗改革的重点。深化医药卫生体制改革以来，基层医疗机构硬件设施明显改善，诊疗水平逐步提高，服务能力显著增强，也对基层医疗机构的医院感染管理工作提出了新的要求。该《要求》的发布，是国家卫计委为落实《传染病防治法》、《医院感染管理办法》和加强基层医疗机构监管工作的重要举措之一，为健全基层医疗体系建设和改革奠定了良好的基础。

2014 年

2014 年 6 月　国家卫计委印发《消毒产品卫生安全评价规定》

简政放权是全面深化改革的"先手棋"和转变政府职能的"当头炮"。为进一步深化卫生行政审批制度改革，国家取消了消毒产品的行政许可，同时为了确保后续监管到位，防止"一放就乱"，依据《传染病防治法》和《消毒管理办法》有关规定，国家卫计委于2014 年 6 月 27 日发布了《消毒产品卫生安全评价规定》，编制了《消毒产品卫生监督工作规范》。要求已获得卫生许可批件的消毒剂和消毒器械，批件在有效期内可继续使用，有效期满按照本《规定》要求将其相关资料转换为卫生安全评价报告并备案。该《规定》的发布，是国家卫计委为贯彻落实国务院深化行政审批制度改革和职能转变工作要求，继续简政放权的重要举措之一，为医院感染管理部门落实《医院感染管理办法》中第八条第（十）款内容，即对消毒药械和一次性使用医疗器械、器具的相关证明进行审核指明了新的方向。

2014 年 8 月　援助非洲埃博拉疫情防控

2014 年 6 月西非埃博拉出血热疫情暴发，为应对可能发生的疫情，最大限度减少医院感染风险，国家卫生计生委于 2014 年 8 月 27 日发布了《关于印发埃博拉出血热医院感染预防与控制技术指南（第一版）的通知》（国卫发明电〔2014〕57 号），并在参考世界卫生组织的最新指南的基础上，于 2014 年 12 月 12 日发布了《埃博拉出血热医院感染预防与控制技术指南（第二版）》。同时，国家卫计委委托中国医院协会医院感染管理专业委员会翻译了世界卫生组织 2014 年 8 月最新公布的《医疗机构内疑似和确诊丝状病毒出血热（重点是埃博拉病毒）的感染预防和控制的临时指南》，2014 年 9 月组织李六亿教授等专家编写了《埃博拉出血热医院感染预防与控制实用手册（援非医疗队）》，供医疗机构和援非医疗队开展埃博拉出血热医院感染预防与控制工作时参考使用。

这些"指南"的发布，为援非医疗队和全国各级各类医疗卫生机构开展埃博拉出血热的医院感染预防和控制工作提供了参考依据，成功地将疫情拒于国门之外。

在援非医疗队中，医院感染管理专业人员首次作为援外医疗队的重要组成人员，参加到埃博拉患者的医疗救治工作中，并为医务人员自身防护提供安全保障。医院感染管理专业人员坚持科学防范、规范处置，建立了包括 10 多种防控方案和 68 类、243 条工作制度在内的感染控制管理体系，成功实现了"打胜仗、零感染"的目标，得到了国际同行的认可和引用。

2015 年 11 月 25 日，刘延东副总理在北京主持召开埃博拉出血热疫情防控工作表彰大会，表彰了西非三国埃博拉出血热防控中涌现出的 60 个先进集体和 280 个先进个人。山西医科大学第一医院感染管理科商临萍（女）、第三军医大学刘丁、张波、成都军区成都总医院张玲（女）等被评为"埃博拉出血热疫情防控先进个人"。

本次埃博拉出血热疫情防控工作，中国感染控制首次走出国门，向世界输出成熟的防控理念，为非洲埃博拉防控作出了突出的贡献。表明在我国综合国力稳步提升的大背景下，我国卫生应急能力水平，尤其是医院感染预防与控制水平已经上了一个大台阶，成长为国际疫情控制不可缺少的力量。

2015 年

2015 年 4 月 《医院感染专业质量控制指标（2015 年版）》颁布

2015 年 4 月 13 日，国家卫计委发布《关于麻醉等 6 个专业质控指标（2015 年版）的通知》（国卫办医函〔2015〕252 号文件）。在医院感染管理专业质控指标中，要求建立医院感染质控指标体系，共 13 个院感质控指标，包括：医院感染（例次）发病率、医院感染（例次）现患率、医院感染病例漏报率、多重耐药菌感染发生率、多重耐药菌感染检出率、医务人员手卫生依从率、住院患者抗菌药物使用率、抗菌药物治疗前病原学送检率、Ⅰ类切口手术部位感染率、Ⅰ类切口手术抗菌药物预防使用率、血管内导管相关血流感染发病率、呼吸机相关肺炎发病率、导尿管相关泌尿系感染发病率等。

医院感染管理专业作为平台学科，其质量管理的规范化程度对其他专科的医疗质量有重要作用，2015 年发布的 13 个医院感染管理质控指标，兼顾了医院感染的结构质量、环节质量和终末质量，为进一步加强医疗质量管理，规范临床诊疗行为，促进医疗服务的标准化、同质化提供了指标依据。

2015 年 8 月 《关于加强医疗机构医用织物洗涤消毒管理工作的通知》发布

2015 年 8 月 19 日，国家卫计委发布《关于加强医疗机构医用织物洗涤消毒管理工作的通知》（国卫办医函〔2015〕708 号）。本通知在医疗机构后勤工作逐步社会化，医用织物社会化洗涤服务机构环境卫生较差、洗涤质量堪忧的背景下提出，为加强医疗机构医用织物管理、保障医疗质量与患者安全做出了具体要求，使我国医疗机构医用织物洗涤消毒管理工作有据可依，进一步规范发展。

2015 年 10 月 中国卫生监督协会消毒与感染控制专业委员会成立

2015 年 10 月 15 日，中国卫生监督协会消毒与感染控制专业委员会成立大会在北京召开。本次大会由中国卫生监督协会主办，来自全国 28 个省、市、自治区的 400 余名代表参加了本次大会。会议成立了由 160 人组成的中国卫生监督协会消毒与感染控制专业委员会第一届委员会，选举中国疾病预防控制中心张流波研究员为主任委员，黄留玉、徐燕、胡国庆、徐庆华、顾健、袁青春、张帆、张青、李六亿、彭飞等 19 人为副主任委员。

消毒与感染控制专业委员会是中国卫生监督协会领导下的分支机构，可充分发挥政府、社会、行业和会员之间的桥梁和纽带作用，对于促进我国消毒与传染病和感染性疾病防控卫生事业改革与发展，完善卫生监督体制，组织开展卫生监督和行业自律活动，促进消毒与感染控制卫生行业自身建设与管理，提高消毒与感染控制卫生监督工作能力和水平具有重要意义。

2015 年 10 月　中国老年医学学会感染管理质量控制分会成立

2015 年 10 月 30 日，中国老年医学学会感染管理质量控制分会成立大会暨第一届全国老年感染管理质量控制学术会议在北京召开，来自全国各地约 500 多名代表参会。大会选举解放军总医院刘运喜教授为分会会长，蔡虹、曹晋桂、侯铁英、李卫光、陆群、索瑶、索继江、王力红、吴安华、宗志勇等为副会长。

目前，我国已进入老龄化社会，维护老年人健康和提高老年人生命质量已成为全社会广泛关注的问题。中国老年医学学会感染管理质量控制分会的成立，将为广大医务人员提供一个很好的老年感染管理交流、学习平台，必将促进老年感染管理质量控制的长足发展。

2015 年 11 月　我国开展医院感染信息化监测试点工作

2015 年 8 月，国家卫生计生委医政医管局医疗质量管理处在山东济南召开了医院感染信息监测现场工作会议。随后，为进一步加强新形势下医院感染质量管理与控制工作，充分利用信息化手段实时监测医院感染风险，有针对性地采取预防与控制措施。国家卫生计生委办公厅和总后勤部卫生部医疗管理局联合下发《关于开展医院感染信息化监测试点工作的通知（国卫办医函〔2015〕1007 号）》，要求根据《预防与控制医院感染行动计划（2012~2015 年）》及有关工作安排，在 10 个省份和军队医院开展为期 3 年的医院感染信息化监测试点工作。并下发了《医院感染信息化监测试点工作方案》，每个试点省份至少要在 20 家医院开展医院感染信息化监测试点。2016 年 3 月 2 日卫生计生委医政医管局又下发了《关于落实医院感染信息化监测试点工作安排的通知（国卫医质控便函〔2016〕1 号）》，对 2016 年医院感染信息化监测试点工作提出要求和具体安排，以促进此项工作的开展，同时要求国家卫生计生委医院管理研究所医院感染质量控制中心建立统一的医院感染信息化监测平台。此项工作的开展，将实现医院感染病例的全过程实时监控，实现医院感染聚集性事件的预警，提供医院感染防控方面的数据导航和决策支持，将极大地提高我国医院感染监测水平、循证感控水平和防控干预能力。

2016 年

2016 年 3 月 《医院感染防控专项工作 2016 年工作指导意见的通知》印发

2016 年 3 月 11 日，国家卫计委医院管理研究所印发《"清洁的手，呵护健康（2015~2018 年）"手卫生专项工作 2016 年工作指导意见》和《"阻断院感注射传播，让注射更安全（2015~2018 年）"安全注射专项工作 2016 年工作指导意见》。决定将北京市等 13 个直辖市及省级地方和河北省等 11 个省级地方及直辖市确定为两项专项工作试点地区。旨在进一步促进手卫生在全国医疗机构内规范、有效地实施，切实提升医疗机构相关人员手卫生的依从性、正确性。提倡以清洁的手拯救病人的生命，全面推动我国医疗机构医院感染、医源性感染预防控制的能力和水平。在全国范围内广泛推行安全注射理念和实践，致力于减少因违反安全注射原则导致的医院或医源性感染，以及医务人员相关职业暴露事件的发生，保障患者与医疗安全，带动和促进医院感染与医源性感染防控相关规范的执行与落实，进而推动我国医院感染管理基本能力和水平的提升。

2016 年 4 月 2015 年国家医疗服务与质量安全报告

医疗质量安全管理是医疗卫生事业管理的重要组成部分。为更好地帮助各级卫生计生行政部门和各级各类医疗机构全面了解我国医疗服务和医疗质量安全工作形势，提高医疗质量安全管理科学化和精细化水平，为下一步政策制定和管理工作提供循证依据，实现医疗服务和质量安全持续改进，国家卫生和计划生育委员会医政医管局截取 2014 年 1 月 1 日至 2014 年 12 月 31 日的相关数据，撰写了《2015 年国家医疗服务与质量安全报告》。数据主要来源：①对全国抽样调查填报的数据，即全国 31 个省、自治区、直辖市（含新疆生产建设兵团）抽样选取的 1174 家医院网络填报的相关医院服务数据。②全国医院监测系统收集的 2013~2014 年度近 800 家医院住院患者病案首页数据。③国家卫生计生委管理的全国单病种质量监测系统、全国医疗质量安全（不良）事件报告系统、全国抗菌药物临床应用监测网、全国血液净化病例登记系统、全国心血管介入病历登记系统、全国原发性肺癌病例登记等相关系统数据。④国家卫生计生委统计年鉴和官方网站公布的相关数据信息。⑤国际国内相关研究报告和区域性统计结果数据信息。

医院感染管理是医疗质量管理的重要内容。《报告》的第三部分医疗质量管理与控制数据分析，第二章临床专科医疗质量管理与控制，第九节医院感染管理专业，分析了 779 家医院（三级综合医院 409 家、315 家二级综合医院、45 家民营医院和 20 家各种专科医院）报告的 13 项国家公布的医院感染管理质控指标的数据，共占 17 个页面。樊静、马旭东、付强、赵烁、秦文、索继江等参加撰写。

《报告》受到刘延东副总理的批示和表扬。卫生计生委决定在此基础上，撰写中国医疗服务与质量安全白皮书。

2016 年 7 月　医院感染管理专家首次作为"组团式"援建西藏医疗队成员

由中组部、人社部和国家卫计委以及北京市组织部、人社部和市卫计委等部门组织的"组团式"援建西藏医疗工作中，首都医科大学附属北京友谊医院邓明卓、北京大学第一医院贾会学和地坛医院宋丽红等三位医院感染管理专家首次作为"组团式"援建西藏医疗队的重要成员，参加西藏的医疗援建工作。其中邓明卓、宋丽红援建拉萨市人民医院，并分别任职拉萨市人民医院副院长和医院感染管理科主任。贾会学援建西藏自治区人民医院的医院感染管理工作，三位医院感染管理专家中，邓明卓、贾会学两位为中国医院协会医院感染管理专业委员会的副秘书长。

此次活动旨在提高西藏自治区的医疗水平，为西藏自治区人民健康事业注入新的动力。2016 年，正值我国有组织开展医院感染管理工作起步 30 周年。此次援藏医疗工作，首次出现医院感染管理人员的身影，反映了医疗行业对医院感染管理工作的需求和认可，在社会上起到了积极的带头作用。

注：1986~1995 年由索继江　茅一萍　刘运喜整理；

1996~2005 年由黄　勋　黄　昕　文细毛　龚瑞娥整理；

2006~2016 年由李六亿　徐　艳　乔　甫　刘　晓　李春辉　孟黎辉　姚　希
　　　　　　徐亚青　梅卫玲　谢多双　林金兰整理。

中 篇：沧海横流——方显英雄本色

第一章

法定传染病中的医院感染
预防与控制

一、法定传染病的确定

1955年，为贯彻预防为主的方针，加强领导，动员群众，控制和消灭传染病的发生与流行，提高人民健康水平，经国务院于6月1日批准，由卫生部于7月5日发布施行《传染病管理办法》。传染病管理的病种定为两类18种。甲类3种：鼠疫、霍乱、天花；乙类15种：流行性乙型脑炎、白喉、斑疹伤寒等。

1978年修订为《中华人民共和国急性传染病管理条例》，于9月20日颁布实施。规定管理的传染病为两类25种。与1955年6月的《传染病管理办法》比较，甲类3种相同（霍乱包括副霍乱在内）；乙类从15种增至22种。

1988年，我国甲型肝炎暴发流行，仅上海市就发病32万，使国家对传染病防治有了进一步的认识，促进了传染病防治工作立法的进程。1989年2月21日，第七届全国人民代表大会常务委员会第六次会议通过了《中华人民共和国传染病防治法》，并于当年9月1日起施行。法定管理的传染病扩大为甲、乙、丙三类共35种。

2004年8月28日第十届全国人民代表大会常务委员会第十一次会议对该法进行修订，由中华人民共和国主席令第十七号公布，并于当年12月1日起施行。

近年由于新发、突发传染病的不断出现，法定传染病也在不断调整。目前法定传染病共计39种，其中甲类传染病2种，乙类传染病26种，丙类传染病11种。

传染病的法制化管理，为医院管理传染病提供了法律依据，对传染病的有效防控起到了决定性的作用。

二、传统法定传染病流行情况

尽管近年来医学快速发展、治疗技术不断提高，传统的传染病仍然占据主要地位。病毒性肝炎位居我国传染病之首，防治任务十分艰巨。肺结核是一种古老的传染病，但1996年以来疫情相当活跃，2002~2009年肺结核发病及死亡位居我国法定传染病第2位。细菌性及阿米巴痢疾也是我国重要传染病。麻疹、水痘、丙型肝炎等传染病经常在医疗机构中出现暴发流行。

中华人民共和国国家卫生和计划生育委员会通报，2016年5月（2016年5月1日0时至5月31日24时），全国（不含港澳台，下同）共报告法定传染病861 676例，死亡1 559人。其中，甲类传染病中鼠疫、霍乱无发病、死亡报告；乙类传染病中传染性非典型肺炎、脊髓灰质炎和白喉无发病、死亡报告，其余23种传染病共报告发病311534例，死亡1511人。报告发病数居前5位的病种依次为病毒性肝炎、肺结核、梅毒、细菌性和阿米巴性痢疾以及淋病，占乙类传染病报告病例总数的91%。同期，丙类传染病中丝虫病无发病、死亡报告，其余10种传染病共报告发病550142例，死亡48人。报告发病数居前3位的病种依次为手足口病、其他感染性腹泻病和流行性感冒，占丙类传染病报告病例总数的96%。一家大型综合性三级甲等医院对收治的4138例传染病分析显示，病毒性肝炎3 075

例（乙型肝炎 2 842 例、丙型肝炎 223 例、未分型肝炎 7 例、甲型肝炎 3 例），肺结核 522 例（查痰结核菌阳性 33 例、结核菌阴性 83 例、未痰检 406 例），其余是梅毒、感染性腹泻、流行性感冒、流行性腮腺炎、淋病、细菌性痢疾、麻疹、艾滋病毒携带与艾滋病、副伤寒、猩红热、风疹、疟疾、急性出血性结膜炎、登革热等。以上的资料显示，"传统"传染病仍是人类健康的主要杀手，并已成为各国政治、经济、生活中最不安全的潜在或持续的突发因素，"传统"传染病的医院感染防控仍是一项不可懈怠的工作。

三、医院感染预防与控制与"传统"法定传染病

20 世纪末期，由于传染病的法制化管理、国家和医疗机构对传统传染病的重视，传染病发病数量逐年下降。各医院尤其是大型综合性医院把更多的精力放到了非传染病的医院感染的防控工作中，对于传统法定传染病的管理仅限于医生诊断、转诊到传染病医院。医院感染管理部门的主要工作是督促检查传染病的上报。

近年来，随着物质和文化水平的提高，人员流动性不断增加，人类的广泛交流带来了病原体的流动。同时，几十种传统法定传染病涵盖了呼吸道传播、消化道传播、接触传播等所有的传播途径，导致传统的传染病如肺结核、麻疹、脊髓灰质炎等依然不断地袭扰我们，这些给我们医院感染管理者、给医院感染防控带来了新的课题和挑战。

众多的医院感染管理专家对传染病的医院感染防控做了大量的分析研究。何权赢、徐克明、王陇德等专家认为综合医院永远处于传染病防治的第一线，各级综合医院是传染病防治系统的重要组成部分，加强医疗机构传染病防治是卫生工作的迫切需要，医院应该成为预防控制传染病流行网络的一部分。薛家鑫、龚淑琴等学者认为医疗机构要通过控制医院感染更好地履行传染病预防和控制中的责任和义务。加强医院传染病管理和医院感染管理能够预防和控制医院感染，降低医院感染发生率，保证医疗质量和医疗安全。索继江、戴玲等认为医院感染管理科是医院传染病管理的重要职能科室，充分发挥其作用，是医院快速有效防治传染病的重要保证。

政府管理部门的重视、专家学者的分析研究、所有医院感染工作人员的不懈努力，使我们不断地完善了综合性医院的传染病防控体系，建立了有效的消毒隔离制度及实施方案。从门诊的预检分诊到发热筛查门诊的设置，各大综合性医院投入了大量的人力、财力和物力，为传染病防控夯实了基础。医院感染管理部门对医院全体人员安排了定期的培训，为传染病防控进行技术储备；不断进行的检查督导则提高了医务人员的防控意识。

四、法定传染病医院感染管理预防与控制展望

随着人们对传染病认识的不断深入，防护技术的不断提高，未来综合性医院与传染病专科医院的界限会变得越来越模糊，综合性医院有可能成为防控传染病的主战场。未来的医院感染管理者必须提高对传统传染病的认识，把传统传染病的防控放到重要位置。

1. 建立应急防控体系

与医疗行政部门一起，对医院感染管理和传染病预防控制工作进行规划，制定和完善各种相关的制度及各种可能暴发流行的传染病应急预案、消毒隔离防护制度，协助医院领导建立一整套完善的应急反应系统。检查、监督、反馈临床各项感染管理规章制度的执行情况，对医院传染病防控措施提出改进建议。

2. 完善监测预警职能

医院感染管理科是医院传染病疫情和医院感染监测的职能单位，应通过国家卫生和计划生育委员会定期通报的国内传染病疫情，及时了解国内传统传染病的发生发展情况，建立医院感染监控网络和传染病疫情监测网络，对可能发生的传染病的流行或输入紧密跟踪，快速捕捉各类相关信息，及时分析疫情和感染暴发事件，第一时间向医院发布信息，提醒各科医务人员注意防范，为医院快速防治传染性疾病的暴发流行做好准备、赢得先机。

3. 强化防护设施装备使用

医院感染管理部门要对防控相关的物资储备、医院建筑应急改建、医院改造工程是否符合预防传染病防治要求等提供决策咨询。同时对临床科室在工作中所遇到的各种防护技术问题提供高质量的业务咨询。如：建立隔离门诊及负压隔离观察病房，各种先进技术在医院感染控制中的应用，各种新型防护用品及消毒用品的性能和使用等。

个人防护装备（personal protective equipment，PPE）是保护医护人员避免感染的重要防护措施，包括头面部防护器具，如一次性口罩、帽子、面屏、护目镜等；躯干和四肢的防护用具，如一次性手套、隔离衣、防护服、防水围裙、雨靴或一次性鞋套等。PPE必须符合国家规范。PPE的穿戴要根据不同的传染病，按照按需防护的基本原则使用，既要做到防护有效，又要避免过度防护。防护用品的数量配备基数应根据病房收治规模、出入病房医务人员的人数、频次等进行评估。

常用的消毒药械包括压力蒸汽灭菌器、紫外线消毒器、背负（手提）式喷雾器、气溶胶喷雾器、机动喷雾器、配药桶、刻度量杯（筒）、消毒车等。常用的化学消毒剂有含氯消毒剂、戊二醛、过氧乙酸、过氧化氢、乙醇、碘伏、二氧化氯、胍类消毒剂等。消毒物品储备完善，根据不同的消毒对象、目的及被消毒现场的规模大小选择合适的消毒工具和器材，针对各种污染对象选用适宜的方法，可以选用自净、洗涤、掩埋、火烧等物理方法，也可以选用各种化学消毒剂进行喷洒、浸泡、熏蒸、擦拭等。在消毒剂的选择上遵循配制方便、消毒作用迅速、对人员伤害和刺激性小的原则，在使用浓度上针对不同消毒对象的要求进行配制。

医院感染管理专业人员不仅要参与现场的应急处置，更要强化业务指导职能，应强调感染控制专业人员的现场处置、消毒、隔离、防护及感染控制各个环节中的专业指导管理作用。

4. 监管医疗废物处置

传染病所产生的医疗废物的处置要加强监管。特殊传染病所产生的医疗废物包括患者的生活垃圾应采取更严格的收集、储存及处置措施。

医疗废物要求直接放入双层黄色塑料袋，分层消毒，分层封扎袋口。不得使用影响密封性能的器具或方法进行封口。损伤性医疗废物应当直接放入耐穿刺、防渗漏的容器中，外运时必须严格密封。医疗废物专用包装物、容器应有明显的中英文警示标识。所有废物盛装量不应超过容器或包装袋的3/4。严禁使用有破损或已经污染的收集容器。

医疗废物应每日由专人管理使用专用转运工具，按照规定的时间、路线及时清运，就近转送到医院医疗废物专门暂存场所。使用的运送工具、暂存场所等需及时清洁消毒。

收集运送医疗废物的卫生员相对固定，并经过医疗废物处理流程、医院感染控制、自身防护、意外事故处理等知识的培训。卫生员工作时应严格按照防护要求做好防护工作。

外运的医疗废物必须做好交接工作，并认真记录，内容包括医疗废物的种类、数量、交接时间、集中处置单位以及经办人签名。登记资料至少保存两年。

5. 落实人工主动免疫

各种预防性疫苗的应用与输血技术、抗生素的发明并列为医学史上三大划时代的进展之一。预防性疫苗的使用使许多传统的传染病的发病率下降甚至绝迹，因此做好疫苗接种是预防传染病的有效手段。如：乙肝疫苗、麻疹疫苗、脊髓灰质炎疫苗等都是预防感染的最有效的措施。作为医院感染管理者必需熟知疫苗接种知识。

6. 加强宣传教育培训

医院感染管理科要广泛宣传和普及传染病和医院感染预防知识，教育全体工作人员重视医疗活动中的隔离原则，了解各种传染病和医院感染致病菌的传播途径，做好针对性隔离措施。重视职业防护，严格执行标准预防措施并监督落实。定期组织传染病防控演练，对各种制度、应急预案、防护装备的使用等要进行贴近实战的练习，不断发现问题、解决问题、持续改进。

经过我们的不断努力，相信未来我们所有的医院都能有足够的防治传染病的能力，能够有效应对传统传染病流行与暴发。

（卢联合）

参 考 文 献

［1］索继江，邢玉斌，魏华，等. 医院内传染病防控与医院感染管理［J］. 中国医院，2006，10（05）：5-9.

［2］索继江，邢玉斌，魏华，等. 传染病防治与医院感染管理［J］. 中华医院感染学杂志，2005，15（10）：1154-1157.

［3］高风华，冯谦谨，江丽凤，等. 中国大陆2002~2010年法定传染病疫情分析［J］. 现代预防医学，2013，04：756-759，761.

［4］付强，赵烁，刘运喜，等. 新时期我国医院感染管理工作思考［J］. 中华医院感染学杂志，2016，26（06）：1201-1204.

［5］叶志军，张小娟，吴峰，王文秋. 4138例传染病分析与医院感染控制［J］. 赣南医学院学报，2007，

03：474-475.

［6］李欣，裴姣，高博. 我国6年间法定甲乙类传染病流行趋势分析［J］. 现代预防医学，2009，01：25-27.

［7］龚海燕. 医疗机构在传染病预防和控制中的作用［D］. 中国疾病预防控制中心，2010.

［8］乔甫，宗志勇，尹维佳. 回顾历史，立足基础，精准感控［J］. 华西医学，2016，03：401-402.

第二章

新发再发传染病医院感染的
预防与控制

第一节　传染性非典型肺炎的医院感染预防与控制

2003 年春，传染性非典型肺炎（SARS）疫情突袭我国，迅速演变成一场危及人民健康和生命安全的灾难。广大医务人员和医院感染管理工作者面对疫情，义无反顾地投身战斗，在非凡时刻，完成了一项又一项平凡而又伟大的业绩。虽然在历史长河中这只是沧海一粟，但那段激情燃烧的岁月、那个众志成城的春天是中国医院感染管理工作的一个里程碑。

一、传染性非典型肺炎（SARS）疫情概况

传染性非典型肺炎（SARS）是一种主要通过近距离飞沫传播或接触患者体液、分泌物等途径传播的急性呼吸道传染病。2003 年 3 月 15 日，世界卫生组织（WHO）将其命名为重症急性呼吸综合征（Severe Acute Respiratory Syndrome，SARS），我国又称为传染性非典型肺炎。4 月 16 日，证实该病是由一种新型冠状病毒——SARS 冠状病毒（SARS-CoV）[1,2]引起的。

（一）疫情流行情况

据 WHO 官方数据[3]，2002 年 11 月至 2003 年 7 月，SARS 疫情共波及全球 29 个国家和地区，累计报告病例 8096 例，死亡 774 人，病死率 9.6%；中国大陆地区累计报告病例 5327 例，死亡 349 人，病死率 7%，医务人员感染 1002 例（占 19%）。

北京作为首都，是本次 SARS 疫情的重灾区，其流行情况可大致划分为三个阶段：2003 年 3 月 2 日至 4 月 24 日为流行期，因救治第一例外地输入性病例造成医务人员医院感染及家庭感染；4 月 25 日至 5 月 7 日为医疗整合期，患者分散在各医院发热诊室，医院收治压力大，防护不规范。此期间改建了 16 所综合医院为 SARS 定点收治医院，收治床位 3582 张，疑似收治床位 2129 张，达到全体确诊和疑似患者都能及时住院治疗；5 月 8 日以后为缓解期，北京实现了 SARS 患者全部定点收治，疫情得到有效控制，新发病例、疑似病例呈明显下降趋势，每日发病例数逐渐降至个位数。6 月 24 日，WHO 宣布取消北京的旅行限制，并从疫区名单中删除，从此意味着中国 SARS 疫情的结束。

（二）疾病特征及发病人群特点

SARS 以近距离空气飞沫和密切接触传播为主的呼吸道传染病，不同性别发病无差异，以青壮年为主（占 70%~80%），不同于既往以老幼患者居多的呼吸道传染病。疾病特点为医院感染率高、医务人员感染率高。在中国大陆地区、香港、加拿大等地的多家医院都暴发过医院感染事件。

（三）医院感染防控的必要性和迫切性

在疫情早期，由于对 SARS 认识不足，医务人员感染率高达 30%~50%，造成医院内播

散，严重威胁医务人员的职业安全，多家医院被迫封闭隔离，引起了卫生行政部门和医疗机构的高度重视。SARS 的流行病学资料和指示病例的流行病学追踪显示，医院感染是该病暴发流行的重要环节，医务人员暴露于各种病原微生物的感染风险中，既是医院感染的受害者，也是潜在传播者[4]，预防控制医院感染是 SARS 防控工作的重点和难点。

二、SARS 疫情中医院感染管理工作开展情况和效果

2003 年 4 月 22 日起，北京市确诊的 SARS 病例和疑似病例以平均每天超 200 例的速度增加，佑安医院、地坛医院、胸科医院三家具备收治能力的医院共 200 余张床位即刻爆满。在疫情蔓延的紧要关头，党中央、国务院迅速做出一系列重大决策，北京市委、市政府立即采取一系列防控措施，医院感染管理相关措施紧锣密鼓地部署。4 月 17 日，北京地区防治 SARS 联合小组成立。4 月 24 日，以"提高收治率，提高治愈率，降低病死率，降低感染率"为目标的北京市 SARS 医疗救治指挥中心成立。3 月 20 日至 5 月 31 日期间，医院感染管理专家对北京市 666 所医院的医务人员展开 SARS 感染调查[5]；并对北京市 6 所 SARS 定点收治医院和 3 所三级甲等综合医院的空调排风系统进行实地调研[6]。随着对该疾病认识的不断加深、综合防控措施采取正确恰当，医院感染率显著下降，医务人员感染率维持在较低水平，迅速有效地扭转了 SARS 暴发的不利趋势[7]。

（一）建立健全疫情防控体系，科学高效管理

北京市 SARS 医疗救治指挥中心是北京市疫情防控体系中的核心机构，成立之初，迅速以科学化、规范化、智能化管理理念统一整合北京医疗卫生资源和业务技术力量，集中优势，紧急抽调代表国内一流水平的专家成立了以督导组为枢纽的重症会诊组、转运组、医院感染控制组等八个小组，共同协调开展工作。

医院感染控制组在 SARS 的疫情防控的协调中至关重要。各级医疗卫生机构在 SARS 医疗救治指挥中心的指导下相继成立了 SARS 防控指挥部并建全了医院感染管理组织，从组织上保证 SARS 疫情防控中医院感染管理工作顺利开展。在 SARS 疫情防控的每个作业点均可看到感控人的身影，他们除了负责制定医院感染防控制度措施、监督落实及协调实施，还协助临床科室中建立医院感染管理小组并确定兼职感控人员，完善三级防控网络。为确保 SARS 防控各项工作的具体落实，在各医院领导高度重视下，全院动员，抽调各科人员临时组建隔离门诊及病房，在完善的医院感染防控体系基础上，使科学防控成为可能。

（二）出台规范指南，提供防控依据

疫情防控期间，根据需要，医院感染管理专家参与编写制定了《医院收治非典型肺炎患者消毒隔离工作规范（试行）》、《传染性非典型肺炎医院感染控制指导原则（试行）》、《关于非典型肺炎集中收治医院做好医疗服务工作的通知》、《SARS 收治医院医护人员着装指南》、《SARS 患者转运中消毒隔离工作指南》、《医护人员进出 SARS 病区流程》、《SARS 尸体解剖消毒隔离工作指南》、《SARS 患者出院消毒隔离指南》和《收治传染性非典型肺

炎患者医院建筑设计要则》等，对于更好地规范和指导 SARS 疫情的控制发挥了重要的作用。

针对检查中发现的各医院发热门诊存在医患间、患者间的交叉感染现象，制定《发热门诊规范管理指南》；在医院改造、发热门诊验收工作中，对医护人员个人防护情况进行随机调查，并撰写《关于 SARS 一线供应物品质量管理的报告》，促使有关部门制定检测标准；医院感染管理专家参与北京市技术监督局对医用防护服、医用口罩及医用防护镜的地方标准制定；参与北京市 SARS 医疗救治一线人员休整、SARS 患者出院后医学观察和疑似患者出院医学观察实施方法的制定。与 WHO 专家就医务人员防护、医院感染控制、医院消毒等问题进行专题研讨。2003 年 5 月 12 日，国务院颁布《突发公共卫生事件应急条例》；5 月 21 日，原卫生部发布了《医疗机构发热门（急）诊设置指导原则（试行）》，北京市设置了 66 所定点发热门诊。2003 年下半年，北京市出台《北京市防治传染性非典型肺炎应急预案》，明确提出北京市防治工作以预防为主，依法管理，属地负责，分级控制，快速反应，依靠科技为原则。多项规范指南的及时出台，为疫情防控提供了依据。

（三）严格消毒隔离，阻断疫情传播

为确保 SARS 患者收治，尽快阻断传染源，2003 年 5 月 1 日，小汤山医院建设完成并投入使用，北京市实现了从提高收治率向确保收治的重大战略转折。同时，医院感染管理专家参照呼吸道传染病隔离要求和国内外传染病医院建筑设计资料，先后对北京市新建和改建的 26 所综合医院隔离病房和 2 家医院发热门诊的布局进行设计指导、并现场勘查验收，实现了传染病"三区"划分和人流物流分开的要求[8]，为切断传染源，控制疫情扩散，促使全市疫情稳步下降创造了有利条件。

消毒质量与医院内感染防控密切相关，SARS 病毒对紫外线、过氧乙酸、含氯消毒剂等消毒方法敏感。疫情期间，医院感染管理工作者严格督导消毒药物使用浓度、用量及作用时间，对空气、地面和物体表面、患者排泄物、分泌物、患者使用后物品及尸体处理、终末消毒等制定了详细操作规范，具体指导消毒操作人员，确保处理环节质量。

（四）提高诊断能力，推广防控知识

防控相关指南及政策文件是 SARS 医院感染防控工作的主要依据，认真梳理、扎实贯彻执行才能真正有效地把法规和行政手段统一协调起来。疫情初期，《传染病防治法》、《医院感染管理规范》等文件是指导医疗行为的基本规范。后期有关 SARS 的具体文件逐一下发，医院纷纷采取多种形式开展医院感染控制教育培训，通过集中学习，文件转发，简报通讯等各种形式大力宣传，广泛动员，让每一名医务人员都意识到责任感和紧迫感，形成群众力量。把政策文件、防控方法、SARS 诊断、流行病学特征及其他医院感染管理等信息集中汇总成册，人手一册；对后勤、保洁、护工等医院工作人员开展针对性培训，加强消毒隔离、个人防护培训，做到人人皆知，自觉落实。

（五）关注个人防护，保障职业安全

在疫情防控中，医务人员冲在最前沿，风险就在每天的医疗工作中，必须采取标准预防原则，科学防护。严格恰当的医务人员防护措施能有效防止和减少就诊患者和医务人员的交叉感染，保护医务人员职业安全。卫生部颁发的防护指导原则要求医务人员采取三级分级防护：一级防护适用于发热门（急）诊医务人员，二级防护适用于进入隔离留观室、SARS 专门病区的医务人员和接触患者及其分泌物、排泄物的其他工作人员，三级防护适用于为患者实施吸痰、气管切开和气管插管的医务人员。SARS 疫情中，北京防治"非典"联合工作小组、北京市 SARS 医疗救治指挥中心及时下发了《医护人员防护指南》[9]，《SARS 定点医院防护着装指南》等一系列规章制度，规范了防护着装，满足了防护装备，医务人员感染率从医疗整合期的 28.26% 下降为缓解期的 3.24%[5]，5 月 22 日后医务人员无新发病例出现。

除制定相应的管理与规章制度外，从医院感染管理角度，调整布局、明确分区，规范流程、标识到位，严格规定医务人员脱摘防护用品方法与离开病房流程，为医务人员提供安全的工作环境、便捷可及的综合防护装备。为避免医务人员过度疲劳，影响身体健康状况，除加强个人防护措施外，疫情期间还注意调整工作强度，提供休息场所，给予适当的药物进行预防，调整饮食结构加强营养。

三、医院感染管理工作对控制 SARS 疫情的作用

原卫生部颁布的《医院感染管理规范》对医院感染管理组织、感染管理科的建设、医院感染的监测与控制均提出了明确的要求，疫情中严格执行《医院感染管理规范》和有关法规的要求，有效控制了 SARS 医院感染。

医院感染管理部门在这次 SARS 斗争中充分发挥了组织协调作用。从政策文件传达解读，全体动员，到协调职能部门联合管理，拟定院内规章制度，深入一线落实规范操作，再到及时准确完成各项医学信息收集、传输，保持院感防控工作有条不紊地进行。同时充分发挥医院感染专业技术特长和工作经验，为医院重新布局出谋划策、安排隔离防护工作流程、监督医务人员防护、指导消毒、培训各类人员消毒隔离及防护知识等工作，让防控工作具有政策性、理论性、实用性及可操作性。

四、SARS 疫情对医院感染管理发展的意义

SARS 疫情的防控工作一方面提高了人们对医院感染的重视，推动了医院感染管理工作的进步；另一方面也暴露了医院感染管理工作的不足，留下深刻教训。我们应从 SARS 防治工作中认真总结经验，防止类似事件再次发生。

（一）SARS 疫情对医院感染管理发展的作用

1. 促进了感染疾病科的建设

2004 年 9 月，卫生部下发《关于二级以上综合医院感染性疾病科建设的通知》[10]。感染性疾病科的建立提高了传染病筛查、预警和防控能力及感染性疾病的诊疗水平，实现对

传染病的早发现、早报告，早治疗，为及时控制传染病传播，有效救治突发感染性疾病提供了便利。

2. 推动了医院感染管理部门的建设

2000 年，《医院感染管理规范》（卫医发〔2000〕431 号）要求 300 张床位以上的医院设医院感染管理科。2006 年，卫生部颁布《医院感染管理办法》（卫生部令第 48 号），要求住院床位总数在 100 张以上的医院设立医院感染管理委员会和独立的医院感染管理部门，感染管理部门在原有基础上进一步独立建设，快速发展。

3. 加强了医院感染管理人才队伍建设

SARS 疫情让人们认识到，医院感染防控队伍建设应注意专业结构比例，需要医疗、护理、微生物、流行病、管理等多方面人才，需要加强专职人员培训，提高业务水平，改善待遇，稳定医院感染管理的专职队伍。

4. 提升了突发事件应对能力

SARS 疫情应对过程中，各医院根据自身特点建立健全了应对突发疾病、新发传染病的应急机制，尤其是呼吸道传染病流行时的应对措施，包括组织领导、人员和物资储备、不同部门应对措施、疫情报告、疾病诊断、治疗与病人转运、消毒、隔离等细则。将预案的操作落实到具体部门和人，一旦有突发事件发生，各部门能按照预案沉着应对。

5. 提高了医院感染的监测水平

SARS 疫情推动了信息系统的建立健全，加快了监测预警系统的建设步伐，通过监测数据提供基线情况，为发现风险、及时预警、正确采取措施提供依据。

（二）SARS 疫情引起的对医院感染管理工作的反思

SARS 疫情已经过去十余年了，我国的医院感染管理工作尚处在发展成长中，在灾难应对中暴露了诸多问题，既有技术问题也有管理问题，值得我们认真反思，从血的教训中总结经验，指导我国医疗事业健康发展。

国家层面的相关专业人员应进一步提高自身业务能力，当发生烈性传染病时快速准确发送预警信息，加强信息共享，加强防控力度。医院层面应做好相关预案，更加积极准确的采取疫情应对措施，加强医院感染防控工作。控制医院感染的核心是建立和完善医院感染监测系统，应将其作为感染控制的雷达与哨兵。医院感染管理工作需要推动医院感染学科建设，建立感控专业人才梯队，开展系统性研究。SARS 疫情向我们提出了医务人员职业防护与保健问题。感控工作需要贴近临床，需要医院各部门的配合、多学科的支持和全员参与。重视医院感染管理工作，让每一个医护人员都参与进来，这是保证医疗质量和患者安全的基石[4]。

（武迎宏）

参 考 文 献

［1］Lawrence D. Coronavirus confirmed as cause of SARS. Lancet，2003，361：1712.

［2］Peiris JSM，Lai ST，Poon LLM，et al. Coronavirus as a possible cause of severe acute respiratory syndrome.

Lancet，2003，361：1319-1325.

［3］ WHO. Summary of probable SARS cases with onset of illness from 1 November 2002 to 31 July 2003. Emergencies preparedness, response 2003,（Based on data as of the 31 December 2003）［DB/OL］http://www.who.int/csr/sars/country/table2004_ 04_ 21/en/.

［4］ 武迎宏. 医院感染控制：任重道远. 中国医学科学院学报，2008，30：517-520.

［5］ 魏华，李素英，刘坤，等. 北京地区医务人员 SARS 感染的分析. 中华医院感染学杂志，2003，13：703-706.

［6］ 刘坤，魏华，李素英，等. SARS 流行期间空调机通风系统的管理. 中华医院感染学杂志，2003，13：1067-1069.

［7］ 何耀，邢玉斌，钟光林，等. SARS 医院感染的流行病学和预防控制措施研究. 中华医院感染学杂志，2003，13：601-604.

［8］ 李素英，魏华，刘坤，等. 综合医院收治 SARS 的布局改造. 中华医院感染学杂志，2003，13：707-709.

［9］ 北京市 SARS 医疗救治指挥中心. 医护人员防护着装指南. 中华医院感染学杂志，2003，13：502-503.

［10］ 卫生部. 卫生部关于二级以上综合医院感染性疾病科建设的通知. 2004-9-13 2009：［DB/OL］http://www.moh.gov.cn/mohyzs/s3577/200804/218707.shtml.

第二节 人感染 H7N9 禽流感的医院感染预防与控制

一、禽流感流行病学

禽流感是由甲型流感病毒的任何一个亚型引起各种家禽及野生禽类感染或发生疫病的一种传染性疾病。至今发现能直接感染人的禽流感病毒亚型有：H5N1、H7N1、H7N2、H7N3、H7N7、H9N2 和 H7N9 亚型，其中，高致病性 H5N1 亚型和 2013 年 3 月在人体上首次发现的新禽流感 H7N9 亚型尤为引人关注。H7N9 在禽类中属于低致病性传染病，禽类感染后没有明显临床症状，这就导致该类疾病传染源不易被发现。该病的传播途径主要为经呼吸道传播、密切接触感染禽类的分泌物、接触病毒污染的水或直接接触病毒被感染。人体一旦感染，起病较急，严重者导致重症肺炎、呼吸衰竭甚至多器官功能障碍，最后导致死亡。根据某学者的报道，人感染 H7N9 的病死率为 19.83%，重症患者预后差，病死率>60%。比较令人欣慰的是，经过专家分析认为，目前尚未发现 H7N9 禽流感病毒具备有效人传人能力。

二、主要疫情

首发地区为上海。上海某医院患者，男性，87 岁，因"咳嗽咳痰 1 周，发热 3 天"于 2013 年 2 月 26 日入院治疗。使用抗感染治疗无效于 3 月 4 日死亡。同时患者的两个儿子也出现相同症状，其中 1 人死亡，随后安徽省发现重症 1 例，后确诊为人感染 H7N9 禽流感。接下来的数月江、浙、沪、皖等地接连发现病例。近两年北京也出现了散发病例。

三、感控专家深入一线总结经验编写防控指南

在发现人感染 H7N9 病例后，国家卫生计生委一方面安排医院感染防控专家对医院进行现场指导，专家们根据多年的医院感染管理经验提出了一系列防控措施，增加了医疗机构防控人感染 H7N9 禽流感的信心；另一方面立即召集国内知名的感控专家编写了《人感染 H7N9 禽流感医院感染预防与控制技术指南》，指导医疗机构做好人感染 H7N9 禽流感医院感染预防与控制工作，降低发生医院感染的风险。

四、人感染 H7N9 禽流感防控基本要求

1. 根据流行病学特点，针对传染源、传播途径和易感人群，结合医院实际，建立预警机制，制定应急预案和工作流程，并且要经过演练不断细化预案，才能使预案有可执行性。

即使疫情出现，每一位医务人员都有章可循，减少差错。

2. 开展培训，提高医院感染防控意识、报告与处置能力，做到"早发现、早诊断、早隔离、早报告"。培训的作用是非常重要的，培训对于不同的岗位意义也是不同的，所以培训者应在有限的时间和空间内优化培训流程和内容。对于一般医务人员，重点是增强医院防控意识和熟悉基本的防控措施，但是对于重点岗位的医务人员，除了提高防控意识，更重要的提高报告与处置能力，将疾病在医院感染的可能性减小到最低。

3. 加强医院感染监测工作，发现疑似或确诊人感染 H7N9 禽流感感染患者时，按要求及时报告，做好相应处置工作。越早发现病例，我们就能越早地采取处理措施，越容易控制疫情扩散。

4. 规范消毒、隔离和防护工作。严格按照规定做好空气、物体表面的消毒工作，做好医疗废物管理和处置。医疗机构必须提供充足、必要、符合要求的消毒和防护用品，确保消毒、隔离和个人防护等措施落实到位。

五、防控措施

1. 加强对患者（潜在传染源）的管理

对疑似或确诊患者及时进行隔离，并按照制定路线由专人引导进入病区。病情允许时，患者应当戴外科口罩；指导患者咳嗽或者打喷嚏时用卫生纸遮掩口鼻以及如何进行手卫生。患者出院或死亡后按照《医疗机构消毒技术规范》进行终末消毒，尸体按照相关规定处理。

2. 医疗机构就诊秩序以及就诊场所的管理

自 2003 年中国暴发 SARS 疫情以来，中国的医疗机构普遍建立了预检分诊制度并在二级及以上综合医院均建立了发热门诊和肠道门诊。由于人感染 H7N9 病例均有发热症状，严格执行预检分诊制度，就可以将大部分潜在的患者控制在发热门诊中，降低疫情进一步发展的风险。

发热门诊应建立疑似、确诊患者隔离、转出和救治的工作流程，建筑布局合理，消毒隔离符合规范，医务人员遵循标准预防原则，正确穿脱防护用品。陪伴者及病情允许的患者应当戴外科口罩。

急诊应设置一定的隔离区域以满足患者就地隔离和救治的需要；应严格遵照标准预防的原则进行个人防护和诊疗环境的管理。诊疗区域应保持良好的通风并定时清洁消毒。

普通病区应备有应急隔离室，备有充足的应对急性呼吸道传染病的消毒和防护用品，对患者实施及时有效隔离和救治。患者宜专人诊疗与护理，限制无关医务人员的出入，原则不探视，有条件的可安置在负压病房或转有隔离和救治能力的专科医院。患者转出后按规定进行终末处理。

收治患者的病区，建筑布局和工作流程应符合《医院隔离技术规范》等有关要求。对疑似或确诊患者应及时隔离，疑似患者和确诊患者应分开安置；疑似患者单间隔离，经病原学确诊的患者可同室安置。

3. 医务人员的防护

（1）应按照标准预防的原则，根据其传播途径采取飞沫和接触隔离的防护措施。使用的防护用品应当符合国家有关标准。每次接触患者前后应当严格遵循《医务人员手卫生规范》要求，及时正确进行手卫生。

（2）根据导致感染风险程度采取适宜的防护措施。

接触患者的血液、体液、分泌物、排泄物、呕吐物及污染物品时戴清洁手套，脱手套后洗手。

可能受到患者血液、体液、分泌物等物质喷溅时，应戴外科口罩或者医用防护口罩、护目镜，穿隔离衣。在进行气管插管或气管切开时应戴医用防护口罩、护目镜等。

外科口罩、医用防护口罩、护目镜、隔离衣等防护用品被患者血液、体液、分泌物等污染时应当及时更换。

（3）根据导致感染风险程度采取适宜的防护措施。

正确穿脱防护用品，脱去手套或隔离服后立即洗手或手消毒。

处理所有的锐器时应当防止被刺伤。

每个患者用后的医疗器械、器具应当按照《医疗机构消毒技术规范》的要求进行清洁与消毒。

（4）医务人员密切接触者监测

患者出院后，对医务人员建立监测档案，在疾病潜伏期内实时关注医务人员密切接触者的健康变化，一旦发现异常情况及时启动应急预案。

截至 2016 年 8 月 2 日，北京已经发现 3 例人感染 H7N9 禽流感病例，并未引起医疗机构的恐慌，相反，相关的医疗机构正是在感控专家的指导下，有条不紊的采取相应防控措施，为严防禽流感在医院内的传播默默做着奉献。

（邓明卓）

第三节 中东呼吸综合征的医院感染预防与控制

一、事件背景

中东呼吸综合征（Middle East Respiratory Syndrome，MERS），又称新沙士，是一种2012年才发现的新型冠状病毒引起的疾病，对"新型冠状病毒"这个名字，我们其实并不陌生，我们有着SARS（传染性非典型肺炎）病毒的前车之鉴和成功救治、防控经验，但更凶险的是我们目前还不完全清楚它的致病性及传播途径，那么空气传播、体液传播、飞沫传播、接触传播等途径都有可能，这将大大地增加感染防护难度，而高达40%的病死率更使得它有赶超SARS病毒危险性的势头。但是作为有着近十年医院感染防控经验的感控团队，我们不敢轻视这突如其来的"敌人"，也不惧怕"灾难"与"战争"的到来。

二、疫情发现

2015年5月28日，一名疑似中东呼吸综合征（MERS）患者从韩国进入广东省惠州市，救治疑似MERS患者的重任将由惠州市中心人民医院承担。疫情就是命令，中心医院马上启动突发传染病应急处置预案。

三、迅速应对疫情，科学防控

1. 隔离区域的划分及人流物流规划

为更好做好防控工作，我们腾出整个病区只收治MERS病人。由于我院ICU病房条件所限，考虑到负压病房压差值不足的问题，我们果断决定将大病房设为第二缓冲区，将办公、生活区与病房之间的缓冲通道设为防护服的穿戴区，设置专人指导、协助所有进入人员的防护服穿戴，并修改了各区的防护穿戴标准。紧急配合工程部对负压病房进行改造，增加了高效过滤器，加装了风压机，加大了负压病房的排风功率，并从当日开始，每天定时监测、记录负压病房的压差值，保证负压病房压差值始终处于合理范围。此次应对中东呼吸综合征，我们得到了国家

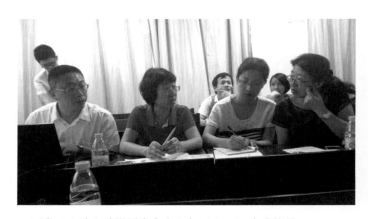

国家卫生计生委指派专家李六亿（左二）来院指导
MERS院感防控工作

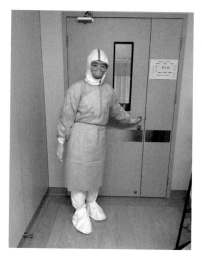

感控专业人员准备进入潜在
污染区指导护士院感防控

感控专家李六亿、省级感控专家孙树梅、黄丽芬的大力支持与帮助。专家们不顾旅途疲惫，第一时间到病房查看，现场指导，并为我们答疑解惑。专家们的敬业精神，深深感染着我们，增强我们战胜"MERS"的信心。

感控部联合后勤保障部，就医疗废物的处置进行现场办公，对ICU病区的污物走向进行了实地查看，确定了交接程序、行走路线以及需要配备的装备，要求专人专车运送，并安排每天专人负责督查。第一时间把最易出问题的关口把住，对整个防控工作至关重要。

2. 职业防护

（1）修订全套的防护用品穿脱流程图

我们根据国家卫生计生委《中东呼吸综合征医院感染预防与控制技术指南（2014年版）》，并结合省感控专家提出的建议，以及我院实际情况，修订出防护用品穿脱流程图、医疗废物处置等系列流程，并做好培训，确保人人熟练掌握。为时时刻刻警醒医务人员，规范、严格执行操作流程，我们在显眼位置张贴于相应的流程图。我们深知，一人失误，全盘皆输，不能有漏洞。

（2）修订相关制度及流程，控制疫情扩散

修订了《中东呼吸综合征患者死亡处理流程》《中东呼吸综合征救护车消毒流程》《中东呼吸综合征医疗废物处理流程》《中东呼吸综合征终末消毒处理指引》，制定了《中东呼吸综合征临时实验室操作及防控流程》等。

根据省、市疾控中心和卫生监督部门的意见，感控部为发热门诊制订了医务人员防护用品穿脱流程示意图，指导他们为病人配备了一次性外科口罩、快速手消毒剂等医疗用品，医务人员佩戴了N95口罩，加强了医务人员的个人防护。

（3）督查防护用品的使用，及时充足供应

省疾控中心送来援助的消杀药品、医务人员防护用品等，我们立即派人做好对接工作，及时运送到ICU病区，以保障医务人员的使用。根据各级专家的建议，我们更换较好的防护装备，如帽子、口罩、手套、鞋套等，及时补充防护用品，保障供应，并指导科室做好物资使用登记，做到每天一报。针对医务人员手卫生问题，第一时间就联系到感应式手消毒机，并派专人到病区亲自为他们安装，指导医务人员正确使用。

（4）职业防护培训

我们连夜查找资料准备课件，对全院医务人员，包括勤杂人员进行职业防护的全员培训。会议室不但全部坐满，而且还有很多站着听课的，黑压压一片，大家的学习热情是对我们最大支持、认可，也是对感控人最大的鼓励，使我们对后续的工作充满了必胜的信心。

为便于实操培训，我们专门腾出一间办公室作为教室，配备上全套的防护用具，对所有需要进入ICU的工作人员，包括保洁、检验、工程技术人员等进行防护操作培训，并考核建册，合格方可上岗。保洁工人对这方面的知识是最薄弱，对他们培训稍有不全不细，他们造成危害更大。我们手把手地教，不断重复，讲解有关 MERS 的知识，让他们明白，我们必须有全面的防备，才能将危险降到最低。

（5）建立健康档案，实时关注医务人员的安全

我们在第一时间制定《ICU 参与 MERS 救治成员健康监护表》，所有进入 ICU 的人员都必须填写，并在进入前测量体温，包括国家、省级医院来会诊、协助的专家。我们每天专人负责收集整理资料，及时排查身体不适人员，及时给予干预。为全面保障大家安全，实时掌握医务人员的健康动态，我们利用信息平台组

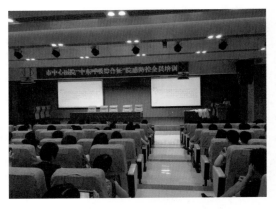

感控部组织全院医务人员开展 MERS 防护培训

建了 MERS 流调群，随时与大家保持联系。此项工作持续至抗"MERS"结束。

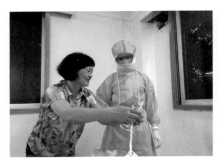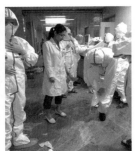

感控部工作人员指导医务人员穿戴防护用品

期间，我们积极配合省疾控的后续流调工作，并在省疾控中心的帮助下，我们对参与救治工作的所有工作人员都进行了鼻、咽拭子和抽血化验，监测结果显示全部为阴性。

3. 消毒隔离措施的落实

感控部主任第一时间奔赴现场，指导协助将该患者收治到我院重症医学科（ICU）的负压病房。次日，院感部召集紧急会议，通报病人收治情况，并按应急预案对本部门的工作做具体分工。其实作为感控人与病人近距离接触是在所难免的，如进入隔离病房布置防控措施、指导医护人员做好个人防护，细到一瓶手消的摆放等都将是防控的重要环节。我们知道，此次一战，是对感控人的考验与历练；我们也知道，此次一战，是一场有着多大危机与风险的战斗，但是，战鼓已经敲响，我们感控人既已站在前线，那么，无论多么的艰辛和困难，都决不放弃……

四、成功防控 MERS，实现零感染

由于医院感染防控措施落实到位，从病人入院到出院，没有发生一例医院感染案例，

创造了医护人员零感染、住院病人零感染、社会百姓零感染的佳绩。我国首例韩国 MERS 患者治愈出院，标志着惠州市中心人民医院抗击 MERS 的战役取得了决定性的胜利，为我国和世界救治 MERS 患者和防控疫情积累了成功经验。这是惠州的骄傲，更是中国的骄傲。

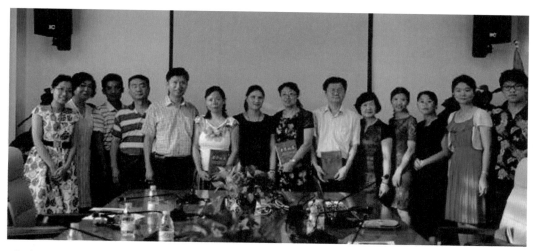

省感控专家邓子德、黄丽芬等到我院进行抗击 MERS 感染防控工作调研，并对在医院感染防控工作中作出突出成绩的刘春来等进行了表彰

五、不忘初心，继续前行

为最大限度地做好防控工作，我们感控部五人都始终坚守在一线，克服了各自生活上的重重困难，分工协作、紧密配合，夜以继日、废寝忘食。在危难时刻，表现出了感控人的责任担当意识，不畏惧，不退缩，我们的付出不仅得到了 ICU 的医务人员认可，更得到了全院医务人员的高度赞扬，同时还收获同事、亲人的关爱，满满祝福。

在这场战役中，我们没有辜负党和人民的信任与重托，经受住了一场严峻而残酷的考验，创造了佳绩。在这场战役中，我们感受到各位专家兢兢业业、孜孜不倦地敬业的工作态度，感动、鼓励着我们；丰富、先进的科学防控理念，让我们受益匪浅。

亲历 MERS，让我们更深刻认识到："打胜仗，零感染"不是一句口号，而是要落实到每一个具体细节；人道精神也不是抽象理论，而是实实在在的行动和救助。

经历 MERS，我们深深体会到医院感染防控的重要性、技术性、协调性、挑战性。千里之行始于足，做好感控工作不是凭借一人一时努力和付出就能实现的，必须有一个和谐共进的团队，相互鼓励与支持，持续改进，共同努力，才能取得最后的胜利。最后，再次感谢在本次 MERS 战役中，给予我们支持、帮助的各位领导、同事，我们不忘初穿白大衣时的誓词，继续在医院感染防控的道路上不断前进！

（刘春来　彭莉利　侯铁英）

第四节　埃博拉病毒病的医院感染预防与控制

埃博拉病毒病（Ebola virus disease，EVD），以往称埃博拉出血热（Ebola haemorrhagic fever，EHF），是当今世界上最致命的病毒性出血热，有着很高的死亡率。1976年因其在扎伊尔（现刚果民主共和国）的埃博拉河（Ebola river）附近村庄首次暴发而得名，现已在非洲流行40年。在2014年前发生过的24次暴发流行中，前后涉及7个国家和地区，感染2387人，死亡1590人，严重威胁着人们的生命安全。

2014年3月西非地区首次出现了EVD的大暴发，无论在波及范围、感染人数、持续时间都远远超过了过去疫情的总和。截止到2015年5月3日，仅西非三国的疑似、可能和确诊病例就达到26593例，共死亡11005例；其中先后有868名医务人员被确诊感染，507人为此献出了自己的生命。这次流行不仅限于非洲地区，还通过飞机传播到了美国等非洲以外的大陆，并最终蔓延波及到9个国家。

在非洲人民的艰难时刻，中国再次伸出援助之手。自2014年8月以来，中国政府先后为西非疫情国家提供了4轮价值约7.5亿元人民币的紧急援助，并先后派遣多批医疗队、公共卫生人员赴西非一线救治患者、防控疫情，体现了大国担当，这也是新中国成立以来卫生领域最大一次援外行动。在这次援非抗埃行动中，军地医院的感染防控专家们义不容辞，勇于奉献，不畏艰险，救死扶伤，按照《埃博拉出血热医院感染预防与控制手册（援非医疗队）》的要求和指导，战炎热、抗病魔、防感染，在西非构筑了一道"抗埃长城"，为确保"打胜仗、零感染"目标的实现做出了巨大贡献。同时，他们以自己的行动向世界同行展示了中国感染防控的能力和水平，赢得了WHO以及各国专家们的赞扬。

一、紧急驰援塞拉利昂

正当疫魔肆虐西非之时，根据党中央、国务院和中央军委的指示，由解放军三〇二医院组建援塞医疗队，于2014年9月16日紧急奔赴塞拉利昂迎击埃博拉。首批援塞医疗队防控组组长由该院疾病预防控制科贾红军医生担任。面对如此紧急的任务，庄英杰主任和贾红军医生查阅了国内外大量资料，最终选取了埃博拉个人防护装备，并制定了严谨的穿脱流程。在医学工程科配合下，立即采购个人防护、消杀药械。经过三十几个小时的长途飞行，9月18日首批援塞医疗队顺利抵达塞拉利昂首都弗里敦。中塞友好医院为综合性医院，不具备收治烈性传染病的条件，因此需要对病区

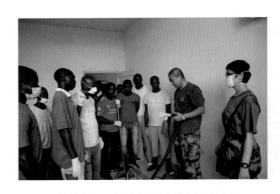

培训塞方工作人员消毒器械的使用

环境进行改造，以符合埃博拉防治的要求。随后医院立即进入了紧张施工改造阶段，贾红军医生积极跟进，指导和监督每一个施工环节，包括每个缓冲间的水源和排水设施，便于消毒液的配制和处理，以利于今后消毒工作的开展。同时，还制定各种消毒制度和防控措施，并先后对 40 余名塞方工作人员进行培训和考核，提高了塞方工作人员对埃博拉的防范意识和消毒技能。

2014 年 10 月 1 日，中塞友好医院改造完毕，并开始正式收治埃博拉患者。11 月 15 日，第二批援塞医疗队抵达塞拉利昂。由袁月医生承担感控工作。她每周定期召集塞方的保洁人员参加会议，了解工作中存在的问题，积极商讨解决方案，从而提高了塞方工作人员对埃博拉病毒病的

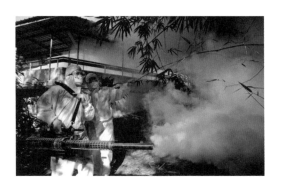

感控人员对驻地开展环境杀虫

认识程度和防范意识。为了避免出现疟疾感染，她还主动承担了驻地区域的蚊虫杀灭工作。

为了确保援塞抗埃任务的圆满完成，庄英杰主任作为第三批医疗队防控组组长披挂上阵，于 2015 年 1 月 15 日抵达塞拉利昂。他提出了"随时消毒"的概念和做法，提高了消毒的效果和效率。同时，他还加强塞方人员的宣教，反复叮嘱做好个人防护。

在 2014 年 9 月至 2015 年 3 月期间，解放军第三〇二医院先后抽组了 3 批医疗队队员前往塞拉利昂抗击埃博拉疫情。该

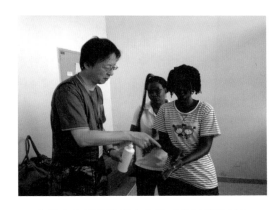

庄英杰主任培训塞方人员正确进行手卫生

院疾病预防控制科先后派遣庄英杰、贾红军、袁月等同志赴西非援塞工作，创造了医院感染管理部门中援非抗埃人数之最。他们在执行任务期间，不敢有丝毫懈怠，认真工作、严防严守，实现了"中塞双方工作人员零感染，住院患者零交叉感染"的目标。在此期间，解放军疾病预防控制所也派出了陈勇助理研究员、田曙光实验师随第二批医疗队赴塞执行埃博拉检测任务。

第四批、第五批援塞医疗队，分别由

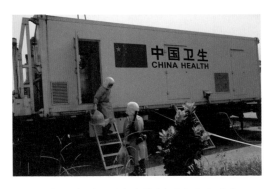

医疗队检测人员完成检测后走出实验室

江苏省卫生计生委、湖南省卫生计生委负责组队。中南大学湘雅医院感染控制中心任南教授、龚瑞娥老师作为感控专家赴塞抗埃。他们除承担了保护全队安全的防范工作外，每天还对医院环境进行清洁、消毒处理，让医疗护理组队员更安全、安心地工作，确保队员无一感染。

二、雪中送炭利比里亚

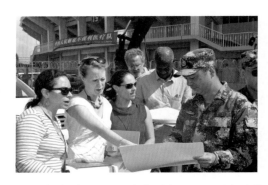

刘丁主任陪同国际组织专家对中国 ETC 进行验收

按照习近平主席的指示，我国在援非抗埃第 4 轮援助行动中将为利比里亚援建一所 100 张床位的埃博拉救治中心（Ebola treatment center，ETC）。经国家卫生计生委、总后卫生部决定由第三军医大学和沈阳军区抽组 164 名医务人员组建首批中国人民解放军援利医疗队，负责中国 ETC 的建设、管理与救治工作。2014 年 10 月 4 日医疗队在第三军医大学正式组队成立，并立即开展了出国前的相关培训工作。为做好感染防控工作，保障医患的生命安全，队里成立了卫生防疫组，任命西南医院感控科张波主任担任组长，新桥医院感控科陈炜主任、大坪医院感控科刘丁主任等为副组长，开始着手计划、选购各种个人防护用品、消毒器械等准备工作。10 月 24 日按照上级命令，医疗队派遣了由大坪医院感染控制科刘丁主任为组长的先遣组，在总后医疗局首长的统一指挥下，由北京出发经布鲁塞尔转机飞往利比里亚首都蒙罗维亚，负责中国 ETC 的建设工作。先遣指挥组与援利维和工兵、中资企业的员工一道克服了时间紧、任务重、物质缺、人员少等困难，在不到一个月的时间建成了一座符合埃博拉感染防控流程、具有现代化信息平台的 ETC，并顺利通过了 WHO 和利比里亚政府组织的验收，创造了"中国速度"，展示了"中国质量"。11 月 25 日利比里亚总统瑟里夫、中华人民共和国国家卫生计生委崔莉副主任等代表中国政府出席竣工仪式，标志着中国 ETC 正式落成。

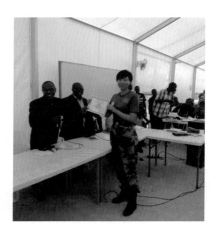

陈炜主任获得 WHO 培训证书

2014 年 11 月 16 日首批援利医疗队全部抵达蒙罗维亚，并迅速投入到 ETC 的建设、运营前准备工作中。按照利国卫生部的要求，凡将在 ETC 工作的医生、护士和护工都必须接受 WHO 组织的"埃博拉临床培训计划"，合格后才有资格参加相关的救治工作。医疗队决定派出包括卫生防疫组陈炜副组长内的 6 名医护骨干参加培训，培训需经过理论学习、模拟操作和 ETC 实习等几个阶段。我们的医护骨干们凭借胆大、心细，以及过硬的技术均顺利通过考试，取得合格证书，也意味着我们医疗队救护人员的资质取得国际认可，中国 ETC 可以正式启动运行。

中国 ETC 从 2014 年 12 月 5 日开始接收第 1 位患者，至 2015 年 1 月 20 日转交。在这期间首批医疗队共接诊患者 112 例，收治疑似、可能患者 65 例，确诊患者 5 例。最终治愈 3 例确诊患者，创造了较高的救治成功率。作为中国 ETC 感染控制的主要保障，卫生防疫组承担了感染防控知识培训、个人防护监督、医疗废物（含尸体）处置、环境消毒以及医疗物品消毒供应等大量工作。特别是配制消毒液的工作，存在需求量大、溶解度低、安全风险高等问题。但为了保障临床消毒效果，卫生防疫组的战友们在张波组长的带领下，发扬吃苦耐劳的精神，尽全力保证临床各种消毒用水的供应。在此期间，卫生防疫组还

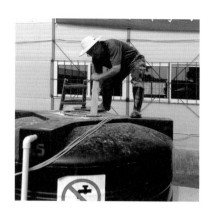

张波主任配制消毒液

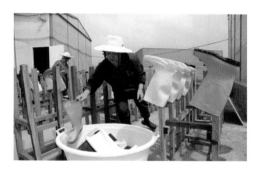

张玲主任冒着烈日晾晒隔离靴

制定了多项的感染预防控制措施和制度，并在实践中不断完善和改进，为第二批医疗队积累了宝贵的防控、救治经验。

2015 年 1 月 15 日由成都军区为主，抽调解放军成都军区总医院、第二军医大学、第四军医大学以及浙江医科大学附属第一医院、浙江省人民医院等军地单位的部分专家组成的第二批援利医疗队 150 名队员先后抵达蒙罗维亚，开始第二阶段的援助工作。医疗队卫生防疫组组长由成都军区总医院感染控制科张玲主任担任，她已满 57 岁，是队里年龄最大的队员，但仍与解放军 324 医院感染控制科邓云川主任等一道身先士卒、团结带领全组队员克服当地气候炎热，条件艰苦，任务繁重，设备故障等不利因素，高质量、高标准完成好各项消毒、防控工作。同时，浙江医科大学附属第一医院感染管理科汤灵玲主任作为防护督导专家也参加了此次援非行动。在第二批援助中，中国 ETC 共接诊患者 61 例，其中埃博拉疑似和可能患者 38 例、确诊患者 5 例。有 3 名确诊患者成功治愈，体现了中国医疗队高水平的救治能力。

第三批援利医疗队共 39 人，主要由北京军区总医院抽调医务人员组成，该院感染控制科王志刚主任是队里唯一的感染防控专家。他们从 2015 年 3 月 16 日开始接手中国 ETC

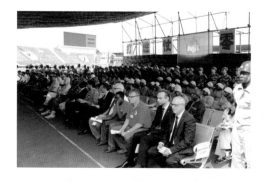

中利双方医务人员出席移交仪式

的运行管理工作，经历了熟悉流程、展开工作、移交准备等过程，并于5月15日顺利完成了中国ETC向利方的移交工作。在2015年5月8日，WHO也向世界宣布利比里亚埃博拉疫情的结束，标志着这次援利抗击埃博拉取得了全面的胜利。

中国ETC的建成和运行不仅为利国埃博拉患者的救治发挥了重要作用，同时医疗队还担负了培训利国卫生人员的任务，先后为利国军方、当地卫生人员、企业员工、社区居民、学校学生等培训公共卫生知识近3000人次。另外中国ETC采用高质量的钢架结构修建，内部配置了各种监控、呼叫、空调等设施，包括心电监护仪、呼吸机、X射线机、B超机、自动消毒清洗机、灭菌器、手术台等设备。加之在中国ETC工作的80名利国工作人员接受了中国专家的良好培训，可以说为利国留下了一所永久性的传染病医院，培养了一批专业卫生骨干。期间，中国ETC接待了包括利国总统瑟里夫在内的政府相关部门官员以及国际组织代表的到访参观，赢得了利国政府、民众和国际组织的广泛赞誉。经过中利两国医务工作者的共同努力，在中国援利埃博拉救治中心工作的所有中利两国医务人员均未发生任何感染，终于实现了"打胜仗、零感染"的目标。

三、未雨绸缪西非列国

全力支持西非各国提升防控埃博拉疫情的能力，2014年11月，中国政府在前期派遣医疗队的基础上，决定整建制派出公共卫生师资培训队，为西非各国培训埃博拉防控骨干，以提高西非地区传染病的防控能力。经国家卫生计生委选派，浙江大学医学院附属第二医院感染管理办公室陆群主任、宁夏自治区银川市第一人民医院感染管理科杜龙敏主任、江苏省人民医院感染管理办公室陈文森老师、四川省成都市公共卫生临床医疗中心感染管理科陈萍科长、广东省深圳市第三人民医院感染管理科陆坚科长、福建医科大学

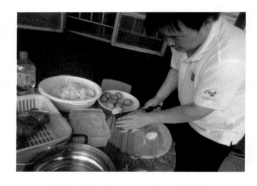

陈文森主任自己动手改善生活

附属第一医院感染管理科王美容主任、山西医科大学附属第一医院感染管理科商临萍主任、哈尔滨医科大学附属第三医院感染管理科周学军主任等感控专家入选援西非培训师资团队，并分别于2014年12月至2015年2月间先后赴马里、贝宁、塞拉利昂、几内亚比绍、加纳、塞内加尔、多哥、利比里亚等8个西非国家培训。来自江苏省人民医院年轻的感控专家陈文森由于英文水平出众，被选拔进了第二批的公共卫生师资队伍中，成为

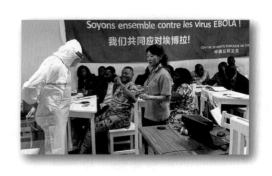

杜龙敏主任为学员讲解防护用品的正确穿脱

江苏省首位援助西非防控埃博拉疫情的医务人员，并于 2014 年 12 月来到埃博拉疫区——塞拉利昂。他和队友们一道克服生活上的各种困难，冒着感染的风险，深入塞国各省的基层医疗机构，培训塞方人员 5962 人次，超额完成了培训任务。

2014 年 12 月 25 日，作为银川市唯一的医务人员，杜龙敏主任主动报名参加了中国（宁夏）公共卫生医疗队，与其队员一起登上了飞往贝宁的航班。在中国驻贝宁大使馆、经参处领导的支持帮助下，"中贝埃博拉公共卫生培训班"迅速开班。按照培训计划在每个省的培训时间为 3 天，但省与省之间相距有数百公里，行程 6 个小时左右。但她不顾路途疲劳，白讲夜赶。用她的话讲"尽自己最大的努力多培训贝宁的医务人员，提高他们防控埃博拉的水平"。

马里是一个战乱之国，在那里不仅存在疾病的威胁，还有来自枪弹的危险。面对这样一个国度，陆群主任没有退缩，她和她的队员们于 2015 年 1 月毅然踏上了去马里的征程。在近 1 个月的时间里，他们圆满完成培训任务，先后为当地培训人员 876 人，中方人员 45 人；由于成绩突出，受到马里卫生部长和中国大使的高度赞扬。

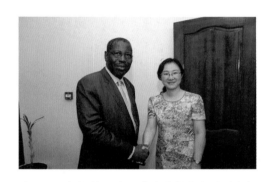

马里卫生部长接见我国感染防控专家陆群主任

这次我国感染控制队伍在援非抗疫中走出了国门，标志着我国医院感染和传染病防治领域所积累的经验将在非洲得到分享与传递，标志着我国援非抗疫重点已逐步从人道主义援助转向以多种形式支持防疫治病，有利于巩固发展我国与西非国家的传统友谊，有利于展示我国国际人道主义和负责任大国形象。在这次援非抗埃行动中，军地医院感染的防控专家们用感控人的担当、感控人的奉献、感控人的无私、感控人的执行，以实际行动实现了习近平总书记提出的"打胜仗、零感染"的目标，不仅赢得了西非受援国人民的爱戴，而且也赢得了各国的尊敬和世界同行的赞誉。

（刘　丁　庄英杰　王志刚　贾红军　张　波　张　玲
陈　炜　杜龙敏　陆　群　田曙光　陈文森　袁　月）

第五节 登革热的医院感染预防与控制

登革热，是由登革热病毒引起，经伊蚊传播的急性发热性疾病，其特征为发热、皮疹、全身肌肉、骨关节痛、淋巴结肿大和白细胞减少。广泛流行于热带和亚热带，特别是东南亚、西太平洋及中美洲。近年马来西亚、巴西等地登革热病例数大幅增长。作为南大门的广州，既有输入病例的，也有本地病例。资料显示，2002 年广州曾出现过 1500 余例登革热病例，2006 年也有一场小暴发。

登革热在广州年年都有，并不罕见，但 2014 年的登革热暴发却是始料未及的。广州市第八人民医院（以下简称市八医院），拥有全国感染病重点专科，作为广东省广州市传染病定点收治医院，曾经在抗击 SARS 做出过突出贡献的广州市唯一一家传染病医院，成为这一场没有硝烟的战争的主战场。

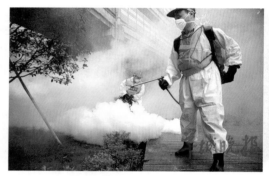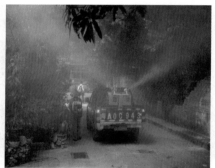

广州本地登革热的病例数以"暴发"式增长，各级街道加强灭蚊工作

一、广州登革热呈暴发态势，市八医院面临空前收治压力

2014 年 2 月市八医院报告一例来自新加坡的输入性病例，到 6 月 23 日收治了本地第一例感染登革热病例。此后疫情慢慢在升温，一场人蚊大战序幕拉开了。9 月 5 日召开了由尹炽标院长主持，办公室、医务科、院感科、护理部、总务科、各临床医技科室负责人出席的登革热专家组紧急会议。针对当前形势专家组建议重新修订和制定各流程，针对门诊人手不足，危重症病例多，检测试剂、血制品不足等问题，大家献计献策，提出紧急调派人手支援门诊，由院内专家组成员轮班为危重症病例会诊以及院外的会诊，联系厂家确保试剂供应，并与血液中心取得联系尽量协助血液制品的供应等措施。随着患者增加的需要，逐步腾空了肝炎病区集中收治登革热患者。9 月 16 日国家卫生计生委专家亲临现场指导登革热诊疗防控工作，对医院登革热防控工作给予了充分肯定。

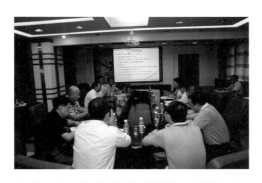

国家专家亲临现场指导登革热诊疗防控工作

此时广州市本地感染登革热的病例数快速增长，全市 12 个区都已出现登革热病例，随后病例数增长势头更猛。广州市卫生行政部门高度重视登革热的防控工作，多次召开会议讨论制定应对策略，并发出通知除了市八医院，定点收治医院范围较往年有所扩大，只要是二级以上综合医院，都可以收治登革热病例。但并非所有定点收治医院都具备登革热检测条件，没有条件检测的可以为疑似患者采血样，再把样品送到市疾控中心进行检测。然而东风院区还是被前来筛查、住院的病人挤爆，不少看上去精神不佳、脸色发红的患者在抽血室外等候。还有陪同来的家人堆满了门诊大厅，人山人海，走了一拨又来一拨，每天要排查几百人次。其中不少患者出现发热、双膝关节疼痛的症状，怀疑自己患上登革热，就到附近的医院就诊，抽血后医生告知他可能是登革热而来诊。他们认为市八医院是传染病医院，比较权威。在这些初筛的市民中，经过 IgM 快检和 NS1 阳性的市民超过 1/3。而在收治的病人当中，有一家老中少"三代"齐患登革热，呈家庭聚集性；还有小区聚集的病例不少，同一个小区，几户人家病例在一个病房接受治疗。门诊医生除了吃饭时间的半个小时可以休息外，几乎是连续 8 小时工作，病房医生几乎是 24 小时，甚至是 36 小时工作。一个班下来腰酸背痛，但大家毫无怨言，忘我的工作。

登革热属自限性疾病，没有特效治疗药物，目前只能对症治疗和护理。一般没有基础性疾病和并发症的登革热患者 1 周左右可以出院。伴有基础疾病和出现严重肾、肝、心等脏器并发症以及伴出血的患者，需要较长时间住院治疗，危重患者甚至需要转 ICU，上呼吸机辅助呼吸……除了感染科收治登革热，医院在逐步腾空肝炎病区，200 张病床收治，呈满负荷运转，仍然无法满足病人的隔离与收治的需要。在这个严峻的时刻医院号召大家积极投身这场声势浩大的防控工作中。以感染性疾病科蔡卫平主任为首的众多的临床专家除了要参与本院登革热危重病人的救治指导工作，还要参与省、市组织的登革热传染病防控

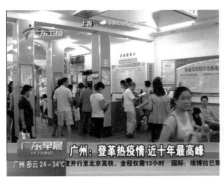
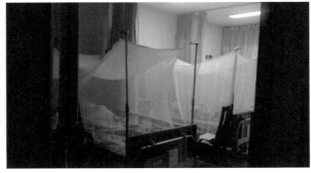

登革热疫情暴发，广州市第八医院东风院区门诊人满为患，病房床位紧张

专项检查的工作。尹炽标、雷春亮、张复春等院领导、医务科陈燕清科长、医院感染管理科黄丽芬主任等一批行政管理干部同时也是资深的传染病专家，利用中午及节假日时间作为一名普通的一线传染病医生在发热门诊为登革热患者诊治及报告疫情。他们既是指挥员，也是战斗员。从星期一到星期天，从白天到夜晚，从领导到专家到普通职工到处都是大家忙碌的身影，参与抗击登革热的斗争中。

在举国欢腾的国庆节期间，正是登革热病例暴涨的时候。10月8日广东省登革热疫情通报，广州病例总数突破2万例大关。国庆期间，广州日均新增病例超过千例。占39%的广州登革热病例，是在国庆期间报告的。到10月中下旬已突破3万例。伴随着登革热疫情的增长，在省、市卫生行政部门的介入下，能进行登革热检测的医院已经越来越多，这大大的分流了市八医院曾经面临的检测、诊断压力。轻症病人居家隔离，其他的定点医院尽可能的收治病人，市八医院集中收治重症病人。然而在9月下旬至10月初的高峰时段，市八医院的另一院区，嘉禾院区，在建的综合医院，暂时开放200张床位，收治内、外、妇、儿等专科病人。此时正处于广州登革热防控的另一战场——病例数快速增加的白云区，每天都要为300名以上市民排查、诊断，前来就诊的患者很多，7个诊室全开放，仍显拥挤。检验科进行血常规的仪器，24小时不停机运作。以前病人往东风院区转，这时内儿科腾出病床开辟隔离病床收治病情较重的病人，加入抗击登革热的战斗中来。

二、领导重视，全员参与抗击登革热

随着两边院区登革热病例收治的增多，传染源高度集中，东风院区在市中心与附近的居民点距离较近，而在嘉禾院区，在建的二期工程正在施工，感染防控工作压力空前大。附近的居民、医护人员和其他的门诊及住院病人一旦出现医院感染病例，局面将更加难以控制。杨柳平、李芳副院长高度重视医院感染防控，召开专题会议布置工作，医院感染管理科黄丽芬主任牵头重新修订了登革热院内的医院感染管理及传染病疫情报告的各种指引和流程，并对医护人员进行全员培训。

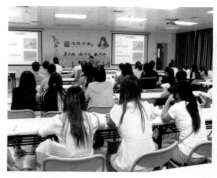 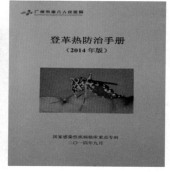

医院感染管理专业人员开展院内培训

1. 落实预检分诊，及时上报疫情

专人负责门急诊预检分诊，发热患者引导到独立的发热门诊，落实首诊医生负责制，及时上报疫情。感控团队成员同时还承担着整个医院的疫情报告工作，随着门诊人次/住院人次增多，在正常工作时间已经无法完成随之剧增疫情报告量，从早上报到晚上，只听见敲打键盘的滴滴声。

2. 按虫媒传染病隔离

设置独立病区收治，防蚊病房、隔离病区所有病房安装纱窗、纱门，给每个患者提供蚊帐。限制患者室内活动，不得随意到病区以外的区域活动，必须穿长袖衣服，减少暴露的部位，睡觉前挂好蚊帐，避免蚊子叮咬。尽量不设陪护，告知探视者穿长袖长裤，并限制停留时间。

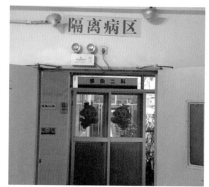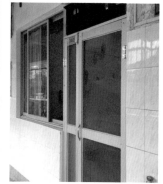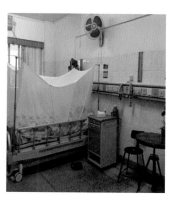

采取封闭纱门、纱窗，挂好蚊帐和利用电灭蚊器进行防蚊

3. 防蚊灭蚊是根本

白纹伊蚊的幼期主要孳生于室内外各种容器的积水中，包括水生植物、盆罐缸碗、轮胎、竹头、树洞等，仅仅是一个汽水瓶盖那么大的积水，就能孳生蚊子了。因此，最有效

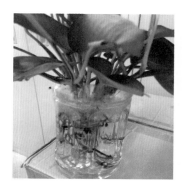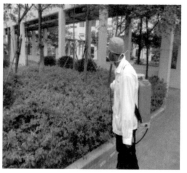

清除室内外积水，加强院内灭蚊

的方法就是降低蚊媒密度，灭蚊只是治标，清理蚊虫孳生地才是治本。动员大家进行翻盘、倒灌、清除积水，主要是室内容器的积水如水生植物、花盆、垫盆及室内外小型积水，疏通沟渠、管好各自科室的清洁卫生，清除医院周围环境的杂草。要求凡是有插花的科室和病房每周更换水 2 次，统一安排时间全院各科室每周下班前用灭蚊片熏蚊子 1 次。设专人负责环境的灭蚊工作，发现有蚊子随时喷杀。可适当选用高效、低毒、对环境无污染的杀虫剂。医院环境选用溴氰菊乳油按 1：200 配制 40ml/m³ 进行滞留喷洒，每周 2~3 次，主要针对难以清除的各种积水如沟渠、下水道等蚊虫孳生地。病房选用杀蚊烟片（富右旋反式希丙菊酯），每周 1 次，主要针对蚊的成虫。灭蚊时要注意个人防护，必须戴口罩、帽子、手套，穿工作服、胶鞋。

4. 做好个人防护

医务人员必须穿长衣长裤，休息时一定要放好蚊帐和点蚊香，医生值班房安装纱门和纱窗，落实标准预防。医务人员如出现发热、皮疹等症状时，要求及时上报医院感染管理科，医院感染管理科工作人员立刻进行流行病学调查，进行排查，并跟踪随访。

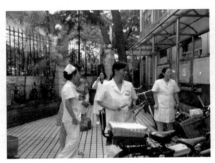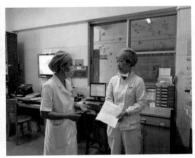

多部门联合进行登革热防控

10 月下旬，伴随着冷空气南下不仅吹走了笼罩城市的灰霾，也让城市的最低气温下降到了 20℃ 以下，蚊子的生长周期被有效遏制。然而白天气温回升时，孑孓还是会快速生长，感控工作依然不能有一丝的松懈。11 月这场人蚊大战进入了尾声，虽暂未完全消除新发病例，大范围暴发的风险已不复存在。最终统计市八院排查了登革热病例 42527 人次，确诊 14761 例，收治住院病人共 2089 例，医务人员无发生院内感染。

三、遭遇寨卡，严阵以待

同为蚊媒传播疾病，2015 年在大洋彼岸的南美洲，寨卡病毒疫情持续升温，甚至在全球的多个国家和地区都出现输入病例及本地传播。得益于收治新发传染病的经验，我们对寨卡给予高度关注。看似离我们很远的寨卡病毒病在 2016 年春节假期悄然来到我们身边。2 月 12 日大年初五上午接到紧急通知，一例来自委内瑞拉的输入性的疑似寨卡病毒病例将从白云机场转运到东风院区。寨卡病毒病的传播特点与登革热相似的是经伊蚊传播，亦可通过母婴传播，甚至是血源传播和性传播。世界卫生组织（WHO）认为，新生儿小头畸形、格林-巴利综合征（吉兰-巴雷综合征）可能与塞卡病毒感染有关。2014年广州市登革热大暴发的情景仍然历历在目，如今，一场新的挑战又一次降临，作为市八院感人，我们感受到了肩膀上沉甸甸的责任。虽然我们在蚊媒传播疾病的医院感染防控工作方面已经有了一定的经验，但是作为广东省首例输入性病例，我们第一次接触这样的病例，如果感染防控没做好，无论哪一个环节出问题，一旦发生第二代病例，导致院内的暴发流行，后果不堪设想。

当天上午接到通知，院感科值班人员立即驻守准备收治病例的隔离病房，指导临床一线医护人员做好防护工作。为了应对疫情，张复春副院长、陈燕清、黄丽芬主任赶回医院指挥各项工作的开展，制定出确实可行的塞卡病毒病防控指引。

细节决定成败，院感防控牵涉的部门、人员众多，无论哪一方面都不能出问题。首先进行了全员的培训，强调塞卡病毒病的防控要点，使全院医务人员认识塞卡，并积极参与到院感防控的工作中，切实做好标准预防。院感团队成员督查各项防控措施的落实，特别强调医护人员做好标准预防。

在医护人员的精心诊治下，患者病情逐渐好转。但由于该病例属于国内第二例、广东省首例输入性塞卡病毒感染病例，国内并无该疾病的相关出院标准，谨慎起见，我们特邀请包括国内知名专家，前来我院指导制定塞卡病毒病例出院标准。患者于2月24日符合相关的出院标准康复出院，参与救治工作的医务人员无一人感染，医院周围居民也无一人感染。这次我们再次出色地完成了任务。

经过这一次次的院感防控实战，我们院感团队的应变能力得到了不断地提高，面对突发公共卫生事件的处理，有了更加丰富的实战经验。我们深深得意识到院感工作任重道远，我们将在院感防控道路上不忘初心，继续前行！

（黄丽芬　侯铁英）

第六节　手足口病的医院感染预防与控制

一、手足口病简介

手足口病是由多种人肠道病毒引起的一种儿童常见传染病，其中以柯萨奇 A16 型（CoxA16）和肠道病毒 71 型（EV71）最为常见。人对人肠道病毒普遍易感，世界各地均有流行。1957 年在加拿大首次报告，20 世纪 70 年代中期保加利亚、匈牙利相继发生 EV71 流行，日本历史上发生过多次大规模手足口病流行。1981 年上海报道中国大陆第一例手足口病，2007 年山东省临沂市大规模暴发手足口病，2008 年 5 月 2 日，原卫生部将手足口病列入丙类传染病进行管理。

手足口病全年均可发生，一般 5~7 月为发病高峰。手足口病潜伏期多为 2~10 天，平均 3~5 天，病程一般为 7~10 天。发病以 5 岁及以下儿童为主，尤以 3 岁及以下的散居儿童发病率最高。大多数患者症状轻微，以发热和手、足、口腔等部位的皮疹或疱疹为主要症状。少数患者可出现无菌性脑膜炎、脑炎、急性弛缓性麻痹、神经源性肺水肿和心肌炎等，个别重症患儿病情进展快，病情凶险，可致死亡或留有后遗症。

二、事件背景

2009 年菏泽市总人口约 920 万，5 岁以下儿童约 60 万人。全市共有各级卫生医疗机构 7864 处，全市手足口病定点医院 16 所。2009 年全年菏泽市共报告手足口病 19061 例，其中实验室诊断 132 例，临床诊断 18927 例。实验室诊断病例中，EV71 阳性 128 例，其他肠道病毒阳性 6 例。累计报告重症 1395 例，死亡 20 例。时间分布 1 月和 2 月相对较少，3 月开始增多，4 月达到高峰，随后疫情出现整体下降。人群分布以婴幼儿为主，其中 0~3 岁 16711 例，占 87.67%；4~9 岁 2188 例，占 11.48%。男女比例为 1.81∶1。

三、积极应对，科学防控

手足口病传染性强，隐性感染比例大、传播途径复杂、传播速度快，在短时间内可造成较大范围流行，因此，积极做好医院感染预防与控制措施至关重要。

1. 领导重视，责任落实，手足口病防控组织体系完善

山东省委和省政府高度重视菏泽市手足口病防控工作，省卫生厅成立了以厅长为组长的手足口病防控工作领导小组，菏泽市政府启动了《突发公共卫生事件应急预案》三级应急响应，成立了由市长担任指挥长的手足口病防治工作指挥部，制定了应急工作方案，各县区层层落实责任，全市上下形成了无缝隙、全覆盖的组织领导体系。

2. 健全组织，明确职责，驻点工作机制科学高效

根据工作性质和实际需求，成立救治工作组、疾控工作组和综合协调组，明确职责任务，建立每日工作调度制度、派驻专家管理制度、死亡病例讨论制度、防控信息上报制度、工作反馈制度，全面掌握菏泽9县（区）疫情及工作动态，针对存在的问题，进行集体研究讨论，并提出具体的解决意见和建议，为领导决策提供依据。

专家督导组定期召开菏泽市手足口病防治形势分析会和重症病例、死亡病例讨论会，了解疫情现状，预测发展趋势，研究防治任务，有针对性地调整工作重点，制定阶段工作计划。完成《菏泽市手足口病疫情分析报告》、《山东省手足口病疫情分析报告》和《菏泽市手足口病医院感染危险性评估报告》等疫情分析报告，为整个防治策略和措施的调整提供了科学依据。

制定《支援菏泽市手足口病医疗救助和疾病控制工作方案》、《驻菏泽市专家管理办法》和《手足口病及其并发症诊疗指导原则》等系列文件和标准规范，确定卫生资源统筹调配、现场救治培训点面结合、市县乡分级诊疗、重症救治关口前移等一系列医疗救治工作方案，医疗救治体系逐步健全，救治能力大大提高，有效降低死亡患儿人数。

3. 突出救治重点，强化现场培训，提高医疗救治能力

由于部分手足口病病例发病急，重症多，病情进展迅速，随时可能发生死亡病例，没有亲身参加过救治实践的医务人员缺乏感性认识和救治能力。医疗救治组根据市、县、乡村不同层次医疗机构承担任务的不同和救治任务的需要，突出针对性、实用性和有效性，分期、分批、分层次、有计划地展开。以菏泽为培训现场，进行全省各市医疗救治骨干力量的培训；采取省级医院驻点支援的方式，通过一对一的帮扶带教，培养菏泽市级医院重症抢救骨干力量；采取专题培训的方式为菏泽市的县级医院培训现场抢救能力；通过巡回讲课和现场指导相结合方式，对菏泽市的县及县以下医务人员进行重症诊疗关口前移的培训，整体提升临床诊治水平。

4. 关口前移，分级诊疗，及时调整医疗救治格局

提高手足口病医疗救治成功率重在早期识别、早期干预、早期治疗。针对县级定点医院救治能力薄弱的现状，省卫生厅专门印发《关于做好手足口病重症病例早期筛查和规范救治的紧急通知》，制定重症患儿救治"重心下移，关口前移"的工作机制，要求市级定点医院对辖区内重症患儿实行集中收治、集中抢救，初步形成了四级联动、分工负责的医疗救治格局。省级专家分片区联系指导，市级定点医院为主体集中救治各县（市、区）重症患者，县级医院为网底承担早期筛查重症患儿并规范转诊与轻症患儿初步治疗、急危重症患儿就地抢救，乡镇卫生院、村卫生室和社区卫生服务机构主要承担家长宣教和引导患儿早期规范就诊任务。市、县、乡镇分级诊疗体系的建立，实现了重症患儿救治的关口前移，大大降低了重症患儿死亡率。

5. 强化落实防控措施，避免医院感染发生

（1）建章立制，规范管理

依据原卫生部《手足口病防治指南（2008年版）》，结合菏泽市各定点医院前期救治方案及菏泽市手足口病病情发展实际，专家组迅速制定了《山东省手足口病医疗救治工作

预案》、《全省手足口病预检分诊和重症患儿转运流程》、《全省手足口病收治患儿ICU配备标准》和《全省手足口病院感管理规定》等，进一步规范医疗机构医务人员诊疗行为，提高医疗救治成功率。

（2）开展健康教育，做到群防群控

手足口病以隐性传播为主，又没有有效疫苗，让群众重视起来，是菏泽市整个手足口病防控工作的切入点。菏泽市从一开始就十分重视手足口病防控知识的宣传，提高群众防病意识，并将其贯穿始终。菏泽市各县区充分利用广播、电视、报刊、张贴宣传画、印发明白纸等多种形式对群众进行广泛宣传，把手足口病防控知识、消毒方法送到群众手中。教育群众形成"勤洗手、洗净手、喝开水、吃熟食、常通风、勤晾衣、多晒被"的良好生活习惯，不要携带儿童走亲访友，减少成人与婴幼儿直接接触的次数，营造群防群控氛围。

（3）加强预检分诊，有效分流患儿

在门诊楼前显著位置设立主预检分诊台，必要时在小儿科、皮肤科、口腔科和急诊科等重点部门设二级预检分诊台，对<7岁、体温>38℃伴有皮疹的患儿引导至手足口病门诊就诊，同时设有相对独立的候诊区、隔离输液室、隔离观察室等，确诊患者收入定点医院救治。许多手足口患儿出现脑膜炎、脑炎等临床症状，病程进展很快。医疗专家组第一时间对所有住院病例进行重新筛查，将患儿按病情轻重进行分类，对重症病例实行集中收治。同时增开专门收治手足口病区，避免在走廊过道加床，减少交叉感染机会。严格掌握留观、住院的指征，减少不必要的留观或住院。

（4）强化基础措施，切断传播途径

按照《消毒管理办法》和《消毒技术规范》要求，严格执行无菌操作，切实作好清洗、消毒、灭菌、隔离工作，诊疗过程中使用的医疗用品和医疗器械达到一人一用一消毒或灭菌。

强化医务人员手卫生，在手足口病门诊和病房等配备使用方便、数量足够的洗手设施或快速手消毒剂，医务人员在诊疗过程中严格按照"两前三后"和"六步洗手法"进行洗手或手消毒，切断传播途径，防止交叉感染。

加强病房和诊疗场所的通风换气，每天至少开窗通风2次，每次不少于30min，当外界空气温度较低时，可适当缩短通风时间，增加通风次数。必要时安装空气消毒设施。

加强地面与物体表面消毒，应保持清洁、干燥，每天进行消毒，遇明显污染随时去污与消毒，物体表面、地面消毒采用500mg/L有效氯的含氯消毒液擦拭，作用30min。

医务人员做好职业防护，在标准预防的基础上实施接触隔离，正确配戴防护用品，避免医源性感染的发生。

积极加强陪护人员管理，建立专门探视陪护制度，严格限制陪护人员数量，疾病流行期间，谢绝探视，防止造成医院感染或社会传播。

（5）加强医疗废物与医院污水管理

根据《医疗废物管理条例》和《医疗机构医疗废物管理办法》等文件要求，各定点医院加强对医疗废物的全程管理，严防医疗废物流入社会。患儿的粪便、排泄物、呕吐物等处理时，有完善污水处理系统的医院，可以直接弃入卫生间；无污水处理系统的医院，应按要求进行消毒处理。

（6）合理使用抗菌药物，积极抢救治危重患儿

严格遵守使用抗菌药物的指征及合理使用的原则，严重感染者应及时正确留取标本送检，根据药敏试验结果选药，做到合理用药，降低抗生素耐药性，减少医院感染的发生。

（7）加大监督检查力度，排查医院感染隐患

充分发挥医院感染管理部门的内部管理、卫生监督部门的外部监督和疾控中心的技术指导三方协同作用，督查过程是发现问题的过程，更是解决问题的过程。如在一家医院让患儿家长自带被褥，出院时一旦消毒不到位，被褥被患儿家属带回家后，就会造成新的传染，这是原则性错误，这是对社会的不负责任。为保证督导效果，及时下发《督导意见书》，确保问题得以早期发现，并解决于萌芽状态。

四、成功防控，继续前行

参加此次防治手足口病的医疗卫生人员中，有很多人都参与过 2003 年抗击非典和 2008 年抗震救灾。大家经常会有人提起那段经历，参与过的一脸自豪，未参与过的一脸羡慕。抗击非典和抗震救灾精神已经成为鼓舞医疗卫生人员战胜手足口病的强大精神动力，激励着他们勇往直前。在这场手足口病战役中，我们感控人没有辜负党和人民的信任与重托，经受住了一场严峻的考验，以实际行动向党和人民交出一份满意答卷，为确保"打胜仗、零感染"目标的实现做出了巨大贡献，这注定会在山东省手足口病防控史上留下浓墨重彩的一笔。

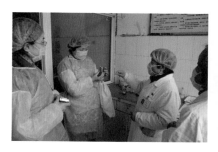
山东省医疗队队员开展医院感染督查

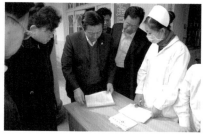
山东省卫生厅领导督查预检分诊

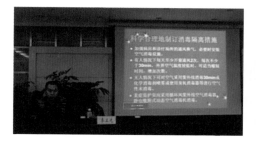
山东省医疗队队员开展医院感染培训

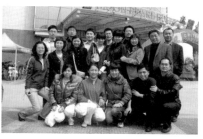
山东省医疗队部分队员

（李卫光）

第七节 多重耐药菌的医院感染预防与控制

多重耐药菌（Multidrug-Resistant Organism，MDRO）有多种不同的定义，媒体所报道的"超级细菌"更造成了大家对多重耐药菌界定的混乱。2011年卫生部颁布的《多重耐药菌医院感染预防与控制技术指南（试行）》中明确规定，多重耐药菌主要是指对临床使用的三类或三类以上抗菌药物同时呈现耐药的细菌。常见多重耐药菌包括耐甲氧西林金黄色葡萄球菌（MRSA）、耐万古霉素肠球菌（VRE）、产超广谱β-内酰胺酶（ESBLs）细菌、耐碳青霉烯类抗菌药物肠杆菌科细菌（CRE）[如产Ⅰ型新德里金属β-内酰胺酶（NDM-1）或产碳青霉烯酶（KPC）的肠杆菌科细菌]、耐碳青霉烯类抗菌药物鲍曼不动杆菌（CR-AB）、多重耐药/泛耐药铜绿假单胞菌（MDR/PDR-PA）和多重耐药结核分枝杆菌等。

多重耐药菌引起的感染呈现复杂性、难治性等特点，主要感染类型包括泌尿道感染、外科手术部位感染、医院获得性肺炎、导管相关血流感染等。目前，多重耐药菌已经成为医院感染重要的病原菌，同时也是导致患者住院时间延长、医疗费用增加和死亡的重要原因。

一、制定颁发了系列多重耐药菌医院感染预防与控制指南规范

为了加强多重耐药菌医院感染预防与控制，指导各级各类医疗机构做好多重耐药菌医院感染预防与控制工作，降低发生医院感染的风险，保障医疗质量和医疗安全，依据《医院感染管理办法》及有关规定，国家卫生部下发了《关于加强多重耐药菌医院感染控制工作的通知》（卫办医发〔2008〕130号），并制定了《多重耐药菌感染预防和控制技术指南（试行）》（卫办医政发〔2011〕5号）。2015年由《中国医院感染杂志》组织，国内多名知名专家共同发起参与制定了《多重耐药菌医院感染预防与控制中国专家共识》。

1. 卫生部办公厅关于加强多重耐药菌医院感染控制工作的通知（卫办医发〔2008〕130号）

该通知要求加强多重耐药菌医院感染控制工作，建立和完善对多重耐药菌的监测，预防和控制多重耐药菌的传播，并加强抗菌药物的合理应用。医疗机构发生多重耐药菌感染的暴发时，应当按照《医院感染管理办法》的规定进行报告。

通知指出，多重耐药菌近年来已经逐渐成为医院感染的重要病原菌。为此，医疗机构应针对多重耐药菌医院感染监测、控制的各个环节，制定并落实多重耐药菌医院感染管理的规章制度和有关技术操作规范，从医疗、护理、临床检验、感染控制等多学科的角度，采取有效措施，预防和控制多重耐药菌的传播。对耐甲氧西林金黄色葡萄球菌、耐万古霉素肠球菌、产超广谱β-内酰胺酶的细菌和多重耐药的鲍曼不动杆菌等实施目标性监测，及时发现、早期诊断多重耐药菌感染患者和定植患者，加强微生物实验室对多重耐药菌的检测及其对抗菌药物敏感性、耐药模式的监测，根据监测结果指导临床对多重耐药菌医院感

染的控制工作。

通知要求医疗机构应当采取措施，有效预防和控制多重耐药菌的传播。主要包括：加强医务人员的手卫生，严格实施隔离措施，切实遵守无菌技术操作规程，加强医院环境卫生管理。同时，严格执行抗菌药物临床应用的基本原则，正确、合理地实施抗菌药物给药方案，加强抗菌药物临床合理应用的管理，减少或者延缓多重耐药菌的产生。

2. 卫生部办公厅关于印发《多重耐药菌医院感染预防与控制技术指南（试行）》的通知（卫办医政发〔2011〕5号）

该《指南》进一步明确了加强多重耐药菌医院感染预防与控制的重要性，分别从加强多重耐药菌医院感染管理、强化预防与控制措施、合理使用抗菌药物和建立及完善对多重耐药菌的监测四个部分进行了指导。

《指南》要求，对确定或高度疑似多重耐药菌感染患者或定植患者（携带多重耐药菌但未感染者），应当严格实施隔离措施，患者隔离期间要定期监测多重耐药菌感染情况。要尽量选择单间隔离，不宜将多重耐药菌感染或者定植患者与留置各种管道、有开放伤口或者免疫功能低下的患者安置在同一房间。与患者直接接触的相关医疗器械、器具及物品要专人专用，并及时消毒；轮椅、担架、床旁心电图机等不能专人专用的医疗器械、器具及物品，要在每次使用后擦拭消毒。医务人员对患者实施诊疗护理操作时，应当将高度疑似或确诊多重耐药菌感染患者或定植患者安排在最后进行，完成操作后，要及时脱去手套和隔离衣，并进行手卫生。

《指南》提出，在重症监护病房（ICU）、新生儿室、血液科病房、呼吸科病房、神经科病房、烧伤病房等重点部门，要特别加强医务人员的手卫生管理，并加强清洁和消毒。对长期收治在ICU的患者、接受过广谱抗菌药物治疗或抗菌药物治疗效果不佳的患者、留置各种管道以及合并慢性基础疾病的患者等重点人群，要加强管理力度。

此外，《指南》要求医务人员合理使用抗菌药物，避免因药物使用不当导致细菌耐药的发生。要求临床微生物实验室至少每半年向全院公布一次临床常见分离细菌菌株及其药敏情况，定期向临床医师提供最新的抗菌药物敏感性总结报告和趋势分析，提高临床抗菌药物处方水平。

总之，《指南》明确提出医疗机构应当高度重视多重耐药菌医院感染的诊断、监测、预防与控制等各个环节，加强对医务人员医院感染预防与控制知识的教育和培训，并结合本机构的实际工作，制定并落实多重耐药菌感染管理的规章制度和防控措施。为了有效预防与控制多重耐药菌感染，应严格加强医务人员手卫生、严格实施隔离措施、严格遵守无菌技术操作规程、严格加强清洁和消毒工作。同时各医疗机构应当认真落实抗菌药物临床合理使用的有关规定。

3. 《多重耐药菌医院感染预防与控制中国专家共识》

为加强多重耐药菌的医院感染管理，有效预防和控制多重耐药菌在医院内的产生和传播，保障患者的安全，由中国感染控制杂志组织，2014年3月国内吴安华、李六亿、胡必杰、倪语星等58位知名专家共同发起，邀请全国165位专家参与，历时10个月，召开了9场专题讨论会，在充分收集意见和讨论的基础上，最终于2015年1月在《中国感染控制杂志》上形成了《多重耐药菌医院感染预防与控制中国专家共识》。共识荟萃了国内外多重耐药菌医院感染防控的最新进展，总结了我国大多数权威专家防控方面的宝贵经验，旨在规范和指导我国多重耐药菌医院感染的防控，提高我国多重耐药菌感染防控水平。共识发表后，由中国感染控制杂志社于2016年度已经举办了4场全国巡讲，同时总点击率和下载已经达到60000余次。

二、各医疗机构按照国家相关指南、规范的要求制定了适合本单位的多重耐药菌感染预防与控制操作规程（SOP）

医疗机构针对多重耐药菌医院感染监测、控制的各个环节，制定并落实了多重耐药菌医院感染管理的规章制度和有关技术操作规范，从医疗、护理、临床检验、感染控制等多学科的角度，采取有效措施，预防和控制多重耐药菌的传播。具体内容如下：

1. 患者隔离安置

（1）尽量选择单间隔离，也可以将同类多重耐药菌感染患者或定植患者安置在同一房间。

（2）不宜将多重耐药菌感染或定植患者与留置各种管道、有开放伤口或者免疫功能低下的患者安置在同一房间。

（3）隔离房间应当有隔离标识。

（4）没有条件实施单间隔离时，应当进行床旁隔离。

（5）多重耐药菌感染或定植患者转诊之前应当通知接诊的科室，采取相应隔离措施。

2. 无菌技术操作

（1）严格执行无菌技术操作规程，特别是在实施各种侵入性操作时避免污染。

（2）对患者实施诊疗护理操作时，应将多重耐药菌感染或定植患者安排在最后进行。

3. 手卫生与防护

（1）在直接接触患者前后、进行无菌技术操作和侵入性操作前，接触患者使用的物品或处理其分泌物、排泄物后，必须洗手或使用速干手消毒剂进行手消毒。

（2）接触多重耐药菌感染患者或定植患者的伤口、溃烂面、黏膜、血液、体液、引流液、分泌物、排泄物时，应当戴手套，必要时穿隔离衣，完成诊疗护理操作后，要及时脱去手套和隔离衣，并进行手卫生。

4. 诊疗相关物品与环境处理

（1）与患者直接接触的相关医疗器械、器具及物品如听诊器、血压计、体温表、输液架等要专人专用，并及时消毒处理。及时更换呼吸机外管道，严格消毒；有条件时使用一次性外管道。

（2）对医务人员和患者频繁接触的物体表面（如心电监护仪、微量输液泵、呼吸机等医疗器械的面板或旋钮表面、计算机键盘和鼠标、电话机、患者床栏杆和床头桌、门把手、水龙头开关等），采用适宜的消毒剂进行擦拭、消毒。被患者血液、体液污染时应当立即消毒。

（3）轮椅、担架、床旁心电图机等不能专人专用的医疗器械、器具及物品要在每次使用后擦拭消毒。

（4）加强诊疗环境的清洁、消毒工作，如地面的消毒，每天2次。

（5）使用专用的抹布、地巾等保洁用具进行清洁和消毒，使用后与其他区域洁具分开消毒，干燥备用。

（6）出现多重耐药菌感染暴发或者疑似暴发时，应当增加清洁、消毒频次。

（7）换洗被服应单独包装，并向洗衣房说明，加强消毒处理。

（8）按照有关规定处置和管理医疗废物。

（9）患者出院后严格进行终末消毒。

5. 抗菌药物使用

（1）严格执行抗菌药物临床使用的基本原则，落实抗菌药物的分级管理。

（2）正确、合理地实施个体化抗菌药物给药方案。

（3）根据临床微生物检测结果，合理选择抗菌药物。

（4）严格执行围术期抗菌药物预防性使用的相关规定。

6. 多重耐药菌监测

（1）患者隔离期间要定期监测多重耐药菌感染情况，及时采集有关标本送检；直至临床感染症状好转或治愈方可解除隔离。

（2）必要时开展主动筛查，以及时发现、早期诊断多重耐药菌感染和定植患者。

三、医院感染专职人员深入临床一线严格落实国家指南、规范和本单位 SOP

我们以某院出现多重耐药鲍曼不动杆菌医院感染实例作为典型案例，从诊断、监测、预防与控制等重要环节进行系统分析。

1. 案例基本情况

2010年5~7月，某院 ICU 陆续出现多例多重耐药鲍曼不动杆菌感染病例。虽然从第一例开始医院感染管理专业人员就要求该病区执行多重耐药菌感染控制措施，但后续还是出现了几例医院感染。2009年3月，该院感染控制科根据《卫生部办公厅关于加强多重耐药菌医院感染控制工作的通知》卫办医发〔2008〕130号文件精神制定了"多重耐药菌医院感染控制制度"，其中对多重耐药菌的监测、报告流程、控制措施、监督处罚都做了明确规定，并设计印制"×××医院多重耐药菌监测报告单"方便微生物室报告。至2010年7月，这项制度已下发实施一年多，整个流程不存在问题：微生物实验室检出多重耐药菌时，立即填报监测报告表，连同药敏报告单一起报感染控制科，感染控制科即对科室进行控制措施的指导和对落实情况进行检查监督、追踪，但控制措施落实存在很大问题。

2. 感控专业人员积极采取整改措施控制感染暴发

为了切实落实防控措施，保证患者安全，防止多重耐药菌医院感染暴发，感染控制科立即展开以下几方面工作：

（1）临床科室：一是进行环境卫生学及消毒效果监测，以科学数据说话。监测结果发现各类人员的手特别是护士的手部细菌总数严重超标，病人床架、输液泵、吸引器管道表面细菌总数也严重超标，且有些检出耐甲氧西林金黄色葡萄球菌和多重耐药鲍曼不动杆菌。将结果反馈科室后，引起医护人员思想上高度重视。二是与临床科室主任、医师反复进行沟通交流，通报其所在科室多重耐药菌感染实际情况，分析感染发生的可能原因，使其清楚多重耐药菌感染的相关概念、危害，控制措施落实的重要性等等。三是与科室护士长交流，对各种诊疗用具、器械的消毒灭菌方法给予具体指导，反复强调护士手卫生依从性对于耐药菌感染控制的重要作用。四是对科室全体人员进行感染控制相关知识培训。通过以上措施的实施，使临床医护人员，包括护理员、清洁工都对多重耐药菌感染及控制措施有了概念和认识。

（2）主管院领导：汇报重症监护室耐药菌感染现状，特别强调医院感染发病情况，说明出现同种同源病原体感染3例、疑似5例就应按医院感染暴发事件进行上报和处置，以国内报道的一些医院感染暴发事件为实例，阐明后果的严重性，且对本次事件苗头进行原因分析，指出控制措施落实中的困难。主管院长听完汇报后，立即电话要求医务部、护理部要积极协助感染管理科做好这次感染控制工作。

（3）医务部、护理部：得到主管院长支持后，立即组织有医务部主任、护理部主任、感染管理科主任、重症医学科主任、护士长、感染监控医师、护士等人员参加的分析协调会。会上先通报这次感染事件，请大家分析感染发生原因，提出控制措施，然后了强调大家未重视且未提及的主要原因：感染病人的隔离、医护人员手卫生落实，并以科学知识佐以说明。最后，指出这些措施未落实的原因：主要是人员数量不足，全部危重病人集中在重护室需一组（至少四名）护理人员就可解决问题，但如果将感染病人与非感染病人分室隔离，那最少需要增加一组即四名护理人员才能满足工作需要，但科室护理人员紧张，现有人员已经按每班12小时排班才勉强周转，要隔离，以ICU本身能力是达不到的，所以，需要医务部、护理部协助解决人员紧缺问题。在会议讨论过程中，医务部主任、护理部主任也深深感受到了事件发展下去的严重性，尽快抽调了护士支援ICU工作。当天下午，支援人员到位，感染病人很快隔离，其他措施也尽快落实到位，手卫生依从性也因工作量的减少而提高了。

3. 案例处理结果

临床科室医护人员医院感染控制意识明显提高，感染防控措施的落实从原来"要我做"变为"我要做"，表现为：医师对自己主治的多重耐药菌感染病人主动克服客观困难进行隔离，对重危、气管切开、静脉插管病人采取保护性隔离。科室加大了对病室环境、物体表面、设备仪器消毒处理的落实和监督力度。原来由保洁公司工人完成的室内环境消毒工作改由科室护理员完成，监控护士负责监督，重护室、抢救室的终末处理由监控护士与护理员共同完成，保证了消毒效果。医护人员、工勤人员的手卫生依从性明显提高。医护人员每人、重症监护室每床备快速手消毒剂，接触体液、血液等污染物时使用PE手套，检查发现连续操作过程中手卫生落实情况较好。诊疗用品器具的消毒灭菌处理、使用更为规范。吸痰管一次性使用，吸引器管道每日更换送消毒供应中心清洗消毒，听诊器、血压计固定使用，用后消毒处理。至此，各项防控措施才切实落到了实处。对重症监护病房追踪二周，控制效果理想，无新感染病例发生。

4. 几点启示：

（1）充分发挥了院领导在医院感染管理工作中的作用。

（2）感染管理科加强与医务部、护理部等职能部门的协作，各部门形成合力，主动为临床一线服务，及时帮助解决防控措施落实过程中的人力、物力等方面的困难，为保障各项制度落实提供良好的条件。

（3）感染管理科采取各种形式的培训方式，不仅重视医护人员对各项制度措施的掌握，更应重视医护人员医院感染防控意识的提高，使其能够真正在没有人监视的情况下，持之以恒地自觉遵守各项规章制度、条例和标准，变"要我做"为"我要做"。

（4）感染管理科积极做好各项组织协调工作。

四、多重耐药菌医院感染预防与控制存在的问题

医院感染管理工作存在的最大问题，是医院管理层和医务人员预防和控制医院感染的意识需要增强。有相当一部分医务人员甚至管理者认为，控制医院感染是感染管理科的事情，而没有意识到这是医院每一个医护人员的责任。不少人对医院感染管理的认识实际上还停留在应付检查，而不是保障病人和医务人员的安全上。

多重耐药菌医院感染预防与控制存在的共性问题：医护人员对防控工作的重要性认识不足；医院领导对感染管理工作不重视；预防措施及制度不健全，或者有制度但缺少有效的执行、监督和检查评估；抗菌药物的不合理使用：泛用、量大、多联应用、无指征用药、用药期长；手卫生不到位，依从性差；隔离措施落不到位，等等。

五、进一步推进多重耐药菌预防与控制的措施

1. 利用信息化手段加强对耐药菌的监控管理

（1）利用信息系统获取检验系统（LIS）的数据，智能分析所有住院患者的微生物检验结果。对于细菌培养数据，通过医院感染专业人员提供分析策略智能识别阴性/阳性结果；对于药敏数据，可自动识别抗菌药物种类及细菌对各类抗菌药物的耐药情况及细菌的耐药级别；能够自动标识提醒重点多重耐药菌（MRSA、VRE等）。利用信息系统对多重耐药菌病例进行实时预警，包括耐药菌病例预警：实现每日预警所有新检出多重耐药菌病例；耐药菌暴发预警：实时灵敏预警病区多重耐药菌聚集出现与暴发；耐药菌转科提示预警：耐药菌患者转科时，系统可实现自动告知新转入科室，提示多重耐药菌感染情况和隔离防控。

（2）利用信息系统与临床医生实时交流的功能。感控专业人员可直接将药敏试验危急值发送给科室感控兼职人员、临床医生等；并通过"交互平台"发送电子版多重耐药菌防控SOP方案；并可对科室执行情况做追踪记录。

（3）利用信息系统进行干预。感控专业人员利用系统"菌检出"统计查询功能，每周定时对多重耐药菌病例进行床旁督导。

（4）提高耐药菌暴发预警处置效率。感控专业人员可根据系统提供的感染信息如院内院外、检出时间、科室、床号、耐药级别等，初步判断耐药菌时空分布及交叉传播的可能性。有利于进一步进行流行病学调查、环境卫生学采样鉴定等工作。

（5）以数据为导航，加强耐药菌防控工作。通过不同检索条件，能便捷准确地查询全院耐药菌感染分布信息和流行趋势，可导出任意时间段、任意菌、任意科室耐药菌药敏情况变化趋势；公布导出数据，与目标考评直接挂钩，以强化科室对耐药菌防控工作的重视与执行力。

2. 应用品管圈（quality control circle，QCC）等管理工具加强多重耐药菌管理

如某医院探讨品管圈在重症医学科多重耐药菌管理中的应用效果，首先成立 QCC 小组，调查重症医学科多重耐药菌隔离控制措施现状、多重耐药菌知识知晓率及多重耐药菌发现率和检出率。对 QCC 活动前后数据进行对照，结果多重耐药菌隔离控制措施知晓率由 67.20% 上升至 93.33%，隔离措施执行率由 52.27% 上升至 82.5%。QCC 活动前后多重耐药菌发现率分别为 50.42%、26.90%（$P<0.05$）。大肠埃希菌、肺炎克雷伯菌、铜绿假单胞菌检出率均降低（$P<0.05$）。提示开展 QCC 可提高多重耐药菌隔离措施执行，降低多重耐药菌感染的发生率和检出率，是一种较好的管理工具。

3. 多学科合作，获得临床、药剂、检验、医院管理等部门的支持

如某医院成立由院感科、微生物室、药学部、医务处、护理部、临床科室的监管小组，由医院办公室以文件形式向全院下发，规定了小组具体职责以及活动内容及形式，包括修改制定各项规章制度，将多重耐药菌纳入危急值管理，举办宣传周，联合进行追踪检查，召开联合会议等，提高了多重耐药菌防控隔离措施的执行力，多重耐药菌检出率 2011 年为 66.23%，2012 年降至 57.69%；2011 年 MDROs 发生率为 5.81‰，2012 年下降为 5.75‰。

4. 营造多重耐药菌感染防控的文化氛围，结合医院实际开展形式多样的宣传与知识培训，如开展"医院感染宣传周"等活动。

5. 进行回顾或前瞻性调查，了解多重耐药菌感染的流行病学现状与特点；在调查的基础上，制定和落实防控方案及措施；观察干预措施的效果，总结、分析与反馈、改进与提高，建立长效机制，做到持续质量改进。

6. 根据多重耐药菌感染的防控情况，协助推进医院抗菌药物的合理使用。

（刘运喜　邢玉斌　杜明梅）

参 考 文 献

［1］中华人民共和国卫生部办公厅. 关于加强多重耐药菌医院感染控制工作的通知. 卫办医发〔2008〕130 号.

［2］中华人民共和国卫生部办公厅. 多重耐药菌医院感染预防与控制技术指南（试行）. 卫办医政发〔2011〕5 号.

［3］胡必杰. 中国医院感染规范化管理. 上海：上海科学技术出版社，2009.

［4］《医院感染管理办法》起草小组. 医院感染管理办法. 中国法制出版社，2006.

第三章

自然灾害医疗救援中的医院感染预防与控制

第一节　汶川地震医疗救援中的医院感染预防与控制

2008 年 5 月 12 日 14 时 28 分，四川省汶川发生 8.0 级特大地震，这是新中国成立以来破坏性最强、波及范围最广、救灾难度最大的一次地震，共造成 69227 人遇难、17923 人失踪，直接经济损失 8451 亿多元。在党中央、国务院和中央军委坚强领导下，全党全军全国各族人民众志成城、力克时艰，取得了抗震救灾斗争的伟大胜利。

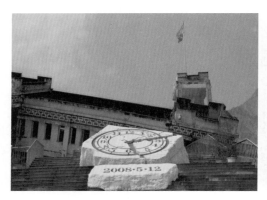

纪念地震的时钟定格

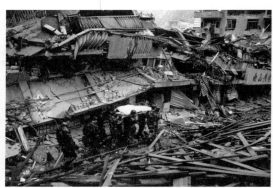

地震发生后的废墟和抢救现场

据原卫生部统计数据显示，汶川地震发生后各级各类医院共救治伤病员 4273551 人次，其中住院病员 96544 人，短时间内救治伤员之多，病情之重，给医疗救援工作带来了极大困难，但在四川以及全国来川支援的各省医疗队医务人员的共同努力下，打胜了这场没有硝烟的战争，这其中也包含了医院感染预防与控制专业人员（以下简称感控专业人员）的艰辛付出和努力。

从 1986 年我国开展医院感染管理工作以来，经历了 22 年的发展历程，培养了一支专业队伍，虽然这支队伍通过自身努力学习、交流以及 SARS 历练具备了一定的工作经验和实践技能，在日常医疗工作中发挥了积极的作用，保障了患者和工作人员的安全，但这支队伍并没有大灾大难救援的经验，因此汶川地震如此紧急、如此复杂的医疗救援中医院感染预防和控制工作面临空前严峻挑战。尽管如此，感控专业人员并没有退缩，而是迎难而上，表现出了拼搏、担当、奉献、不怕辛劳的精神，克服了重重困难，凭着扎实的专

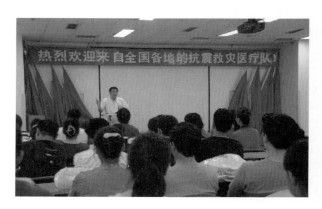

华西医院领导欢迎来自全国各地的抗震救灾医疗队

业技术，在震后救援工作中最大限度地发挥了预防和控制医院感染的作用，保障了地震伤员的医疗安全，提高了救治成功率，降低了死亡率。下面以华西医院抗震救灾医院感染预防和控制为主线，来重温那段不可磨灭的记忆。

一、华西医院医疗救援医院感染预防和控制工作的情况

地震发生后的几小时，华西医院便开始陆陆续续收治伤员，根据医院"纵向部门履行职责，横向部门负责协调"的统一安排，感控专业人员第一时间来到急诊科急救现场。由于早期来院伤员多来自成都周边，有的因跳楼摔断腿，有的因逃离时被踩伤，病情和污染程度也不重，感觉是有劲使不出来，仅仅做了一些帮助病人办理入院手续等工作。直到晚上从各种渠道了解到本次地震已经造成了都江堰市多栋房屋倒塌，其中包括一所中学教学楼倒塌，很多学生被掩埋在里面；北川、绵竹等地受灾严重，房屋出现大面积的倒塌和毁损，人员伤亡惨重；当时汶川和外界失去了消息，估计灾情是毁灭性的。果然，从震后的第二天开始，靠近成都的都江堰市的伤员开始送至我院，第三天其他极重灾区的伤员通过直升机等方式直接由救援现场送至我院，这些伤员的情况较前收治的伤员有重大的变化，不但伤员的病情重（有的伤员送来已没有生命迹象），伤口污染重（发现了首例疑似气性坏疽伤员），而且所穿的衣服沾满了泥土和灰尘。感控专业人员通过对伤员伤情的观察与发展规律的研判做出了科学的预测，据推断灾区现场救护条件差，伤员并发感染风险极大；加上地震期间医院实行双轨制医疗模式，既要对原有住院病人中病情较重的病人（轻病人劝其出院）进行常规治疗，又要收治地震伤员，存在医院感染流行甚至暴发的风险。因此确定并实施了分阶段、有重点、有针对性的医院感染防控方案，既预防特殊病原体（如气性坏疽、破伤风）和多重耐药菌株的医院感染，又预防传染病的院内流行和职业暴露后感染。

（一）第一阶段为震后 1~3 天，该阶段医院感染预防和控制工作主要是规范预检分诊、收治伤员流程；划分手术区域；预防特殊感染（如气性坏疽）在医院中流行。

首先，前移预检分诊工作：在急诊科临时搭建地震伤员伤口检查区和更衣区，医务人

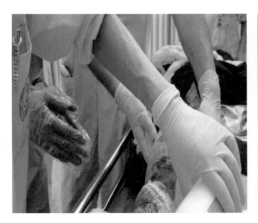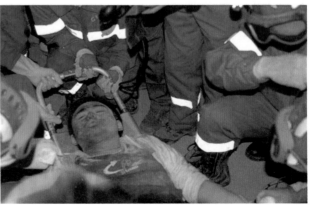

医务人员为每个地震伤员检查伤口，发现感染伤口立即涂片检查是否有特殊感染

员通过对伤员的观察，首先将闭合伤和开放伤伤员分开，闭合伤的伤员到普通诊室救治；对于开放性伤口则观察判断是否为感染伤口，非感染伤口伤员安排到相应外科性诊室救治，感染伤口伤员则需涂片检查是否为特殊感染，不是则安排到相应外科性科室救治，若涂片发现为疑似特殊感染伤员则安排在隔离诊断室进行救治。所有伤员经过预检分诊后都将衣服更换为病员服，避免对医院环境造成污染。

其次，划分手术区域：当时为了及时安排地震伤员手术，医院暂停了所有的非紧急手术，将一般地震伤员的手术安排在一住院楼手术室进行；将气性坏疽或疑似感染伤员安排在三住院楼手术室隔离手术间进行，要求每台手术结束后均须做终末消毒。

第三，为了预防气性坏疽等特殊病原体在医院内传播采取了一系列措施：一是制定"气性坏疽的诊断和治疗标准"和"气性坏疽伤员的收治与消毒隔离处理流程"；二是指定一个普通病房专门收治疑似气性坏疽伤员，医务人员进行操作时采取标准预防+接触隔离措施；三是安排专人调查、追踪和排查疑似气性坏疽等特殊感染的病例，并向医院和省卫生厅报告；四是感控专业人员每天检查、督导收治地震伤员科室的消毒、隔离以及个人防护工作。

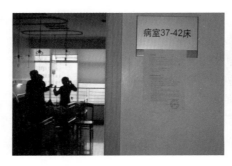 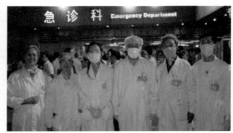

隔离病房外标准预防和接触隔离的提示　　　　华西感控人员日夜奋战在抗震救灾一线

（二）第二阶段为震后4~14天，该阶段医院感染预防和控制工作主要是预防地震伤员的医院感染和严密监测地震伤员传染病疫情，防止医院感染和传染病在医院流行。

大灾过后必有大疫。汶川地震发生时正值炎热夏季，地震当晚又下了一夜的暴雨，这不但给现场救援带来了困难，也给幸存者的救治增加了难度，同时为传染病特别是肠道传染病的流行提供了条件。因此，这个阶段除了预防地震伤员的医院感染以外，重点是监测传染病疫情以及预防其在医院中流行。医院感染管理科联合感染性疾病中心专家研究制定了"灾后常见传染病防治原则"，分发给收治伤的临床科室，并采取以下措施：

一是针对灾后常见传染病的特点，重点做好消化道、呼吸道传染病的防控工作。要求主管医生每日查房时向伤员和家属了解是否存在腹泻、发热、呼吸道症状等，以便及时发现传染病病人。二是严格执行传染病疫情报告首诊报告制度，如果发现地震伤员中有传染病或疑似传染病病人则按《传染病疫情网络直报工作的管理规定》报告疫情，做到早诊断、早报告、早隔离、早治疗。三是按照标准预防措施对伤员进行治疗和护理，加强清洁消毒和手卫生管理，强调接触伤员前后要洗手，预防传染病在医院中流行。四是医院感染专业人员分片区进行筛查和督察，每日汇总并分析资料，一旦发现传染病流行趋势即刻采取控制措施。最后是加强病房管理，严格限制陪伴人数，每个伤员只能留一个陪伴，特殊感染伤员不留陪伴。

（三）第三阶段，为震后2周以后，该阶段医院感染预防和控制工作主要是多重耐药菌株医院感染防控。

随着各地救治工作的深入开展，从地震灾区一线医疗机构如北川县、青川县、汶川县等医院陆续转入了多重耐药鲍曼不动杆菌等耐药菌株感染的伤员。为预防其在院内的传播，医院多次召开医院感染控制特别会议，制定了《预防控制多重耐药菌株感染的临时指南》。此阶段工作得到了香港玛丽医院感染控制科程棣妍高级护士长和复旦大学中山医院感染管理科主任胡必杰教授的指导和帮助，北京大学人民医院院感办主任武迎宏教授和北京大学第一医院贾建侠教授也到院指导工作。

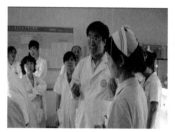
复旦大学中山医院胡必杰
教授在华西医院指导工作

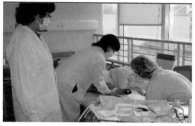
北大人民医院武迎宏主任和北大一
院贾建侠老师在华西医院指导工作

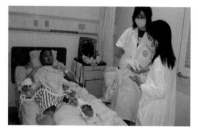
香港玛丽医院程棣妍老师在
华西医院指导工作

在专家们的帮助下，确定了对地震伤员多重耐药菌的分离情况进行目标性监测，并制定多重耐药菌株感染调查表，系统地对地震伤员多重耐药菌株感染情况进行目标性监测，这也是我院对多重耐药菌感染的初次目标性监测。

一是感控专业人员每天到实验医学科微生物室获取多重耐药菌株培养阳性伤员的信息，分片区对每位伤员进行追踪并指导消毒隔离工作，发放隔离标识。二是均采取标准预防+接触隔离措施；将感染/定植者隔离于单间或同种病原菌感染者集中隔离。三是工作人员严格执行手卫生，接触伤员时须戴手套，如果与伤员或其环境（包括家具、床栏杆等）有大面积接触时加穿隔离衣；脱手套和隔离衣后做好手卫生。四是医护人员相对固定，严格限制陪伴（1人）和探视人数（1人），并要求探视者执行手卫生。五是要求一般医疗器械如听诊器、体温表或血压计等应专人专用；其他不能专人专用的物品（如轮椅、担架）在每次使用后用有效氯1000 mg/L消毒液消毒。六是多重耐药菌感染的伤员转科时，须由一名工作人员陪同，并告知接收科室采取接触隔离预防措施。

感控专业人员同全院干部职工一道沉着冷静、勇挑重担，发扬连续作战抗震救灾精神，共收治来自灾区伤员 2702 人，治疗住院伤员 1831 人次。面临前期来院伤员自身污染程度重、感染伤口多（高度疑似气性坏疽伤员 32 例、经厌氧细菌培养确诊气性坏疽 5 例），后期转入病情危重伤员多（收治危重伤员 1153 人，全省 ICU 收治 227 人，我院占 157 人）、多重耐药菌感染伤员多（仅多重耐药鲍曼不动杆菌就有 30 例）的情况下，采取了预防和控制医院感染的有效措施，使地震伤员的医院感染率仅为 7.37%，未发生医院感染暴发，住院死亡率仅为 1.69%，为成功救治地震伤员做出了贡献，不辱使命，竭尽全力打赢了这场攻坚战！华西医院因在抗震救灾医疗救治工作发挥了国家队中流砥柱作用被国务院授予"全国抗震救灾英雄集体"荣誉称号。

华西医院成功救治的伤员中包括受到温家宝亲切看望并鼓励其"挺起不屈的脊梁"的段志秀，开朗活泼、喜欢手工的魏玲以及性格乐观幽默的"可乐男孩"薛枭。他们无一例外地都在华西医院进行了截肢手术，术后又经历了感染关恢复后才得以出院。段志秀出院后经过安置假肢和康复训练，2011 年进入黄河科技大学学习，2011 年度被评为"中国大学生自强之星标兵"，2014 年考入兰州大学继续深造，2014 年又受到了温家宝总理的亲切接见；魏玲在医院先后做过 20 次手术，虽然右腿被截肢三分之一、左腿被截肢到骨盆连接处，她出院后即开始自食其力，画钢笔画、做手工、写励志书籍等，后来还收获了爱情，于 2013 年 8 月 8 日结婚，2014 年 3 月 28 日生子当了妈妈；薛枭出院后第二年到上海财经大学上学，毕业后真的到了可口可乐公司上班。他们三人只是地震众多伤员中恢复出院的极少部分。在感叹生命顽强的同时，也觉得我们感控专职人员所有的努力都没有白费，一切付出都是值得的。

华西医院只是四川医疗机构中开展抗震救灾医疗救援中的一个单位，预防和控制地震伤员发生医院感染的措施和工作经历也只是众多收治地震伤员医院的一个缩影，其他医院的同道们也做了相同的工作，其中不乏比我们条件艰苦、收治的伤员病情更加紧急和复杂的医院，他们需要付出比我们更多的努力才能保障地震伤员的医疗安全。

二、从本次抗震救灾医院感染防控工作中应吸取的经验和教训

为了更好地应对地震等重大突发公共卫生事件，我们在地震伤员感控工作第三阶段及时进行了工作总结。经过感控专业人员的讨论我们认识到，地震等自然灾害或其他公共卫生事件往往以突发形式出现，因破坏程度不同造成的人员伤亡和伤情也不同，医疗机构的感控专业人员应该及时捕捉相关信息，对所在医院可能收治伤员的数量以及伤情做出初步的评估，然后测算救治工作所需的人力、物力、设施设备是否能从容应对，如果人力物力不够，应及时进行调配，如果设施设备不足则应及时进行补充和增设。通过对工作的梳理和资料的分析，分别有三个经验和三个教训，分别是：

经验一：医院感染管理部门及时制定应急状态下的感控措施，使感控工作做到有条不紊，既预防地震伤员的医院感染又预防医务人员的职业暴露后感染，专职人员每日到科室进行督导和监管，提高各项措施的依从性。

经验二：根据地震伤员的情况开展了特殊病原体如疑似气性坏疽和多重耐药菌感染的

目标性监测，以便及时发现可疑病例，尽早采取防控措施，降低发生医院感染的风险。

经验三：由于国家高度重视地震伤员的救治工作，凭借强烈的责任感和使命感，此时的医务人员对各项措施执行力强、依从性高，感控人员可以此为契机推行一些平时难以推行的感控措施：如本次地震就强化执行了手卫生和接触预防隔离措施，从而为以后推行手卫生和消毒隔离措施打下基础。

教训一：反应不够迅速，没有在地震当天晚上得到都江堰发生重大人员伤亡的情况下搭建临时性的预检分诊和伤员更衣区，而是震后第二天才做这方面的工作，这会增加医院清洁消毒压力和发生医院感染的风险。

教训二：由于人力资源的原因，没有对每个地震伤员采取个性化的感控措施，介入临床工作也不深入，信息化程度也不高，了解不到第一手的临床资料，因此多重耐药菌的防控措施相对滞后。

教训三：虽然制定并下发了一系列感控措施和流程，也要求科室遵照执行，但并没有及时对收治地震伤员的科室医务人员进行集中培训，强调执行的重要性，导致早期个别感控措施执行不到位。

三、一方有难，八方支援

"5·12"汶川地震，举世震惊，举国悲痛。四川的感控专业人员并不是孤军作战，在地震发生后全国的感控专家加入到各省的医疗救援队中来到了四川，他们中有的不畏艰险到了极重灾区的县医院，给那里的感控专业人员予以技术上的帮助、心理上的支持，如，山东省人民医院医院感染管理科李卫光主任带领山东省 10 名医院感染管理专业人员，在青川县中医院工作 22 天，主要负责消毒隔离和传染病防控相关工作；有的到了收治重伤员的大医院，为危重伤员的救治和后期多重耐药菌的防控提供了积极的技术支撑和消毒用品，如中南大学湘雅医院医院感染管理科主任吴安华教授到了成都市一医院，北大人民医院院

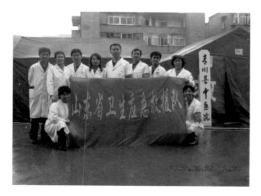

山东省医院感染管理专职人员一行
在青川县中医院（李卫光提供）

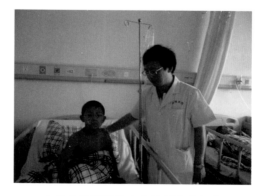

中南大学湘雅吴安华教授在成都市
一院指导（吴安华提供）

感办主任武迎宏教授、北大一院疾病预防处贾建侠老师以及广东省人民医院医院感染管理科侯铁英主任到了四川省人民医院，香港玛丽医院程棣妍高级护士长和复旦大学中山医院感染管理科主任胡必杰教授到了四川大学华西医院。通过四川感控人员和来自全国各地专家的共同努力，才取得了抗震救灾医院感染预防和控制工作的胜利。

（尹维佳　黄　静）

第二节　玉树地震医疗救援中的医院感染预防与控制

2010 年 4 月 14 日 7 时 49 分，青海省玉树县发生里氏 7.1 级强烈地震，地震受灾人数达 20 万余人，1 万余人受伤，2998 人遇难。这次地震发生在世界最高海拔和青藏腹地偏远地区，是迄今为止实施的一次难度最大、环境最恶劣、条件最艰苦的高原救援行动。低氧、低温、低湿、太阳辐射强、日差较大的高原地理环境和随之而来的大雪、大风、沙尘暴的恶劣天气，以及当地多元化的人文环境，增加了现场救援和感染防控的复杂性。

地震造成的人员损伤以外伤为主，同时合并多部位损伤、伤口污染、呼吸道感染等病情，发生医院感染的风险高，需要与医疗救治工作同时开展医院感染预防控制工作，才能有效减少感染相关并发症，提高伤员救治的成功率。地震发生后，国家卫生部立即组织医疗救援队，4 月 15 日上午，由北京、天津 93 名人组成的第一批玉树地震救援医疗队从北京出发，赶赴青海玉树。北京大学第一医院任军红、北京大学人民医院匡季秋、北京大学第三医院袁晓宁、北京积水潭医院陈辉和天津第三中心医院张富玉、天津海河医院王湘、天津第二人民医院高斌作为医院感染防控人员参加了第一批医疗救援活动。

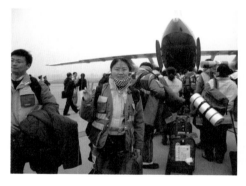

匡季秋赴玉树抗震救灾登机前留影

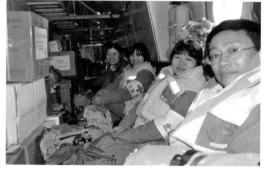

袁晓宁和队员搭乘直升机准备起飞

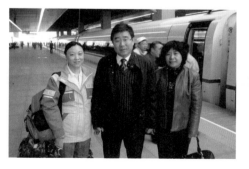

王湘机场出征

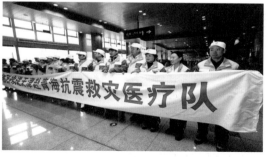

张富玉、王湘、高斌参与天津医疗队在机场集结

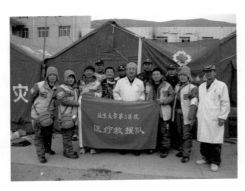 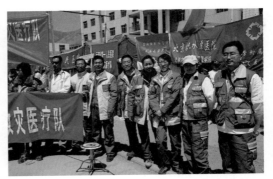

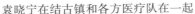

袁晓宁在结古镇和各方医疗队在一起　　　　　　　陈辉在结古镇和队员在一起

　　保护好自己是实施救援的前提，为避免救援者自身健康受损而造成救援力量的减员和救援者需要救援的双重救援现象，医院感染防控人员首先要做的就是维护好队员的身体健康，避免疾病，特别是传染性和感染性疾病的发生和播散。在救援队组建之始，医院感染防控专职人员就积极参与队伍的组建和防护物资的筹备工作。首先参与医疗队队员的筛选工作，因时间紧、任务重，在自愿参加的基础上结合队员的身体情况决定其能否担任此次高原救援。筛选时考虑到即将面临的低氧、低温的地理环境和因物资匮乏可能造成的低血糖和脱水状况，以及可能的转运伤病员、用力搬运重物等持续强体力劳动和休息不足、睡眠障碍、连续工作等工作特点，选择无高血压、心脏病、糖尿病等影响心肺功能的慢性病、无未完全治愈的感染性疾病和传染性疾病、身高体重适中，身体耐力好、年轻力壮的队员。队伍组建以后立刻进行感染防控知识与技能培训，除了复习巩固既往已经熟悉的医院感染相关的职业防护技术外，还结合即将面临的工作困难给予具体的指导，并配发了可随身携带的个人防护物品，如口罩、手套、一次性隔离衣、小包装消毒药剂等。

　　医疗队于4月15日下午6时许降落在玉树机场，机场正在进行地震伤员转运，队员们即刻参加了伤员转运工作。第一时间将感染伤员与非感染伤员、成人与儿童伤员根据病情

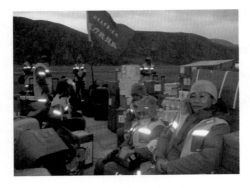 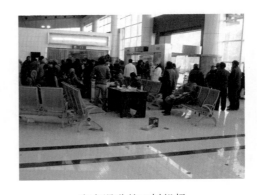

袁晓宁和队员在玉树机场　　　　　　　　　　　有点混乱的玉树机场

轻重分开安置，尽量保留有一定的空间和合适的距离。当天晚上大部分队员留守在机场，建立临时的诊疗区域，在机场候机厅及机场露天开展了医疗救治工作。在条件异常艰苦的情况下，尽可能做到分区的诊疗护理，给予力所能及的医疗照顾；医疗队员注意保护医疗用品，特别是无菌医疗用品的清洁妥善安置，及时维护清洁区环境卫生。

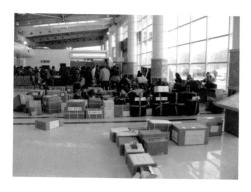

相对清洁的医疗用品暂存处

医疗队中的五名医疗队员接受统一调度，紧接着奔赴灾情最严重的地区-结古镇，北京大学第三医院袁晓宁作为感染防控人员到达现场。在了解灾情概貌后和国家卫生部应急办总指挥梁万年主任顺利汇合，在结古镇临时搭建的帐篷诊疗区与先期到达的青海本省的医疗机构一起展开医疗救治工作。再次强调医疗队员的职业防护，统一配发并监督使用速干手消毒剂、手套、口罩、隔离衣等个人防护用品，要求医疗队员接触患者血液体液、分泌物、排泄物之前必须戴手套，遇有咳嗽、打喷嚏等可能呼吸道疾患的人员应保持1米以外的安全距离，或戴外科口罩；避免过度劳累，及时补充水分，避免过度劳累，预防医务队员自身感染，发现肺水肿等严重高原反应及时报告，服从撤离安排；注意饮水的安全，尽量给医疗队员和伤病患者提供瓶装水或者煮沸的安全饮用水；加强对伤员、陪护人员和受灾群众的感染防控及健康知识的宣教，如怎样

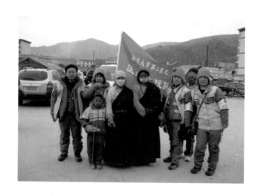

袁晓宁在结古镇进行受灾群众
健康宣教后赠送清洁饮用水

做到饮食卫生和个人卫生、正确的洗手方法、注意环境卫生的共同维护，以及一旦出现腹泻、发热、眼睛红肿、结膜黄染、皮疹等传染病信号及时找医疗队员报告，接受医疗队的治疗和指导；尽量克服语言障碍，让灾区人民能够自觉配合医务人员的工作，共同做好感染性疾病和传染性疾病的防控；同时建立环境保洁制度及工作流程，充分发挥志愿者的作用，引导灾民在远离驻地、远离水源的下风向倾倒垃圾和临时如厕，加强垃圾的集中处理，就地及时消毒后深埋，尽快根据需要安置临时厕所及早介入伤员预检分诊，在伤员送达时立刻进行检伤，筛查出感染伤员，尤其是特殊感染如气性坏疽感染伤员，分区救治，转运时做好标识和交接说明，做到感染性疾病和传染性疾病的早发现、早标志、早隔离；进行地震伤员的感染风险综合评估，重点监测感染高风险伤员，制定个性化防控方案并落实，随伤员病情的变化及时调整。由于结古镇海拔接近4000米，昼夜温差很大，夜间温度尚在零下，恶劣的自然条件不利于病原微生物及病媒生物的生长繁殖，现场观察未见蚊蝇等病媒生物，未进行广泛的环境消毒。

随着伤病员的大量转出，多数的重症患者转移到了非震区的定点收治医院。第一批的医疗队队员们也根据工作需要陆续撤至西宁和格尔木等地的定点收治医院。进入当地医院后，医疗队立刻参与了临床医疗救治工作，感染防控专业的队员也迅速与当地医院的感染防控人员接洽，取得当地医院领导和感染防控专业人员的认可和支持，针对地震患者开展了应急感染防控工作，协助当地医院感染防控部门审核落实应急预案，参与地震伤员的预检分诊、清洁卫生管理、病房安置、手术管理、术后康复等全过程感染管理。在开展工作的同时考虑到受灾群众多信奉宗教，以从事宗教活动对去世亲人表达哀思，在宗教活动期间保留不更衣、不洗脸、不梳头等不利于个人清洁的风俗习惯。在预检分诊和患者安置时，除考虑疾病因素外，尽量将信奉宗教的、同一民族的伤员安排在同一房间，以免因生活习惯不同而发生不必要的冲突；需要进行清洁洗脱处理时，先借助志愿者消除语言障碍，做耐心细致的解释，征得其同意后进行，不能配合时尽量采用风险较小的措施替代，如坚持不能洗头的手术患者采取手术帽完全覆盖头发后进入手术室等。

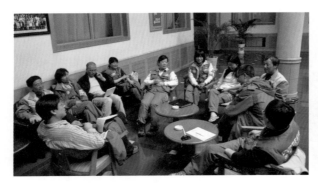

袁晓宁在格尔木进行队员感染防控培训

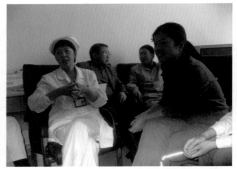

袁晓宁在格尔木与当地医院护理部主任
深入交流手术室感染防控问题

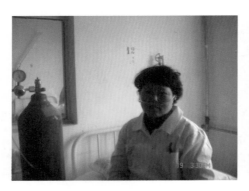

张富玉老师克服高原反应，吸氧坚持工作

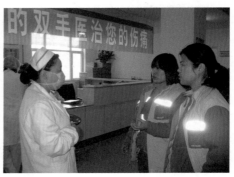

袁晓宁和格尔木定点收治医院护士长
交流收治病房感染防控问题

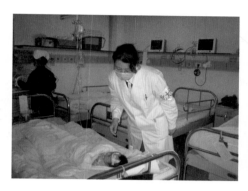

任军红参与儿科查房

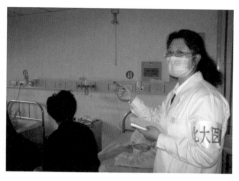

任军红给患者家属进行健康宣教

一、做好预检分诊，尽早洁污分流

良好的预检分诊可以第一时间识别感染性疾病患者和传染病患者，尽早进行隔离诊治，是防控感染和传染播散的第一道关卡。多专业、多部门的合作进行预检分诊可以有效提高预检分诊的质量。进行预检分诊前组建一个由骨科、普通外科、感染性疾病科、微生物检验室以及感染防控专职人员组成的专家小组，在预检分诊处第一时间联合查看伤员，首先分流开放伤和闭合伤，所有开放性伤口转运前必须在预检分诊处由专家小组统一初步评估伤员，外科医师初步清创包扎，微生物实验专业人员在现场采集气性坏疽等特殊感染的疑似病例标本、现场涂片检查，立即报告结果，并根据需要进行进一步培养和鉴定，尽早筛查出气性坏疽等特殊感染的病例，第一时间实施隔离转运和治疗，避免在转运过程中污染医院环境，增加医院感染的风险。为避免伤员对正常医疗秩序的影响，协助当地医院在接受地震伤员时，协助设立临时的地震伤员的专用预检分诊处，并明确划分为污染区和半污染区，独立的单流向出入口，参照运送前检伤结果进行伤员的再次评估，进行入院前的预检分诊和应急分流。进行预检分诊工作前集中进行医务人员的职业防护教育，要求所有接触伤员的医务人员在标

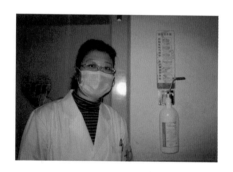

任军红指导走廊安装快速手消毒剂

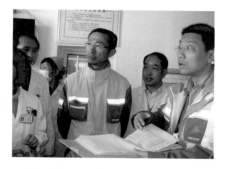

陈辉等在西宁市第一医院查看病人

准预防的基础上严格执行接触隔离预防措施，在接触开放性外伤伤员时戴手套和口罩，穿一

次性的防水隔离衣，接触伤员后立即更换，并洗手或手消毒。需要转送特殊感染病人时，运送人员穿戴好个人防护用具，如手套、隔离衣等，运送完伤员后立即更换并进行手卫生。为避免伤员的衣物、被服等随身物品污染医院环境，在预检分诊处建立独立场所，考虑文化差异，耐心说服伤员，在征求伤员同意的前提下，清除和更换伤员的所有随身衣物及被服，所有更换下的衣物和被服直接交给陪同人员保存，不得带入病房和检查室。无陪同人员的伤员更换下衣物放入双层塑料袋内密封，做好标记后暂存于指定地点统一保存，污染特别严重的

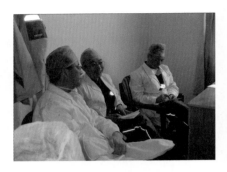

联合查房提出感染控制要点

衣物征求伤员同意后直接按医疗废物处理。建立地震伤员检查和手术的绿色通道，做到感染伤员与非感染伤员分开检查，尽量减少污染区域，为气性坏疽等特殊感染伤员准备专用的检查通道和检查室，每个伤员检查后立即对检查室和检查仪器进行清洁和消毒，降低伤员发生医院感染的风险。

二、加强收治病区或病房的多元合作

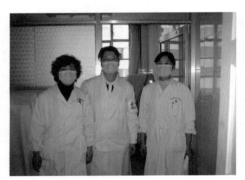

任军红与当地感控人员检查 ICU 感染防控

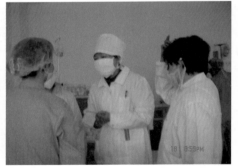

指导收治伤员的病区医务人员消毒、
隔离及无菌技术操作

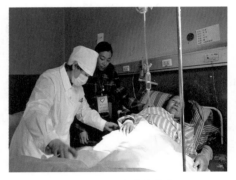

张富玉指导清洁床单位

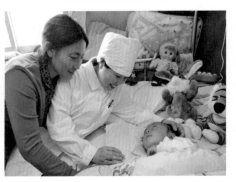

张富玉老师协助医生进行患儿换药

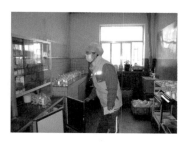
匡季秋在查看治疗室

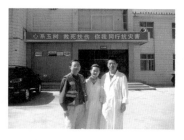
高斌、王湘与当地感控人员合影

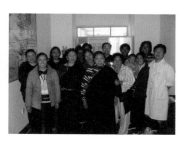
高斌与救治灾民合影

地震伤员经检查和手术的绿色通道直接收入单独的病区或者相对独立的病房。感染防控队员协助当地医院感染防控人员建立或完善收治病区的医院感染防控工作流程和措施，如《收治地震伤员医院感染管理规定及工作流程》《气性坏疽患者医院感染管理规定及工作流程》《地震伤员脓液、病灶分泌物标本的采集、运送和培养工作流程》等规章制度和指导文件，并深入临床一线，督导临床医务人员严格落实；密切监测伤员病情变化，根据工作现状协调相关科室，及时调整优化工作流程，如地震伤72小时后气性坏疽感染的风险较高，病原体采样和标本保存要求高于常见需氧微生物，需要与微生物专业人员沟通，培训采样人员，建立微生物专业人员24小时响应机制，优化气性坏疽伤员微生物样本采样流程，助力气性坏疽病人的早发现、早诊断、早报告和早隔离和早治疗；充分发挥志愿者的力量，突破语言障碍，做好伤员及陪护人员的健康教育，取得合作；与保洁人员深度沟通，指导工作流程，确保环境清洁的安全性和有效性。

三、加强收治病区或病房的基础防控措施管理

遵循建筑布局和流程设计、手卫生、无菌技术、隔离技术、环境清洁和消毒是医院感染防控的前提。在地震伤员收治病房加强医院感染防控措施的执行力监测，如所有属地人员遵循建筑布局和流程设计，尽量满足医院感染防控要求。完善收治病房的手卫生设施、设备，加强培训与监测，强化医务人员手卫生意识，提高手卫生执行力；加强伤员和陪住人员的清洁卫生管理和常见传染病和感染症状的识别教育，提高伤员和陪住人员对个人清洁卫生，特别是手卫生、饮食卫生的关注，及时报告传染病或感染性疾病；加强医务人员无菌技术的培训与无菌操作的监控，提高医务人员无菌原则的依从性；加强属地人员隔离技术的培训，在治疗过程中发现有感染症状的伤员立刻隔离治疗，严格执行隔离制度，病原学不明的尽量进行单间隔离，条件实在紧张的进行床旁隔离，同一病原体的感染或定植患者可以一室隔离，由病房感染控制护士负责落实隔离措施，感染防控专业人员每日督导；严格落实病室环境、物表消毒等，加强保洁人员的培训与监督，监控保洁的顺序和方法，避免病原体再次污染环境。

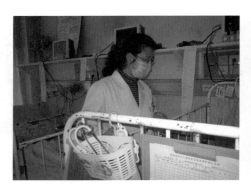

任军红进行 ICU 感染防控督查

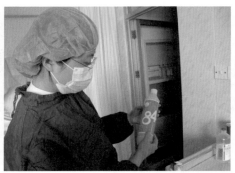

匡季秋检查消毒剂使用情况

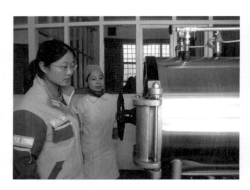

匡季秋检查灭菌器使用情况

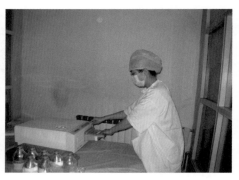

匡季秋在进行手术中接台器械灭菌

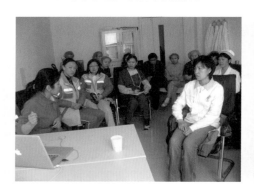

袁晓宁在格尔木当地进行手术室人员培训

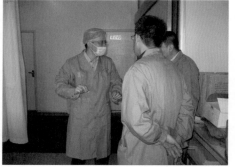

陈辉在省人民医院 ICU 与卫生部医疗队
其他专家讨论病情

四、加强重点部门和重点环节的医院感染防控

转运到后方医院的患者一般是病情严重患者，合并多器官损伤或者需要进一步手术处理。一般需要安置在独立的病房，重症患者安置在 ICU，有些接受救治任务的医院之前未

建立危重医学科，没有真正意义上的 ICU，手术室条件简陋，需要优化手术流程，严格落实手术过程中的无菌原则，评价消毒灭菌设备的有效性，尽量降低感染风险；临时协助组建 ICU，培训 ICU 的医务人员，培训的内容涉及到手卫生、消毒隔离、无菌技术、个人防护用品的使用、安全注射等基础防控措施，更需要重点培训手术部位感染、中心静脉导管相关感染、呼吸机肺炎、导尿管相关尿路感染的早期识别、诊断和防控措施，培训考核合格后每日与医务人员一起查房，督导重点防控环节措施的执行情况，及时纠正偏差进行再

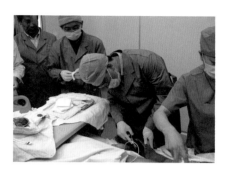

陈辉在省人民医院 ICU 检查
危重病人并换药

培训，确保防控措施落实到位。创造条件开展手术部位感染、呼吸机相关肺炎、中心静脉导管相关血流感染、导尿管相关尿路感染等重点环节感染监测，推行相应的感染防控集束化措施，每日查看目标监测伤员情况，并及时反馈给手术医生和主管医生，尽早发现危险因素，及时给予针对性干预。

　　总之，玉树地震的感染防控经验包括感染防控专业人员尽早介入救援活动，参与应急预案和工作流程的制定和演练；针对可能的感染风险参与救援的医务人员的筛选和职业防护用品的配备，进行出发前医疗队员的感染防控知识与技能培训，确保每个医疗队员都有高度的医院感染防控意识和足够的医院感染防控技能；参与救援的感染防控专业医疗队员尽早与当地领导沟通，取得领导的认可和重视，依靠当地医院的专业力量，注重多专业、多部门合作，形成感染防控合力；和当地感染防控人员一起深度参与临床工作，做好伤员的预检分诊，尽早获得病原学支持，做到早发现、早隔离、早诊断、早报告感染患者，针对病原提供精准的医院感染防控计划，严格督导感染防控措施的落实，保障医患安全；积极创造条件开展重点科室、重点人群的目标监测，及时准确地反馈监测结果，并根据监测结果及时发现和控制医院感染危险因素，尽早进行防控干预；分阶段、有重点、有针对性地落实科学可行的感染防控措施，降低医院感染风险，提高医疗救治成功率。第一批医疗队的感染防控人员通过以上措施实现了医疗队员的零感染，确保了所有医疗队员都健康地凯旋；协助当地医院完成了地震灾害的应急工作，梳理了医院感染相关规章制度和操作规程，为进一步的工作打下了良好的基础，并在定点医院工作时进行了重大手术部位感染目标监测，实现了清洁手术部位感染的零发生。

（袁晓宁　任军红　陈　辉）

第三节　芦山地震医疗救援中的医院感染预防与控制

一、芦山地震及救治概况

芦山地震（又被称为 4·20 雅安地震）是发生于 2013 年 4 月 20 日 8 时 02 分四川省雅安市芦山县的 7.0 级地震，受灾人口达 152 万。到 2013 年 4 月 24 日 14 时 30 分，造成 196 人死亡，失踪 21 人，11470 人受伤。地震发生后，道路未完全中断且经过汶川大地震洗礼后救援应急响应时间短，对伤员的救治在地震后立即就展开。大量伤员除转送雅安市各医疗机构外，重症及危重症地震伤员还集中收治于成都地区几所大型医疗机构（四川大学华西医院、四川省人民医院、成都军区总医院、四川省骨科医院），其中四川大学华西医院收治患者数量较多。此外，四川省肿瘤医院和四川大学华西第二医院也收治了部分伤员。虽然芦山地震与汶川地震相比其震级和烈度均较低，所致的伤亡情况远较汶川地震为小，但伤员转运及时（例如，震后 3.5 小时就有震区伤员转运到华西医院），参与救治的医院往往在较短时间内收治了较多伤员，这就为医院感染的防控提出了很大的挑战。

经历了 2008 年汶川大地震后很少有人能够想到在 5 年的时间内四川又会再次经历大地震。但由于有了参与汶川大地震救治的经验和教训，参与救治的医疗机构在应对芦山地震伤员时，医院感染防控已能做到快速反应、从容有序应对，并取得了很好的效果。

二、雅安市各级医院伤员救治中的医院感染防控

芦山县为本次地震的震中，在地震后的一天内就有约 3000 受伤者在芦山县人民医院接受了救治。宝兴县是另一个受灾重的地方，在地震后与芦山县不同，通往该县的道路多处塌方，为救治增加了难度。这两家医院的感控人在关键时刻与其他医务人员一起积极参与了伤员的救治，在医院感染防控方面做好了环境卫生和医疗废物的收集，针对医院内热食供应点就餐人员多的情况，督导餐具的消毒预防交叉感染，并对医务人员开展了及时的培训。

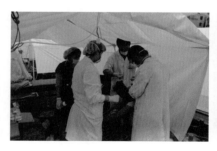

芦山县人民医院搭建临时帐篷为伤员做临时处置（芦山县人民医院提供）

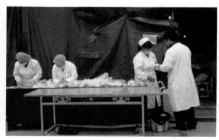

宝兴县人民医院临时治疗处，工作人员正在进行药物查对（宝兴县人民医院提供）

雅安市人民医院是雅安的主要医疗中心，在地震发生后承担了大量伤员的救治任务，并且还面临因余震不断而需要疏散本院危重患者的任务。该院院感保健科在地震后很快就投入到了伤员感染的防控工作之中。全科同事在邵永惠的带领下主动分赴各病区协助临床科室稳定患者及家属情绪，帮助医护人员疏散患者，协助后勤工作人员搭建帐篷、在通讯中断的情况下主动充当传声筒，及时将指挥部的精神传达到各病区。几天下来虽然精力和体力严重透支，但他（她）们仍然马不停蹄、斗志高昂地奔波在抗震救灾第一线，每天不分昼夜坚守在工作岗位上。院感保健科加班加点及时拟定了《雅安市人民医院关于加强抗震救灾医院感染控制的紧急通知》等相关文件和资料，为抗震救灾期间全院医院感染管理和传染病疫情控制工作提出了细致的可行措施。全科同志不仅就院感管理和疫情控制等相关知识进行宣教，还对垃圾、污水的管理、食品卫生、饮用水安全等环节加强了管理和督导，并且增加了每日到科室巡视的次数和力度，对各临床科室在临时病区中的消毒隔离、无菌技术操作、手卫生、医疗废物和生活垃圾管理等工作及时进行督导。

雅安雨城区医院（雅安市第二医院）和雅安中医医院也积极参与到了伤员的救治。两家医院的感控人也通过早期介入、教育培训和协调沟通等多种措施积极预防医院感染，取得了很好成效。由于雅安作为本次抗震救治的"前进基地"，这两家医院的感控人在工作中不断思考，也提出了"对中心供应室消毒灭菌设备的检测，在震后应有一个强检部门对其进行快速初步评估"和"对临时帐篷病房搭建是否有一个简单原则性的基于感控流程的搭建指南"这些在一线所面临的问题。同时，也坦承存在伤员的病原学送检率不高、感染监测滞后，以及不少医务人员存在抵触情绪（"都什么时候了，还强调无菌操作"）这些实际上不同程度存在于各家医院的问题。

三、四川大学华西医院在伤员救治中的医院感染防控

在成都市集中收治危重地震伤员的医疗机构中，四川大学华西医院收治伤员相对较多。地震发生后 2 周内，全院共接诊伤员 392 人，入院 321 人［危重 39 人（12.15%），重症 14 人（4.36%）］，手术 184 台。

1. 快速响应，及时应对

地震发生后 1 小时内，医院各临床医技科室和职能部门都有不少人员到了医院，各自行色匆匆，神情凝重，点头招呼后就投入到各自工作岗位。华西感控团队的成员也在地震当日上午就大多赶回到工作岗位，并立即开始投入到了伤员救治的医院感染防控工作之中。最先到医院的感控人立刻到急诊科协助建立预检分诊流程，随着更多感控人到位后，为提高工作效率，对工作进行了分工。有的负责协调消毒药械和个人防护用品等物资准备，有的负责加入急诊的伤员分拣处置工作中，有的负责制定和更新医院感染防控的流程和方案（如《关于进一步加强气性坏疽预防控制的方案》等），有的负责到伤员收治重点科室（如骨科、ICU、神经外科、普外科、小儿外科和肾脏内科）指导，做好防控准备。

2. 提前介入，感控工作前移

华西急诊医护工作人员经历了汶川大地震等众多突发事件的考验，经验丰富，在地震

发生后就立刻自发开始着手建立伤员的预检分诊流程，并在地震发生 10 分钟后就已经接收了成都本地的伤员。当感控团队成员到急诊科后，立即与急诊科医护团队一起完善预检分诊流程，包括建立伤员运送通道、设置分拣区，完成分拣流程的制定和对从事分拣工作人员的简短培训，协调实验医学科临床微生物室做好伤员标本微生物检验工作，以及协调所需物资的准备。工作紧张但高效，当地震后 3.5 小时第一例来自芦山震区患者转运至华西急诊时，以上所有的准备工作均已完成、相应的物资已经到位，相关工作人员已经完成培训并且精神饱满，为有效救治、及早开展感染预防奠定了坚实基础。

急诊科工作人员记录了伤员分拣的流程，"当伤员自救护车上接下立即送入分拣区，并立即脱去、剪开其原有污染衣裤、统一更换病员服并戴上一次性帽子遮住头发，防止污染物的扩散。伤员的贵重物品经消毒处理后，交由其家属妥善保管。其他物品一律不带入病区。更换下的污物装入感染性垃圾收集袋统一销毁。凡是有开放伤口者，统一进行伤口分泌物涂片，消毒包扎，并在伤员身上的明显位置做标记以便及时追踪涂片结果并避免重复工作"。

由于考虑到有可能在较短时间内有大量伤员转运而来，按汶川地震的救治经验需建立临时分拣和处置区。感控团队、急诊和后勤方面的同事各司其职，在很短时间内就建起了具备可同时处理 3 名伤员的临时分拣和处置区。其中，感控团队主要任务是协助选址（通风良好、转运便捷）、协调消毒药械和个人防护用品等物资的准备，制定环境物表清洁消毒方案和废弃物处置流程等，以及为分拣和处置人员提供相应培训等。

感控团队还对伤员的分拣和处置工作全程监督和协助，并且获得医院充分授权，对于任何违反标准预防和无菌操作的行为立即予以阻止。从伤员救治的最初流程就开始规范行为，为之后长时间的救治工作开了好头。感控团队参与到分拣工作之中，还使急诊医护人员感觉并非在孤军奋战，有助于鼓舞一线医护人员的士气。

3. 改变教育培训方式

感控人都清楚教育培训在感控工作中的重要性，但大量的感控教育培训效果（行为改变）却并不佳。在充分总结之前教育培训方面的经验和教训的基础上，在本次应对时采用化整为零、利用晨交班和围绕地震伤员感控特点开展培训。感控专业人员深入到可能收治地震伤员的各个科室（而非全院集中培训，也非视频培训），在晨交班时（晨交班时医护人员人员整齐、早上头脑较为清醒，容易接受知识），用较短时间 10~15 分钟围绕地震伤员的特点（如地震伤员易发生伤口感染、长期卧床者易发生肺炎，有挤压综合征需接受透析治疗者易发生导管相关血流感染等）进行面对面的感控知识和技能的培训。内容包括标准预防、手卫生、隔离、环境物表清洁消毒、伤口护理中如何避免污染、医院获得性肺炎的预防以及导管相关感染的预防等。培训中注重现场演示。从培训后在救治伤员的实践中医护人员对感控依从性以及医护人员的反馈意见来看，这样的培训方式效果较好。

4. 院感人加入多学科救治团队，深入一线工作

基于汶川大地震的救治经验，华西医院立即着手组建了多学科团队，为重症伤员提供尽可能好的医疗救治，以减少死亡率和伤残率。感控团队也参与到了多学科救治团队中。

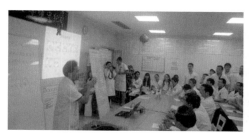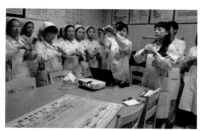

华西感控团队到临床一线用晨交班时间进行有针对性培训

重伤员集中收治于外科 ICU 病房，由 ICU、神经外科、骨科、胸外科、肾脏内科、感染科、康复科等多学科专家组成专业团队每日到外科 ICU 参加交班，并对所有伤员共同查房和讨论 2 次，每次查房和讨论约持续 2～3 小时。感控人在这个救治团队里面的主要工作包括：对伤员发生的感染情况进行监测和反馈；对医护人员的感控措施依从性进行监督和提醒；为医院感染防控提出方案。通过与多学科救治团队一起工作，可以及时了解伤员的病情发展、有无感染的临床表现，并查看到患者的伤口情况；通过参加交班和讨论则可以很及时地反馈伤员感染的情况，有助于引起医护人员的重视。对患者的很多操作是在查房的同时开展，而且外科 ICU 属于大开间设置，在参与查房时能够同时看到很多医护人员对感控措施的依从性；对发现的未执行感控措施情况，

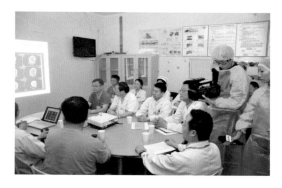

感控团队参与对伤员逐一讨论，制定诊治方案

则可以及时提醒和阻止。在参与查房时也可将一些针对重点部位（如肺炎、皮肤软组织感染、导管相关血流感染、导管相关尿路感染）的感控方案拿出来讨论，通过讨论可以优化方案，讨论本身也是个教育培训的过程，有助于医务人员掌握防控措施。当然，只是参与查房和交班难以做到全面监督，因此在查房完毕后，感控人仍留在外科 ICU 病房继续工作，采用了"进驻"而非"巡视"的工作模式。对于夜班时因为一线工作人员人手相对较少，感控措施依从性可能会降低的情况，安排了不定期不提前通知的夜查房。除了感控专业人员进驻之外，也注意发挥科室感控兼职人员的作用，感控专业和兼职人员共同工作、共同监督、数据共享、一起讨论。感控人每日进驻外科 ICU 工作且周末无休，这样持续了 1 个月。

5. 分片区管理

除了重伤员集中的外科 ICU 病房，其他大量伤员分布于全院多个科室。整个感控团队进行了分片区管理，每个科室的监管都落实到人，每日（包括周末）开展感染情况的监测和感控措施落实情况的监管。

本次华西医院芦山地震伤员救治监测结果显示，芦山地震救援入住 ICU 伤员 81 例，入住 ICU 伤员比例为 25.39%，与汶川地震入住 ICU 伤员比例 7.75% 比较，明显增多，说明芦山地震的危重受伤患者多，发生医院感染的风险大。然而，芦山地震医疗救援的医院感染的例次感染发生率 3.45%，显著低于汶川地震医疗救治的医院感染的例次感染率（7.89%，汶川地震伤员数量大，此例次感染率为随机抽样调查结果），说明医院在芦山地震医疗救援工作中所采取的感染控制措施得当而富有成效。更关键的是，尽管收治了大量颅脑外伤等重伤员，本次华西医院救治的芦山地震伤员中没有 1 例死亡。

6. 感控规定面前需要人人平等

为最大限度地减少伤员的死亡率和致残率，国家卫生计生委组织了来自北京、上海和广州等地的重症医学、神经外科、胸外科、肾脏内科、烧伤和感染的专家来院指导救治工作。这些专家医术高超、工作勤奋，为我们带来了宝贵的救治经验，为改善伤员的预后起到了重要的作用。然而，这些专家来自不同的医疗机构，各自的经验和习惯各不相同，表现在医院感染防控方面的意识和依从性上有很大的差异。

多学科的专家们查房，因人多对落实感控措施挑战很大

因此对外来人员包括专家、志愿者和探视者等都应进行相应的教育培训，对于未依从的情况应及时纠正，力争做到感控规定面前没有特殊之人。

四、成都市内其他医院的伤员救治中的医院感染防控工作

除了华西医院，重伤员还集中到了四川省人民医院、成都军区总医院、四川省骨科医院。其中四川省人民医院共收治芦山地震伤员 130 例。这些医院也在重症伤员救治中扮演了中流砥柱的作用，其感控团队也和华西感控团队一样深入临床、采取各种措施，取得了医院感染发生率低、患者预后好的很好成效。所采取的措施主要包括：地震伤员入院气性坏疽筛查和多重耐药菌主动筛查、加强地震收治病区医院感染防控措施、强化地震伤员医院获得性肺炎预防控制措施、针对危重症地震伤员情况制定个性化医院感染防控措施、危重症地震伤员医院感染监测和地震伤员手术部位感染监测等。四川省人民医院还承担着四川省医院感染质量控制中心的职责，积极组织专家组指导其他基层医院的感控工作。成都军区总医院感控团队在张玲主任的带领下采取个性化的感控措施，在收治的 79 名伤员（其中收治到 ICU 的有 11 人）中未发生医院感染病例。

此外，部分伤员也转运到成都市紧邻雅安的蒲江县、邛崃市和大邑县。四川省医院感染质量控制中心专家组成员叶庆临主任医师、刘竹副主任医师驻点邛崃、蒲江、大邑等地地震伤员收治医院开展感染防控工作，并开展专项检查和技术指导。针对地震伤员病区流程布局、消毒隔离制度及手卫生执行、医疗器械消毒灭菌处置、病区无菌操作及院感监测

等情况给予建议和指导，强化医务人员医院感染防控意识和措施的落实。四川省医院感染质量控制中心专家还通过 QQ 群和电话等方式开展对灾区医疗机构的医院感染防控指导工作。

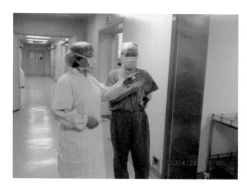

成都市 CDC 叶庆临主任医师
指导手术室院感防控

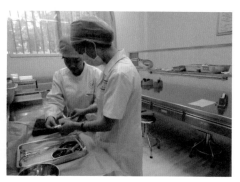

成都市 CDC 刘竹副主任医师
检查手术器械清洗消毒质量

五、国家卫生计生委委派医院感染管理专家指导

本次地震救援的一大特点就是反应迅速。北大三院院感科的杨雪松主任和吴华参加了第一批的国家医疗队于 4 月 21 日就到了雅安，然后兵分两路，其中杨雪松到了震中芦山县，吴华则到了雅安三家医院（雅安市人民医院、雅安市第二医院和雅安市中医医院）。两位感控人对伤员救治的院感防控方面做了大量的现场指导，并针对震区医院感染控制工作中存在的一些问题和隐患及时与卫计委医政司领导沟通汇报情况，在医政司再派院感督导专家的指导下，共同努力，共同促使三家医院的院感控制工作协同向前推进，使感染控制从灾后应急转变为常规规范开展。此外，4月 28 日下午，国家医疗队院感组与国家卫生计生委院感专家一起召集雅安市三家医院主管医院感染的院长、院感科主任座谈会，对伤员救治中医院感染控制工作进行了充分的讨论，并提出了解决建议及整改意见，不仅为抗震救灾医疗救治工作中的院感防控工作具有重要意义，也为雅安市今后院感工作的全面、规范开展开创了良好的开端。

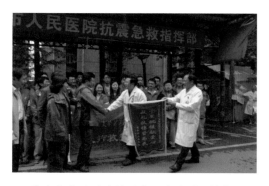

雅安市人民医院给国家医疗队赠送锦旗，
前排左二为北大三院杨雪松主任
（雅安市人民医院提供）

国家卫生计生委委派了北京大学第一医院的李六亿处长和北京大学人民医院的

武迎宏主任来四川指导伤员的医院感染防控工作。两位专家先后现场调查了四川省收治地震伤员的 8 所医院和 2 所乡镇卫生院及其所属的临时简易帐篷诊所，其中成都市医院 3 所：四川大学华西医院、四川省人民医院和成都军区总院；雅安市医院 3 所：雅安市第一人民医院、雅安市第二人民医院、雅安市中医院；芦山县人民医院、宝兴县人民医院、龙门乡卫生院、灵官镇卫生院及其所属的部分临时简易帐篷诊所。各医院调查的主要部门包括：骨科病房、普通外科病房、重症监护病房、手术室、消毒供应中心、临时帐篷门诊、急诊和病房及灾民集中安置点的临时简易帐篷诊所等。除了

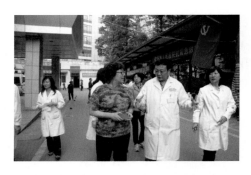

国家级感控专家到雅安市人民医院现场指导。前排左一为武迎宏主任，后排着便装者为李六亿处长，前排右一为杨雪松主任
（雅安市人民医院提供）

指导优化感控工作之外，两位专家还对这些医院的感控工作予以肯定，这就极大地增强了这些医院感控人的信心。同时，两位专家也发现基层医疗机构感染控制工作薄弱的问题依然存在，尤其是缺乏有经验的医院感染管理专业人员，这有待进一步提升。两位专家还对地震伤员救治中医院感染防控工作，做了很好地总结，提出了"四早、六需要"。四早：早介入、早发现、早隔离、早干预。六需要：需要领导重视、需要多学科协作、需要个性化防控、需要在诊疗全过程中贯穿感控、需要科学规范的感控措施、需要配备合格的院感人。这样提纲挈领、便于记忆的总结为今后突发事件中感控做出了科学指引。

六、结语

2013 年 4 月 20 日的芦山地震是对感控人的又一次严峻的挑战和考验。参与伤员救治的各级各类医疗机构中的感控人都表现出了大无畏的精神，任劳任怨、默默无闻地尽自己的最大努力做好院感防控工作，通过快速响应、深入临床（勤动足）、开展监测（勤动手）、协调沟通（勤动口）的"手足口"式工作方式为本次芦山地震伤员救治做出了应有的重要贡献。

致谢：感谢芦山县人民医院院感科、宝兴县人民医院院感科、雅安市人民医院院感科、四川省人民医院院感办/四川省医院感染管理质控中心、北京大学第一医院院感处李六亿处长等提供了宝贵的资料。感谢四川大学华西医院院感部的乔甫协调资料的收集。

（宗志勇）

参 考 文 献

［1］曾建江. 2013, p 2. 中华医学会急诊医学分会第十六次全国急诊医学学术年会，中华医学会、中华医学会急诊医学分会，中国四川成都.

［2］向钱，吕宇，王惠，魏道琼，周忠华，吴佳玉，代敏，刘华. 2015. 芦山地震伤员救治中的医院感染预防

与控制. 实用医院临床杂志：223-224.

［3］李为民，黄静. 2013. 四川大学华西医院芦山地震应急医学救援纪实. 中国循证医学杂志：497-500.

［4］陶冶，孟宪东. 2014. 4·20芦山地震急诊科院感防控探讨. 临床急诊杂志：355-357.

［5］尹维佳，黄文治，庄红娣，乔甫，饶莉，宗志勇. 2013. 芦山地震医疗救援的医院感染监测与预防. 中华医院感染学杂志：4945-4947.

［6］李六亿，武迎宏，姚希. 2014. 汶川地震和雅安地震伤员救治过程中医院感染预防与控制特点比较. 中国感染控制杂志：71-73.

第四节 王家岭矿难事件医疗救援中的医院感染预防与控制

2010年3月28日14：30华晋焦煤王家岭煤矿发生透水事故，153人被困井下。自矿难发生后，上至党中央、国务院，下至国家安全生产总局和地方政府，对救援工作给予了不惜一切代价的投入。本着以人为本，生命至上的态度，4月5日0：38经过178小时不抛弃不放弃的全力抢救，首批9名被困人员成功获救；13小时后，又有106名被困矿工被救出井。整整八天八夜，115人成功获救。

一、王家岭煤矿被困矿工的获救过程

卫生部领导在事故发生后赶到现场，指导医疗救治工作，并从全国各地大医院抽调20多名专家来到现场指导医疗救治工作。事故发生后，山西省卫生厅按照山西省委、省政府的要求，迅速成立了医疗救治工作领导组和专家组，从省城各医院抽调了36名专家迅速赶赴河津市，开展医疗救治工作。在卫生部专家组的指导下，省、市、县三级卫生部门密切配合，制定了井下救治、井口救治、转运途中救治和医院救治等比较系统的救治方案，从全省抽调了153辆救护车，随车配备医护人员和抢救设备，并指定定点救治医院，迅速做好救治方案，做好医护人员、床位、医疗设备和药品等各项准备工作。

4月5日，115名获救矿工陆续安全升井后，井口现场医疗救治组迅速开展现场救治，及时将获救矿工转送到河津市的定点医院救治。国家、省级和当地专家组成的联合专家组对所有获救矿工逐一进行了会诊，制定了个性化的治疗方案，密切观察每一位获救矿工的病情变化，及时调整救治措施，确保获救矿工生命安全。对于病情较重且符合转运条件的60名获救矿工，根据专家组分析评估结果和建议，指挥部做出了转送太原治疗的决定。

在卫生、铁道、公安、安全生产应急救援等部门密切配合下，4月6日上午，60名较重矿工由国家级、省级专家和46名医护人员陪同护送，乘专列平安抵达太原，顺利转入山西省人民医院、山西医科大学第一医院、山西医科大学第二医院三所三级甲等医院继续接受治疗。原卫生部副部长尹力、原山西省副省长张建欣随专列亲自组织指挥转运工作。

截至4月7日18时，太原市和河津市的5家医院共收治了115名获救矿工，其中山西省人民医院收治20人、山西医科大学第一医院收治20人、山西医科大学第二医院收治20人、山西铝厂职工医院收治26人、河津市人民医院收治29人。

二、王家岭矿难获救矿工的基本情况

115名获救矿工均为男性，年龄最大的56岁，最小的22岁，平均年龄34.6岁。被困井下时间长达8天，升井后普遍存在饥饿、营养不良综合征、脱水、电解质紊乱，少数获救矿工出现低蛋白血症；此外，长时间未进食亦导致矿工的胃肠功能脆弱。部分矿工长时

间在污水中浸泡，出现皮肤的浸渍、湿疹、擦伤、溃烂、冻伤等，破坏了皮肤的屏障保护功能。个别获救矿工有慢性阻塞性肺疾病等基础疾病。由于获救矿工在井下时间长，卫生较差，身上都有厚厚的煤灰。

三、王家岭矿难救援医院感染预防与控制工作情况

此次矿工的救治是一次特殊的政治任务，是对医院感染管理工作的考验与挑战，对矿工的救治只能成功不能失败，更不能因发生医院感染而影响救治的成功。为做好获救矿工感染的预防与控制，参与转运和收治、救治获救矿工的医院和医务人员从获救矿工送上救护车开始，到整个医疗救治全过程的结束，感染控制措施始终贯穿其中。北京大学第一医院院感处处长李六亿教授等随卫生部医疗救治专家组家也参与了获救矿工入院后的医院感染每个细节的预防与控制。

（一）王家岭矿难救援医院感染预防与控制工作难点

1. 河津市人民医院和山西铝厂职工医院均为二级医院，全院总病床数在 300 张左右，病区拥挤，尤其是 6 人间病房（病房内未设置卫生间），并且来自政府部门、新闻媒体和参与医疗救治的人员非常多，最多时能达到 20~30 人。

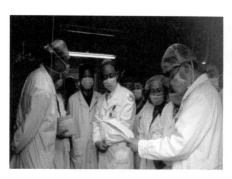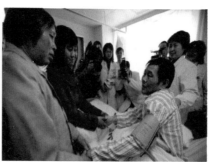

王家岭矿难救援拥挤的病室

2. 两所医院手卫生条件差，洗手池数量严重不足，只在护士站、治疗室和卫生间设有洗手池，而且缺乏清洁剂和干手用品。

3. 病房建筑年久失修，潮湿，基础卫生差，积尘多，对消毒工作的管理尤其是保洁员对病房的消毒工作不到位，包括使用消毒剂的种类、浓度及作用时间等，难以达到消毒的要求；患者的洁具如面盆、毛巾、尿壶等虽然为专用，但很难达到清洁与干燥，存在感染隐患。

4. 参加医疗救治的医务人员来自卫生部医疗专家组、省卫生厅派驻的医疗专家组和当地医院的医务人员。由于来自不同的层面、不同的医院，医院感染防控意识与知识水平差异较大，某些人的不规范操作，会导致多数人防控工作的失效。

5. 山西省人民医院、山西医科大学第一医院、山西医科大学第二医院为省三甲医院，病房环境较宽敞、感控设施较完善、院感管理较规范，但亦存在救治经验不足，探视人员、媒体较多，手卫生、无菌技术操作等仍需加强，保洁员消毒隔离知识薄弱等问题。这些对此次医疗救治的感染控制工作提出了严峻的挑战。

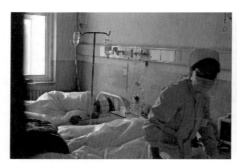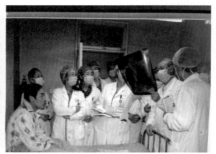

王家岭矿难救援的医院环境

鉴于此，卫生部和省卫生厅的感染控制专家共同研究制定了感染控制方案，从可能造成感染的每个环节入手，包括病室环境、医务人员无菌技术操作、消毒、隔离、手卫生及获救矿工的清洁、生活起居、探视人员的管理、医务人员诊疗活动的合理安排等方面控制医院感染的发生。

（二）感染控制专家组深入每个细节，指导王家岭矿难救援的医院感染预防与控制工作

1. 加强病室管理

在病室准备期间，李六亿教授等专家便要求将感染预防和控制的理念贯穿其中，要求病室清洁、通风良好，准备干净、整洁的床单被罩。收治获救矿工后，每天进行室内通风，根据室外温度调整开窗时间、次数，防止上呼吸道感染的发生；每日对地面进行数次清理工作，保证病房的湿度。每日对治疗室、换药室、病室、走廊、医师办公室、值班室、护理站等进行环境卫生学监测工作，对监测结果进行评估，及时发现问题并改进工作流程。对进入病房的人员加强卫生宣教；在病区的入口处，配备各种医院感染防控用品和宣传、警示标语，并设置专人加强对进出病房人员的管理等。

2. 加强获救矿工的综合管理

严格科学饮食，由营养师根据每位矿工的不同情况分别配置营养饮食，同时对餐具进行严格消毒，观察进食后消化道反应，必要时给予对症处理，此次救援中无一例获救矿工出现消化道感染。对低蛋白血症、电解质紊乱等予以治疗纠正，积极治疗基础疾病，提高机体抵抗力。个别获救矿工入院36小时后出现了上呼吸道不适症状，经过雾化吸入、含金嗓子喉宝、根据病情增加饮水量等对症治疗后很快康复。针对部分获救矿工在水下浸泡时间比较长，皮肤出现湿疹、擦伤等情况进行对症处理，根据病情进行热疗，促进皮肤修复、恢复皮肤的屏障功能。

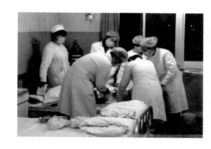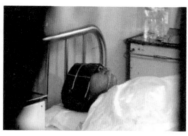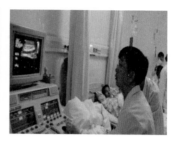

王家岭矿难获救矿工的综合救治（图片来自网络）

3. 严格落实消毒隔离、手卫生等防控措施

获救矿工入院后采取保护性隔离措施，根据李六亿教授等感控专家的指导要求，加强对氧气湿化瓶的消毒以及湿化水的管理；加强标本采集过程中的无菌操作等；根据病人情况对获救矿工进行全身彻底清洁，及时更换床上用品和住院服；对使用后的物品和器械及时进行清洁、消毒；每日用 500mg/L 含氯消毒剂擦拭地面 2 次；用 500mg/L 含氯消毒剂擦拭床头柜、桌面、门窗等物体表面 1 次，30 分钟后再用清水擦拭 1 遍。河津市人民医院和山西铝厂职工医院病室没有卫生间，加强对其公共厕所的管理，经常督导保洁员的工作。

手卫生是预防患者发生感染的关键措施，因此类患者最可能发生接触传播的感染性疾病，做好手卫生成为本次感染预防的重点。感控专家组对此高度重视，通过改进手卫生设施，如广泛使用速干手消毒剂，配备洗手肥皂与干手纸巾；加强医务人员和进入病房人员的培训；张贴手卫生标识等，提高医务人员手卫生的依从性，有效地预防了医院感染的发生。

4. 加强对诊疗护理过程的监督指导工作

由于获救矿工的职业特点，加之体质极度虚弱，基本的生活料理如洗头、洗脸、洗脚和擦身以及大、小便等均由护士或护工在床旁完成。患者集中入院，工作量相当大，这时如何预防在护理工作中的交叉感染，以及预防护理过程中患者着凉和感冒，也成为重要的一环。每日由李六亿教授等组成的感染控制专家组对医疗护理工作进行全过程监督指导，要求从医护人员的手卫生、液体的配置、无菌技术操作到医疗废物处理等全部按感染控制

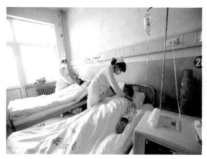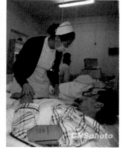

王家岭矿难救援医务人员护理操作

方案规定的程序进行，及时发现新情况，及时调整感控措施，最大限度降低医院感染的发生。

5. 根据矿工恢复情况，感控专家及时调整医院感染预防与控制措施

随着患者营养状态的改善和恢复，患者开始排便及下床活动等，这时感染控制专家组及时调整感控方案，如加强对患者排便的管理，加强卫生宣教（包括卫生常识和手卫生等），以预防交叉感染；随着患者病情的稳定，开始允许家属探视，这时加强对家属的卫生宣教和管理就列入议事日程，凡允许进入病区的所有探视人员都必须穿隔离衣、戴帽子、口罩后方能进入病房，接触获救矿工前必须进行手卫生，禁止患有呼吸道感染的人员进入病区。

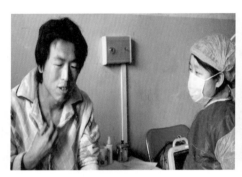 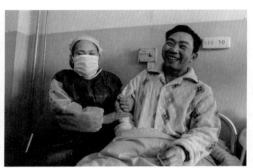

探视人员按感控要求穿戴防护用品，进入病室

6. 加强医院感染预防与控制措施的培训

进入病房的人员多，其文化和卫生知识水平、卫生习惯（包括手卫生习惯）不同，因此感控专家组以及感控专职人员采取了多种方式，加强了对这些人员的培训与管理，使他们了解标准预防、手卫生、医院感染防控相关知识，依从医院感染的控制措施，预防社区感染的带入和交叉感染。

7. 加强医院感染监测，合理使用抗菌药物

感控专家组实时与医务人员沟通，密切监测患者各种检查，包括三大常规的异常发现、

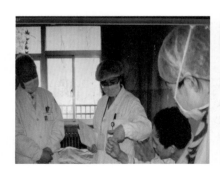 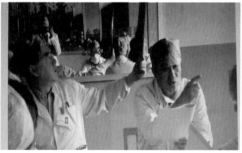

王家岭矿难救援专家对矿工进行诊疗

有无发热、皮肤感染、是否使用抗菌药物等与感染有关的特异性指征。虽然此类患者抵抗力低，容易发生感染，但在没有感染的征象时，我们严格控制抗菌药物的预防性应用。在收治的患者中，基本上没有使用抗菌药物，有效地预防了内源性感染的发生。

8. 多部门合作，共同防感染

在整个医院感染的预防与控制工作中，医院相关部门如医务科、护理部、感染管理科及临床、检验、后勤等部门，都积极参与到医院感染的防控工作中；同时，来自不同层面的医务人员齐心协力，配合感控专家组将医院感染的防控措施落实到位，管理工作有条不紊地进行，为医院感染的预防提供了有力的保障。

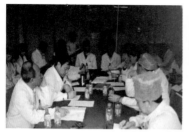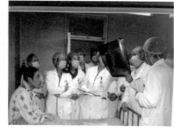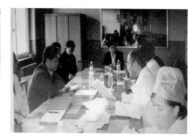

王家岭矿难救援专家组工作场景

四、齐心协力，共渡难关，综合救治，感控前移

尽管获救矿工被困井下时间长，存在不同程度的机体抵抗力低下，同时出现皮肤浸渍、湿疹、擦伤、溃烂、冻伤等情况，部分矿工还伴有某些基础疾病，使发生感染的概率增大。在各级政府的正确领导下，在卫生部、山西省卫生厅专家和当地医院的医务人员全力合作下，我们采取全方位的综合性预防控制措施，在获救矿工升井时及时给予保暖和眼睛的有效遮挡；上救护车后进行生命体征的监测和补液；入院后及时排查病情，针对获救矿工的特点制定个体化诊疗和护理方案。

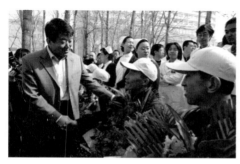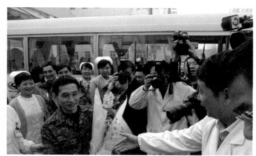

王家岭 115 名获救矿工成功出院

另外，李六亿教授等感控专家与医务工作者并将作战，利用丰富的医院感染防控经验，规范指导各诊疗护理操作细节，加强病室环境的管理，严格要求消毒隔离，指导标准预防和保护性隔离措施落实，并且感控专家每日陪同医生、护士查房，强化医务人员手卫生和探视人员管理等。

在此次获救矿工的整个医疗救治过程中，除个别获救矿工出现一过性上呼吸道感染症状外，没有其他感染性疾病的发生，矿工全部康复出院，证实院感监控措施的有效性和院感专家规范指导的必要性。同时，政府对医院感染防控工作高度重视，在医疗救治的同时进行医院感染的预防，充分体现了医院感染防控关口前移的必要性和重要性。

（杨　芸　郎耀雄）

参 考 文 献

[1] 李六亿. 矿难矿工医疗救治中医院感染管理的难点与体会. 中国感染控制杂志，2010，9（3）：176-178.

[2] 李素萍，张爱霞，张红玲，等. 山西"3·28"王家岭煤矿透水事故获救矿工创伤性应激反应分析. 山西医科大学学报，2011，424：300-303.

[3] 吴斗，张建平，田存平，等. "3·28"王家岭矿难医学救援. 中华创伤杂志，2011，27（7）：579-580.

[4] 杨芸，刘强，李六亿，等. 华晋焦煤王家岭煤矿获救矿工的感染控制. 中华医院感染学杂志，2010，20（21）：3347-3349.

[5] 王家岭煤矿透水事故医疗救治工作情况通报 http://www.sxws.cn/bureau/ShowPhotoNewsBeta.asp?strNewsId=11679.

第五节 舟曲泥石流事件医疗救援中的医院感染预防与控制

2010 年 8 月 7 日 22 时许，甘肃省甘南藏族自治州舟曲县持续 40 多分钟的暴雨使得土石冲进县城，造成县城由北向南 5 公里长、500 米宽区域被夷为平地（约 250 万平米），受灾面积约 2.4 平方公里，受灾人口 26470 人，并截断两条河流形成堰塞湖，县城一半区域被淹，一个村庄整体被没过，城区停电，一些房屋倒塌，部分街道上出现了 1 米多厚的淤泥，发生特大泥石流自然灾害；受泥石流冲击的区域被夷为平地，城乡居民住房大量损毁，交通、供水、供电、通信等基础设施陷于瘫痪，白龙江河道严重堵塞，堰塞湖致使大片城区长时间被水淹，造成严重损失，这是新中国成立以来最为严重的山洪泥石流灾害。

本次自然灾害人员伤亡惨重，共造成 1501 人遇难，264 人失踪。灾害发生后，在党中央、国务院和中央军委的领导下，灾区广大干部群众和社会各界救援人员不畏艰险、万众一心、科学应对，最大程度解救被困人员，及时救治伤员，妥善安置受灾群众，全面开展卫生防疫，迅速抢修受损基础设施，排除堰塞体险情，疏通白龙江河道，确保了灾区人心安定、民族团结和社会稳定，取得了抗洪救灾斗争的伟大胜利，谱写了中国防灾减灾史上的又一奇迹。

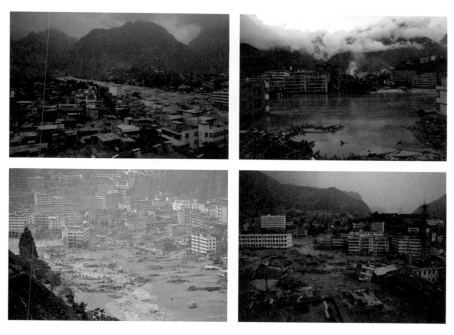

舟曲特大泥石流现场照片

据统计数据显示，舟曲泥石流发生后，各级各类医院先后救治伤病员 2387 人次，其中住院病员 72 人次，转院治疗重症患者 59 人次，在甘肃以及全国其他省市医疗救援队医务人员的共同努力下，伤员全部得到了最专业的治疗，胜利完成了新中国成立以来最为严重的山洪泥石流灾害医疗救援工作，确保医疗救治零死亡、零感染，这其中也包含了医院感染预防与控制专业人员（以下简称感控专业人员）的艰辛付出和努力。

一、医疗救援工作情况

灾情就是命令，医院接到省卫生厅关于迅速组建医疗卫生救援队伍紧急通知的第一时间，院长郭天康立即指示，迅速组建医疗队赶赴灾区开展救援。院部紧急动员，由在夏河的骨科及康复理疗科 7 名人员组建第一支救援队由夏河县直接奔赴舟曲县；由以曾获全国抗震救灾英雄集体的"5·12"四川汶川特大地震抗震救灾医疗队和玉树地震队员为基础的19 名医疗队员组建的第二支救援队在裴中副院长带领下由兰州奔赴舟曲；由徐香玖副院长组织药剂科筹备 2 吨药品，由药剂科组成第三支救援队奔赴舟曲。三支医疗队，28 名队员，快速到达灾区，迅速展开医疗救援活动。

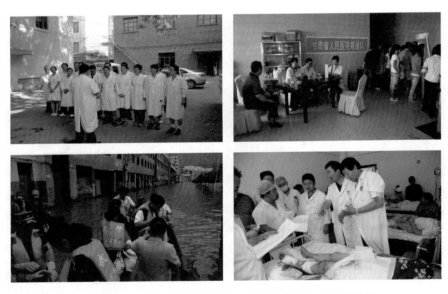

甘肃省人民医院医疗救援队第一时间出发并展开医疗救援

随后，院长郭天康召集召开医务、护理、感控、院办、党办等职能科室负责人参加的领导班子扩大会议，全面部署舟曲灾区医疗救援工作。会议上，郭天康院长向院领导班子通报了舟曲泥石流灾难发生后我院开展医疗救援的情况，对进一步做好舟曲灾区医疗救援工作做了具体部署和安排，成立了以副院长为组长的医疗救治组、药品设备保障组、后勤保障组、宣传报道组等工作组，并迅速组织相关临床科室，积极准备病房，做好伤员转院收治等相应的准备工作。同时强调，医务处、护理部、院感科、院办、急诊科、普外科、骨科、胸外科、呼吸科、心内科、心外科、小儿科、输血科等科室所有人员不得休假，目前休假人员立即返回工作岗位，全员投入到舟曲泥石流抢险救灾工作中。

8月8日中午12时，温家宝总理率国务院有关部门负责同志赶赴受灾地区，了解灾情、看望灾民、慰问参加抗洪救灾的解放军、消防、武警官兵，安抚失去亲人的受灾灾民。在此期间，温总理对于甘肃省人民医院医疗救援队的工作表示了充分的肯定和赞扬。8月22日，温家宝总理再次来到了舟曲泥石流受灾地区视察舟曲灾区工作，期间亲切慰问了甘肃省人民医院赴舟曲灾区的第四批医疗队员，对于目前唯一一支留守在舟曲灾区的医疗救援队的工作再次给予了肯定和赞赏，对于甘肃省人民医院先后派出四支医疗队，快速反应、积极高效投入舟曲泥石流的抗洪抢险工作表示肯定。

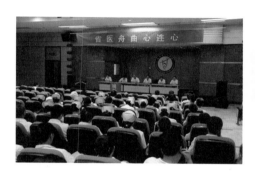

甘肃省人民医院紧急召开领导班子扩大
会议全面部署舟曲灾区医疗救援工作

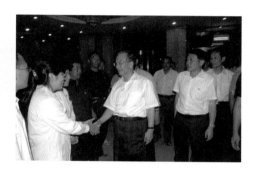

温家宝总理在灾区慰问甘肃省
人民医院医疗救援队

二、医疗救援中的医院感染预防与控制工作情况

（一）现场救援中的医院感染预防与控制

灾情发生后，跟随医疗队赶赴灾区的感控人员，一到达灾区，立即在医疗救助点参与救援的同时，针对灾区现场救护条件差、伤员并发感染风险极大的困难情况，最大限度的创造条件，积极采取各种措施，预防和控制医院感染的发生，主要包括：

1. 加强消毒灭菌工作，对于临时收治伤员的病房进行消毒处理，并对陪同人员和家属进行宣教，劝说他们离开病房，尽量控制临时病房的人数。

2. 积极宣传手卫生，监督救援队所有人员落实手卫生制度，防止交叉感染。

3. 为医务人员配发了帽子、口罩、手套等必要的防护用品，确保救援队成员的安全与健康。

4. 参与查房，配合救援队医生通过观察伤员的伤情，对其发展规律进行研判并做出科学的预测，及时发现感染苗头予以干预。

5. 针对现场由于泥石流对人体的冲击、掩埋、窒息和强烈冲击造成的挤压性外伤、开放性骨折、皮肤软组织开放性损伤、应激性精神障碍患者较多的特点，除督促并指导医疗队医生加强换药和落实无菌操作技术外，每天查看所有患者，积极监测感染情况，预防感染暴发流行。

6. 积极配合当地救援指挥部、医院和疾控机构开展现场的消杀灭工作。

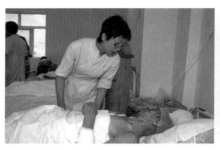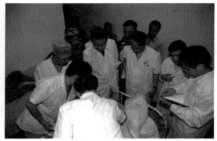

现场救援的感控护士严密观察患者病情并积极参与查房

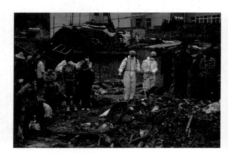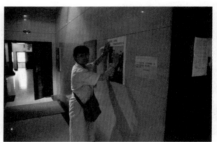

医疗救援队开展现场环境消毒及张贴宣传画

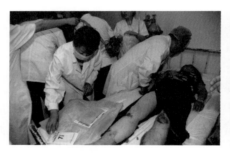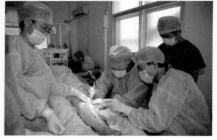

医疗救援队员紧急对伤口进行消毒处理　　医疗救援队紧急对伤员进行清创缝合
及手术处理

（二）转诊治疗灾区伤员医院感染预防与控制

1. 重症患者转院治疗的医院感染管理应急准备工作

随着救援工作的全面开展及灾区具体情况，按照上级部门及院部的安排部署，甘肃省人民医院感染管理团队积极与前线人员沟通，了解现场伤员的具体情况和特点，积极做好重症患者转院治疗的医院感染管理应急准备工作。

（1）根据现场传来的信息显示，灾区伤员的伤情表现主要以骨折、应激性精神障碍和挤压综合征为突出特点，针对重症伤病员的特点及医院的实际情况，从对伤员的管理、消毒灭菌的管理、手术室的管理、病房的管理、医务人员的防护等方面考虑，出台了《甘肃省人民医院收治舟曲泥石流灾区伤员的医院感染管理相关规定》，及时向相关科室进行了发放和宣教。

（2）收治病区准备了充足的职业防护用品及快速手消毒剂等手卫生用品。

（3）鉴于藏区居民的特殊生活习惯，与医务处、护理部、检验科协调，制定转诊伤员进行肝炎、梅毒等血清学应急筛查以及收治后病原学检查的流程，提前做好应对工作。

（4）提前对拟收治灾区伤员的病区进行环境消毒和物品准备。

（5）制定转诊伤员消毒隔离应急预案，对于感染性疾病患者隔离治疗工作做好应急准备。

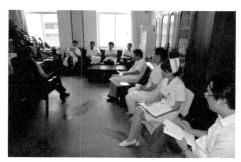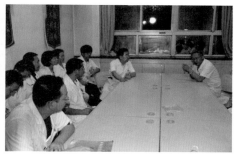

转诊伤员救治准备，从医疗救治、感染防控、
心理疏导、后勤保障等方面进行

2. 灾区转诊伤员的医院感染防控

泥石流发生第二天，灾区重症伤员通过救护车、直升机等方式直接由救援现场送至我

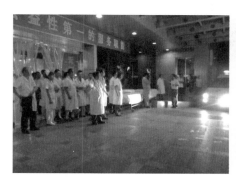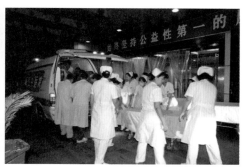

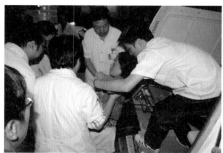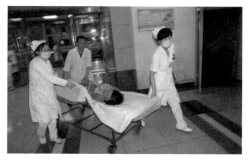

甘肃省人民医院连夜有序接收舟曲灾区转诊伤员

院，这些伤员的情况不但病情重且外伤较多，伤口污染重，而且皮肤及所穿的衣服沾满了泥土和灰尘。医院应急救治期间实行双轨制医疗模式，既要对原有住院病人进行常规治疗，又要收治灾区伤员，存在医院感染流行甚至暴发的风险。因此确定并实施了分组保障的医院感染防控方案，将科室成员及临时抽调人员紧急进行培训并分为两组，一组重点负责原有住院病人的医院感染防控，另外一组负责灾区转诊伤员的医院感染防控，感染管理科科长张浩军总体负责，同时每组指定具体负责人，严格落实各项防控措施，同时实行每日交班制度，加强与医务、护理、检验、影像等部门的联络，对于全院的医院感染防控工作随时进行严密监测，集体研判，及时进行各项干预。

在接诊灾区伤员的过程中，负责转诊伤员医院感染防控的感控小组采取轮班制度，日夜奋战在转诊伤员救治第一线，并积极采取各种措施预防和控制医院感染的发生。

（1）在急诊科临时设置灾区伤员预检分诊区，所有转诊伤员首先由感染管理专职人员对伤员的伤口进行检查，先将闭合伤和开放伤伤员分开，闭合伤的伤员到普通诊室救治；对于开放性伤口则观察判断是否为感染伤口，非感染伤口伤员安排到相应外科相关病区进行救治，感染伤口伤员则统一收治在指定病房，进一步检查是否为特殊感染，然后再安排到相应外科相关科室或隔离病室进行救治。

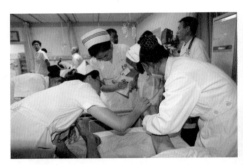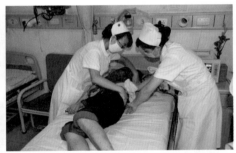

感控团队精心察看舟曲灾区转诊伤员的伤口

（2）为了预防感染在医院内的传播采取了一系列措施：一是制定灾区伤员检查、治疗及手术等管理规定，明确提出分时段分区域进行的原则；二是针对收治伤员的病区，严格

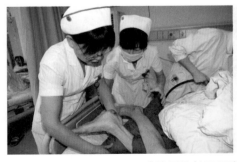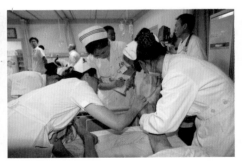

感控团队每天跟踪监测灾区转诊伤员

落实医务人员进行操作时"标准预防"措施的落实；三是安排专人调查、追踪和排查感染的病例，并及时监督和协助临床科室进行积极干预；四是感控专职人员每天检查、督导收治灾区伤员科室的消毒、隔离以及个人防护工作。

（3）针对灾后常见传染病的特点，重点做好消化道、呼吸道传染病的防控工作。要求主管医生每日查房时向伤员和家属了解是否存在腹泻、发热、呼吸道症状等，以便及时发现传染病病人；同时严格执行传染病疫情报告首诊报告制度，如果发现灾区伤员中有传染病或疑似传染病病人则按《传染病疫情网络直报工作的管理规定》报告疫情，做到早诊断、早报告、早隔离、早治疗；医院感染专职人员分片区进行筛查和督察，每日汇总并分析资料，一旦发现感染（尤其是多重耐药菌感染、特殊病原体感染）或者传染病（含疑似传染病）立即采取控制措施；要求各收治病区加强病房管理，严格限制陪员人数，每个伤员只能留一个陪员，特殊感染伤员不留陪员。

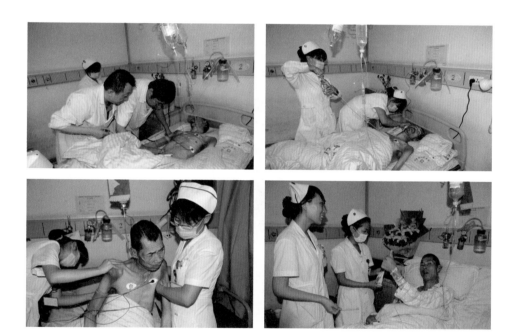

甘肃省人民医院成功救治一名在废墟下被埋 60 小时生还舟曲灾区伤员，针对患者高龄、严重营养不良且极度虚弱，身上多处擦伤及压疮，双肺感染等情况，感控团队与临床医务人员紧密配合，积极实施个性化治疗方案，成功救治并确保未发生医院感染，得到了各界的好评。

三、舟曲泥石流特大自然灾害伤员救治过程中的院感防控体会

在这次医疗救援过程中，感控团队同全院医务人员一道勇挑重担，日夜奋战，共收治来自舟曲灾区伤病员 11 名，完成手术 3 例，为灾区抗洪救灾工作做出了自己的贡献。在面

对转诊伤员开放性伤口较多且自身污染严重、病情危重伤员较多的情况，积极采取各种有效措施预防和控制医院感染的发生，积极主动开展筛查及跟踪监测，积极督促和监督各项医院感染防控措施的落实，使舟曲泥石流伤员救治过程中未发生医院感染，未发生传染病暴发流行，取得了救治过程中零感染的巨大成绩，为成功救治灾区伤员做出了贡献，不辱使命，竭尽全力打赢了这场攻坚战！甘肃省人民医院因在舟曲抗洪救灾中作出的突出贡献，被省卫生厅授予"全省卫生系统舟曲特大泥石流灾害医疗卫生救援先进集体"光荣称号。

　　在这次舟曲特大泥石流自然灾害医疗救援中，甘肃省人民医院只是众多积极开展医疗救援单位中的一个，预防和控制泥石流伤员发生医院感染的措施和工作经历也只是众多收治泥石流伤员医院的一个缩影，其他医院的同道们也做了大量的工作，如兰州大学第一医院、兰州大学第二医院、甘肃省中医院、兰州军区总医院等兄弟单位的感控团队，不论是在灾区救援现场还是转诊伤员病房，大家互相帮助，及时共享感染防控经验与做法；身处灾区的舟曲县人民医院、舟曲县中医院的同道们，在条件艰苦、收治的伤员病情更加紧急和复杂的情况下，他们付出了更多的努力。正是由于所有院感团队的共同努力，所有参与其中的医务人员团结一致，齐心协力，保证了本次特大自然灾害医疗救援的成功，保证了灾区伤员救治过程中的医疗安全。

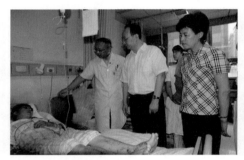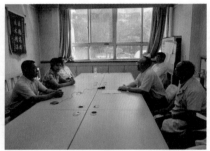

卫生部副部长尹力在副省长咸辉的陪同下，前往甘肃省人民医院看望舟曲灾区伤员

注：本节照片均由甘肃省人民医院宣传处提供

（张浩军）

第四章

突发事件医疗救援中的医院感染防控

第一节　云南刀伤事件医疗救援中的医院感染预防与控制

一、事件背景

2014 年 3 月 1 日晚上 9 时 20 分左右，云南省昆明火车站广场、售票厅突然发生歹徒持刀杀人暴力恐怖事件。暴力恐怖团伙共有 8 人（6 男 2 女），现场被击毙 4 名、击伤抓获 1 名，其余 3 名全部落网。短短十数分钟内，百余无辜的生命倒在血泊中……！悲剧突然发生了，火车站、救护车、医院瞬间成为救治战场，短时间内大量伤员被转运到了医院，病房里、手术室"血流成河"！

截至 2014 年 3 月 2 日 18 时，此次暴力恐怖刀伤事件已造成 29 人死亡、143 人受伤。昆明暴恐事件的 143 名伤者中，包括多名民警、外出打工者和返校大学生。伤员均为刀伤，受伤部位包括颅脑部、颜面部、颈部、胸部、腹部、四肢、背部等；有的伤员甚至身中数刀，全身多处留下创口；伤口类型极为复杂，包括浅表创口、深部创口、绞杀伤、胸腹联合创口、腹部贯通伤、肩背及四肢刀伤、血气胸或肺挫伤、肝脾肾刀伤；伤口污染

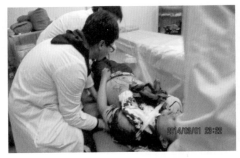

省三院医护人员护送伤员进入手术室

严重，有的伤员全身严重污染。有的伤员情绪不稳，有的伤员出现发热，有的大量失血，病情危重，时刻都有生命威胁。伤员中男性占三分之二，女性占三分之一，年龄最大者 74 岁，最小者 18 岁。伤员中甚至包括一名怀孕六个月的孕妇。

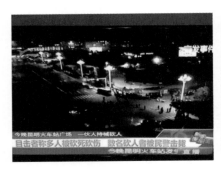

"3·01"暴恐事件发生前数分钟情形

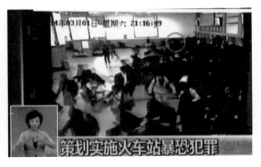

昆明新闻报道"3·01"事件

案件发生后，中共中央总书记、国家主席、中央军委主席习近平高度重视，立即作出重要指示，要求政法机关迅速组织力量全力侦破案件，依法从严惩处暴恐分子，坚决将其嚣张气焰打下去。要精心做好受伤和遇难群众的救治、善后工作。要深刻认识反恐形势的严峻性复杂性，强化底线思维，以坚决态度、有力措施严厉打击各种暴力恐怖犯罪活动，全力维护社会稳定，保障人民群众生命财产安全。并指派中共中央政治局委员、中央政法委书记孟建柱，国务委员、公安部部长郭声琨和有关部门同志连夜赶赴云南指导处置工作，看望受伤群众和遇难人员亲属。

中共中央政治局常委、国务院总理李克强对处置工作作出批示，要求抓紧追捕和坚决严惩暴徒，各地公安机关要加强治安防控措施，做好人群密集的公共场所防范工作。

云南省委省政府、昆明市委市政府高度重视，云南省委、省政府有关负责同志迅速赶赴现场组织指挥处置工作，要求做好及时救治、保障伤员顺利康复等工作，并立即组成多个工作组，医疗救治组同时成立，云南省卫计委领导任组长副组长，云南省第一人民医院副院长王平教授任医疗专家组组长，各收治医院全院紧急行动起来，胸外科、神经外科、耳鼻喉科、骨科、重症医学科、行政、医疗、护理、感控及后勤等专业人员和管理部门科室组成了整个救治团队，多学科团队合作紧急救治的战斗打响了！

二、伤员救治

2014年3月2日，143名伤员（其中重伤73人，轻伤70人）分别收治于昆明11家医院，包括昆明市第一人民医院（市一院）、云南省第三人民医院（省三院）、昆明医科大学第一附属医院（附一院）、省第一人民医院（省一院）、解放军昆明总医院（43医院）、昆明医科大学第二附属医院（附二院）、省第二人民医院医院（红会医院）、昆明市延安医院（延安医院）、云南省交通医院（交通医院）、昆明同仁医院（同仁医院）、云南圣约翰医院（圣约翰医院）。

收治伤员最多的是市一院，该院共救治71名伤员，其中，院前死亡12人，经抢救无效死亡1人，54人接受了手术及后续救治；截至2014年3月3日，12名伤员仍然处于危重状态，其余伤员病情平稳。其次是省三院，3月1日该院共收治伤员37名，其中7人院前死亡；30名幸存伤员中年龄最小为18岁，最大为66岁；手术治疗的25名患者中10人发生院前失血性休克，9人有血气胸或肺挫伤，术中失血量>1500ml者5人，术中失血量最大的约15000ml，手术时间>3小时者4人，7人有侵袭性操作，术后伤员分别收治在ICU、胸科、神经外科、耳鼻喉科、普外科、骨科。

面对一个个危在旦夕的生命，面对突发事件与急救的严峻形势，各医院院级领导小组立即启动应急预案，市一院及省三院更是全院加班，当晚市一院加班医务人员达1000多人，连续数天通宵达旦加班，数十间手术室同时开放，手术室彻夜灯火通明，连续奋战数十个小时，多学科、各专业联手紧急救治，抢在第一时间完成大批伤员的急诊手术，手术一台接着一台，术后伤员分别转入重症医学科、骨科、神经外科、胸外科、普通外科、产科等专科病房。

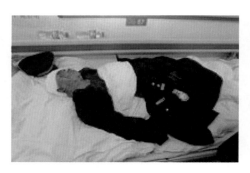
颜面部严重刀伤的警察

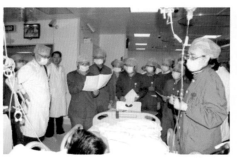
国家卫生计生委专家在省三院 ICU 会诊

三、伤员救治过程中的感染防控

从 3 月 1 日 9 时 30 分左右收治第一例伤员开始，通过公交车、出租车、救护车、警车、伤员自行前往医院等途径，所有伤员在 2~3 小时内收治都收治入院，特别是市一院及省三院短短 2~4 小时内收治数十位伤员，医院感染防控面临严峻挑战。

感控专业人员在日以继夜的伤员收治、相关协调及各种会议中，及时冷静下来，分析形势，理清思路，明确感控专业人员的职责并达成共识，急诊术后的主要任务之一就是医院感染防控，这也是康复过程中的关键和难点，难点在于：①伤口均为开放性，均有不同程度污染，有的甚至严重污染；②重症伤员失血量大，抵抗力降低；③急诊手术以救命为首要目的，术前准备与手术几乎同时进行；④入院时已有伤口污染或感染；⑤使用气管插管辅助呼吸、放置导尿管、深静脉置管等；⑥伤势严重，有 12 名极危重伤员收住 ICU；⑦收治伤员以及医疗救护人员瞬间聚集，病房极其拥挤；⑧病房外来人员多，由于事件发生的特殊性，政府、新闻媒体、社会各界人士高度关注，每天来病房看望伤员的人员、照顾伤员生活饮食的志愿者很多，而大部分来访人员均不知晓相应的医院感染预防与控制措施；⑨难以避免的混乱及工作流程破坏；⑩感控专业人员人手不足。

以上十大特征，大大增加伤员发生医院感染如 SSI、VAP、UTI 及 BSI 等的风险，也是感染防控面临的十大挑战。面对挑战，感控人采取了如下措施：

（一）床旁调查获取每一位伤员、每一个切口基本情况

感控专业人员连夜深入第一线，从第一位伤员入院调查到收治的最后一位伤员，如市一院感染管理科全部 8 位感控专业人员在施茜主任带领下分为 8 组，省三院感染管理科全部 4 位感控专业人员在孙焱主任带领下分为 4 个组，每组负责 7~8 位伤员，他们每一间手术室、每一个病房，每位伤员、每一个伤口实地调查所有收治伤员的基本信息，重点掌握每一位伤员、每一个伤口的污染情况，掌握每一位伤员接受的有创操作和感染危险因素，为制订个性化的感染防控方案获取第一手资料。

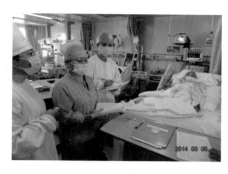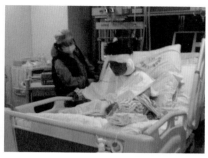

市一院施茜主任在 ICU 进行伤员流调

（二）感控人在第一线

医院感染管理专职人员迅速深入科室，掌握每一个病房的医院感染防控措施落实情况，针对不足进行指导改进，强化重点科室医院感染防控。

（三）强化手卫生，严把消毒灭菌关

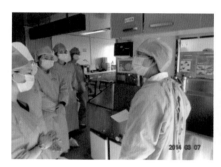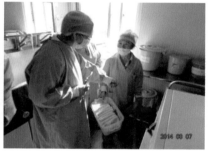

市一院感控专业人员与李六亿教授一道查看督促执行日常感控措施

（四）规范应急状态下的感控工作流程

1. 由于此次住院患者是一个特殊的群体，党和政府对他们的医疗救治高度重视，因此关心、探视、采访等的人员特别多。如何既能体现党和政府的关怀与温暖，满足媒体采访、及时发布各种信息，又能让患者得到最佳救治，有效控制进入病房人员的数量和对他们进行有效的管理，预防社区感染的带入，就成为预防患者医院感染的重点和难点之一。为此，感控人员对所有视察领导、会诊专家、媒体、陪护、家属、爱心人士及探视等人员，均逐一宣教，强调保护性隔离措施、避免交叉感染的重要性，张贴温馨提示，并要求穿一次性隔离服、戴口罩、执行洗手和手消毒等。每接收一位伤员，每来一批外来人员，不分白天黑夜，均及时跟进知识宣教。

2. 强化手术室术后及时清洁消毒：手术室、抢救室及病房地面、物体表面、被服等发生血液污染的情况随处可见。针对这个情况，感控专业人员协调指导卫生员及时用消毒剂清理地面及物表血污。

3. 强化急诊抢救室、ICU 感控管理，对 ICU 及其他收治伤员的重症监护病房实行封闭式管理，实施门禁系统管理，设置专人看守，严格控制人员进出，实行感控专职人员专人每日巡查、发现问题随时改进。

4. 每一位感控专业人员对所负责片区及伤员所在病房做到随时协调后勤服务部门组织卫生员加强收治伤员病区环境物表清洁消毒。

（五）强化无菌操作

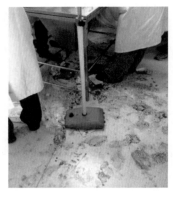

市一院血液污染的抢救室地面

经过前期大量床旁调查工作及核实，感控专业人员对每一位需进行有创操作的伤员情况了然于心，对每一项有创操作进行督导，保证无菌操作及消毒隔离制度的落实。

（六）实施感染日报告制度

伤者在接受治疗期间，建立"3·01事件伤者动态日上报表"，各收住伤员的科室每天报告伤者病情以及手术情况，分析每一位伤员的感染风险，如出现医院感染必须及时报告医院感染管理科，防止诊疗过程中发生意外感染事件和院内交叉感染。每日上午9点以前完成对伤员的医院感染风险评估，并形成每日流调报表汇总上报卫生行政部门。

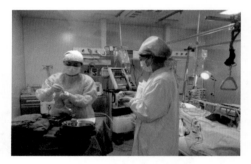

市一院伤员在 ICU 接受脑压测试监测

（七）加强医务人员管理

医务人员在救治伤员时，接触伤员伤口、血液、体液及污染物时，应按要求做好标准预防。加强医院感染防控意识，严格无菌操作及消毒隔离制度的落实，提高手卫生依从性。

（八）伤员合理分流

在多学科会诊评估基础上，根据伤员的伤情，有计划地对伤员进行分流，减轻外科压力及伤员密度。医院感染管理科每天把存在的问题及要求在多学科协作会上与大家沟通及反馈，做到全院共抓共管共防医院感染的良好氛围。

（九）实施伤员保护性隔离

对收住 ICU 的伤员采取保护性隔离措施，并

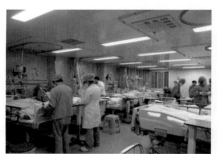

市一院感控人员与 ICU 医护人员
一道评估感染风险

实施区域隔离，不允许探访。在排班上，ICU 及其他重症监护病房的护士、护工、保洁人员均和其他病房分开安排。

（十）管控感染危险因素

对有侵袭性操作和引流管的患者，每天和临床医师一起评估拔管指征。

（十一）逐步实现伤员集中管理

由于事件的突发性，收治伤员的头两三天里很多伤员被分散安排在相应专科的多个病房，这样导致了伤员分散、感控措施落实不到位。为此，感染管理科提出并实施对专科病房收治的伤员进行集中管理，有效地强化了手卫生督导、环境卫生清洁及陪护人员的管理，降低了感染风险。

（十二）全国同仁伸出援手

救治期间，国家卫生计生委高度重视伤员救治情况，从全国抽调了北京协和医院、北京大学第三医院、北京天坛医院和四川大学华西医院 9 名医疗专家，赴昆明指导伤员救治。

北京大学第一医院李六亿教授作为首批国家卫计委医院感染管理专家亲临救治现场，李六亿教授跑遍了收治伤员的 11 家医疗机构，到每一间病房每一张床旁查看了每一位伤员的情况，与每一位管床医生交流，与每一家医院的感控专业人员面对面沟通，她说："不看完全部伤员，她心里不踏实。"

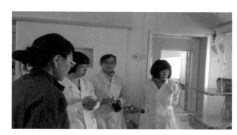 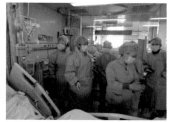

李六亿教授在省三院和市一院 ICU 病房指导

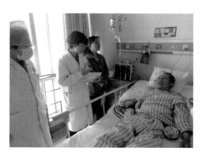 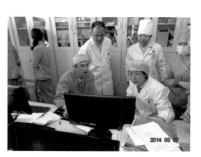

李六亿教授在市一院普外病房查房　　李六亿教授在市一院与临床医师交流

（十三）团结感控力量，共渡难关

2014 年 3 月 11 日 15 时，李六亿教授在省一院召开了收治伤员医疗机构医院感染防控专题会议，会议由"3·01 暴恐事件"伤员救治专家组组长、省第一人民医院副院长王平教授主持，省市级感控主任、副主任及感控专业人员参会，会议议题两项：昆明"3·01"暴恐事件收治伤员医院感染防控工作经验交流；下一步收治伤员医院感染防控工作的目标与重点。

会上，李六亿教授就上一阶段伤员救治过程中医院感染防控工作发现的问题进行了反馈，并指出下一步感控工作的重点：①目标人群锁定 ICU 患者、再次手术患者、有深部及多个伤口患者；②深入临床进行过程监测；③关注重点部位如手术部位、呼吸系统、血液系统等感染防控；④加强与落实常规感控工作。

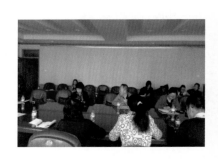

2014 年 3 月 11 日 15：00 在云南省第一人民医院十三楼院办会议室召开"3·01"伤员感染防控专题会议。

参会人员：李六亿（北大一院）、王平（省一院）、施茜（市一院）、孙焱（省三院）、熊辛（昆医附一院）、周晴（昆医附二院）、方旭（省一院）、曹兰芳（省二院）、张嗣兴（省传染病院）、李美香（省中医院）、赵云（延安医院）。

（十四）感染风险评估

李六亿教授在肯定了前期救治过程中收治医院各自制订的风险评估做法的前提下，特别提出需要进一步研究讨论，统一 11 家收治伤员医疗机构所有伤员医院感染风险评估标准及实施办法，并以伤员医院感染风险评估为重要切入点，深入感染防控工作。在李六亿教授带领下，经过讨论，制定出了本次暴恐事件伤员可能发生医院感染风险级别的依据及指标，为接下来伤员感染防控工作确定了重点。会议就医院感染风险评估的标准、等级划分进行了讨论，达成如下共识：

医院感染风险评估标准：（1）临床病情评级：极危重、危重。①住 ICU；②插管情况：三管或引流管（包括切口引流条）；③手术相关因素：部位的多少（2 个及以上），手术时间（>3 小时），二次手术（有），失血量（≥1500ml）；④患者自身易感因素：年龄（≥70 岁）、糖尿病（有）；⑤使用抗菌药物；⑥判断感染相关指标：体温（>37.30C）、白细胞（>10⁹/L 以上）、CRP（异常）、PCT（异常）、病原学检查（阳性）、辅助检查阳性结果。（2）医院感染风险评估分级：极高：①+②+③；高：符合①~③任一项，并④~⑥中符合 2 项；中：④~⑥中符合 2 项；低：④~⑥中符合 1 项。（3）制订了《"3·01"暴恐事件受伤人员风险评估表》并在 11 家收治伤员的医院统一实施。

昆明所有收治伤员的医院，根据会议共识对全部暴恐受伤患者重新进行感染风险的评估，追踪高危患者诊疗过程，采取个体化的感染控制措施，包括诊疗环境的清洁、医务人员手卫生、严格无菌操作、耐药菌感染监控、保洁员和护工的医院感染预防与控制知识培训、伤员和陪护人员医院感染预防与控制的宣教等。严格督导执行，保证感染控制基本措施的落实，最大限度降低医院感染发生。

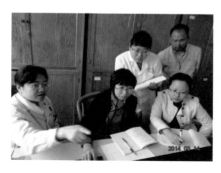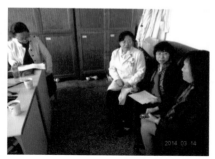

李六亿教授在市一院查看伤员信息　　　李六亿教授在市一院与施茜、
　　　　　　　　　　　　　　　　　　　　方旭两位主任交流

四、意义与影响

在国家级专家的指导下，在省市级感控专业人员的大量耐心细致、忘我付出的努力下，住院期间所有伤员没有发生医院感染，也没有发生多重耐药菌定植。

针对此次暴恐事件伤员医院感染防控工作，举一反三，针对不同类型的突发公共卫生事件制定医院感染预防与控制预案，做好制度、人力、知识、工作流程等方面的准备。

国家级感控专家李六亿教授的到来，为孤军奋战中的云南感控专业人员，特别是昆明市第一人民医院施茜主任及其率领的团队、省三院孙焱主任及其团队，注入了一剂强心针；李六亿教授的到来促成了针对此次暴恐刀伤事件而召开的首次感控专题会议，云南省感染质控中心主任及副主任、云南省医院协会医院感染管理专委会多位副主任、云南省预防医学会感控分会主任、昆明市医院感染管理专委会主任首次汇聚一堂；会上，李六亿教授主持修订了刀伤患者医院感染风险评估方案，由此形成了统一的风险评估及管理模式，并形成长效机制，有利提高本省感控专业管理水平，其意义重大，影响深远。

大家达成共识，应根据伤员的综合情况进行医院感染风险评估，采取个性化的防控措施减少医院感染的发生；要利用感染质控中心这个平台，形成长效机制，整合全省感控专家资源，提升感控专业水平。

经过数十天不分昼夜地奋战，在全体医护人员的共同努力下，伤员陆续顺利康复出院！让我们记住 2014 年 3 月 1 日，一个既有残暴与屠杀，同时更是充满关爱与奉献的日子！谢谢你们，所有的感控同仁！

（熊　辛　吴永寿　施　茜　孙　焱　方　旭）

第二节　新疆暴恐事件医疗救援中的医院感染预防与控制

一、"5·22事件"背景

2014年5月22日7时50分许，新疆乌鲁木齐市沙依巴克区公园北街早市发生一起"汽车连环爆炸碾压无辜群众案"。有两辆无牌汽车，在早市冲撞碾压人群，暴徒肆意驾车碾压人群，途中冲破防护隔离铁栏，多次引爆爆炸装置。截至2014年05月24日，据当时媒体报道：案件共造成39名无辜群众遇难，94人受伤。

二、国家卫生计生委及新疆自治区积极组织伤员的救治工作

（一）新疆自治区人民政府立即启动突发公共卫生事件应急处置预案

"5·22事件"引起社会广泛关注，新疆自治区人民政府高度重视伤员的救治工作，立即启动突发公共卫生事件应急处置预案，自治区卫生计生委指挥并协调将伤员按伤情及危急程度邻近安置在自治区中医医院、乌鲁木齐市中医医院和自治区人民医院等医疗机构，集中部署协调伤员的救治工作。

各家医院均成立由医院主管院长负责的"5·22事件应急处置组织"，抽调医护人员组成救治团队，开通绿色通道保证检查诊疗及时准确，制定伤员救治方案，积极组织开展伤员的救治工作。

（二）国家卫生计生委派多学科专家组赶赴乌鲁木齐参与伤员救治工作

事件当日，国家卫生计生委即抽调危重症、呼吸、脑外、心胸外科、感染防控等专业的20余名国家级专家赶赴新疆参与伤员救治工作。

专家抵达乌鲁木齐后没有任何停歇，自治区卫生计生委立即召开专家会议，讨论并部署"5·22事件"伤员的救治工作。按照收治医院的伤员伤情特点将专家们按专业分组进驻不同医院，与各医院专家共同组成"5·22事件伤员救治专家组"，全面制定伤员救治方案，开展救治工作。

国家专家组医院感染管理专家是中华预防医学会感染控制分会主任委员、复旦大学附属中山医院感染性疾病科及医院感染控制科主任胡必杰教授，卫计委委派其参加事件伤员的救治和感染控制工作，足以体现群体伤害事件伤员救治中的感染控制在诊疗工作中的重要作用。

三、伤员的救治与医院感染防控工作

（一）"5·22"事件伤员伤情与医院感染风险评估

1. 伤者老年较多，平均年龄超过 70 岁，原发基础病较多，多合并有高血压、冠心病、糖尿病、慢性支气管炎等基础疾病，医院感染的高危因素较多。

2. 因爆炸和碾压，伤者以全身多处复合伤、多发骨折（头面部、躯干、四肢、腰椎等）、头颅伤、皮肤组织开放性损伤等为特点。应激性创伤致机体免疫功能急剧下降，急诊手术及创伤性治疗多，医院感染风险增高。

3. 伤情危重患者多为脏器破裂、失血性休克和颅脑外伤，危重程度高，多学科介入诊断治疗的复杂性导致易感性增高，医院感染风险增加。

4. 短时间大量聚集伤员，医护队伍应急补充组建，医疗流程的常态化运行得不到保障，质量管理带来困难，不安全因素增多，医院感染的风险随之增加。

（二）伤员救治及医院感染防控工作

1. 自治区中医医院

（1）自治区中医医院医疗救治工作

共接诊事件伤员 89 人，院前死亡 14 人。院内救治 75 人（死亡 5 人），当日开展骨科、心胸外科、整形外科、神经外科、普外科等急诊手术 33 台，共开展手术 50 余台。目前仍有 8 人在院治疗，后期复诊治疗 49 人次。

该院因处事发地附近 1.3 公里，是收治伤员最多的医院。在接到事件信息和上级卫生行政部门的医疗救治工作任务部署后，医院立即启动《处置重特大事故和突发事件医疗急救保障预案》，医疗急救领导小组第一时间到位，并建立信息平台，迅速召集救护组织成员分批次到位。

各科室响应医院部署腾出专用病房，备用 5 个手术间，ICU 紧急协调监护床位，让伤员第一时间得到全力救治。

医院采用 1 名医生、1 名护士"二对一"的方式对伤员进行接诊，救治专家组在第一时间对伤情级别进行初判，按轻、中、重、死亡分类，分别以"绿、黄、红、黑"腕带做标志。轻度伤情伤员：对症处理、止血、包扎、留院观察；中度伤情伤员：清创缝合、骨折固定、及时转至各专科集中收治，方便管理和及时有效救治；危重伤员：立即进行心肺复苏，开通各种生命通道，迅速在监护状态下转送至重症医学科、手术室进行抢救。

医院在救治伤员的同时还要负责安抚家属、协助寻亲、诊疗救治的知情告知等工作。医院腾出会议室让家属集中等待，由行政职能科室人员"一对一"帮助家属联系寻找伤员并组织探视，安排医护人员在家属等待区做好医疗应急保障工作。

（2）自治区中医医院感染防控工作

院感科王燕主任为"突发事件应急处置预案"中的专家成员，立即组织科室人员分析伤情、评估风险：伤者多发伤、年龄大、基础病多是本次事件伤员突出特点，医院感染的风险也相对较大，医院感染防控工作就显得尤为重要。

在强化危重伤者的临床救治工作中，王燕主任参与危重症患者的各项会诊工作，提出由高年资医师主管伤员，时时监控危重伤者的病情变化，建议抽调各专业护士长承担危重症患者的特护工作。医院每日2次组织专家组对危重患者进行巡诊，借助国家卫计委和新疆医科大学一附院、自治区人民医院的重症、呼吸、急救、院感等专家组多次对危重症患者进行会诊，强化危重症患者的救治诊疗措施，完善危重患者后期诊疗方案。

国家卫计委专家组及感控专家胡必杰教授于5月24日至27日对医院收治的危重患者进行临床会诊，胡教授提出患者感染情况的诊断治疗意见，并对防止患者可能出现的感染进行了防控措施的指导：①对重症监护病房的患者，使用含洗必泰成分的消毒液进行口腔护理防止患者发生肺部感染及呼吸机相关性肺炎；②对呼吸机相关性肺炎、导管相关血流感染、导尿管相关尿路感染的风险环节进行现场的讲解和培训，将感染的风险降到最低水平；③要求加强血培养的送检工作，对感染的患者合理使用抗生素，防止患者多重耐药菌的感染；④对已发生呼吸道感染的患者进行合理使用抗生素的具体指导。

感染管理科的同事每天到手术室、供应室、重症监护室及病房对灭菌器械消毒用品的准备情况及患者隔离防护的合格情况进行追踪检查，确保患者手术器械物品及环境的安全，防止患者在诊疗过程当中出现感染。收治的70名住院患者中，无一例发生院内感染。

2. 自治区人民医院

（1）自治区人民医院医疗救治工作

因医院距事发地稍远，共收治及转入伤员20人，其中危重症患者9人（5人经其他医院首诊后转入），院前死亡2人，开展手术14台次。

自治区人民医院为第一批国家级救援医疗队之一，有着丰富的突发公共卫生及群体伤害事件的应急处置能力，是"新疆2009年7月5日暴乱事件"伤员的主要救治医院，曾创下7月5日当晚救治各种危重症多发伤患者300余人、当晚急诊开展脑外、烧伤、骨科、胸外、普外等手术60余台的历史记录。

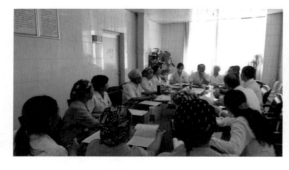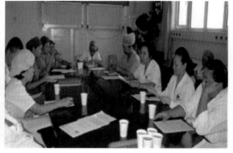

自治区人民医院专家组成"5·22暴恐事件"医疗救治专家小组与领导小组进行会诊

5·22事件发生后，医院立即启动突发公共卫生事件应急处置预案，派出第一批救护队员赶往事发现场救治伤员，协同前来救援的其他医疗机构及公安武警人员迅速安置现场受伤人员，对伤情进行评估，开展急救、包扎止血、骨折固定及伤员转诊等工作，大多伤员被送往自治区中医医院和乌鲁木齐市中医医院。转入该院的伤员分别安置在重症监护科、骨科、胸外科、烧伤科等进行救治。

国家卫计委专家到位后立即与我院救治专家一起讨论制定伤员救治方案，每天分别到收治患者科室临床查房，对重症医学科收治的 8 名危重症患者每日 2 次查房，及时发现患者的病情变化调整诊疗方案，8 名患者均得到救治。

（2）自治区人民医院感染防控工作

医务部主任第一时间组织各行政科室分解任务、明确目标，保障 5·22 事件收治伤员的诊疗工作。医院感染管理科科长杨环组织院感科全体人员深入临床科室了解评估每一位患者伤情与感染风险，集体讨论制定医院感染防控方案：

1）建立 5·22 事件院感科日交班重点：科室早交班会院感专职人对所负责科室的患者病情与诊疗情况进行汇报，提出并调整防控工作重点。

2）对事件收治患者开展前瞻性医院感染监测（主管专职人员负责），各专职人员参加临床查房与病例讨论，参与诊疗护理工作过程，及时跟进重点防控措施的依从性，在临床科室的交班会上及时反馈并追踪改进效果。

3）加强科室入室及探视环节管理：重症医学二科收治了 8 名危重症患者，每天外来会诊、换药、治疗、检查、探视等人员密集，外带的仪器设备流动性增大，院感科提出科室严格人员和物品入室标准，设专人进行门关管理，制作手卫生提示标志，保证入室人员着装、手卫生及入室物品的清洁与消毒。

4）加强科室环境清洁及消毒隔离措施的落实：协调增加隔离衣数量，至少每日更换；协调护理部、后勤及保洁公司落实每日 2 次环境物品的清洁与消毒工作，保证终末清洁消毒工作的质量。

5）加强室内人员培训：利用科室晨交班、床边查房、病例讨论等时机进行感控制度与防控措施等培训，对护工、保洁员等进行工作流程中感染控制和手卫生培训，加强患者使用生活用品、便器、洁具的一用一清洁与消毒管理。

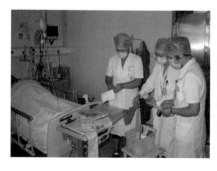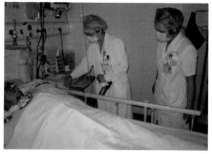

医院感染管理人员对伤员病区环境清洁度评价

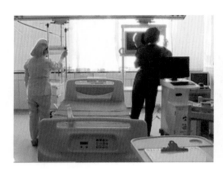
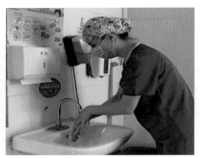

出院患者床单元终末消毒　　　　病区内监护护士操作后进行手卫生

国家卫计委专家组到院后，院感科专业人员每天参加卫计委专家组的查房与讨论，院感专家胡必杰教授连续几天查房中对重症医学二科的感染防控措施给予了赞同和评价，呼吸机相关肺炎的核心防控措施，包括洗必泰口腔护理、口腔的清洁、床头抬高30℃的患者体位等；室内的环境管理、患者床单元的清洁与消毒、床边无菌技术操作等均能有效落实。对诊疗工作中的院感防控提出进一步要求：①严格ICU患者入室标准，及时分流病情稳定后重症患者，减少外源性感染的风险；②加强中心动静脉导管置管、尿管置管、血液透析等操作适应证和拔管标准的评估，加强导管维护过程中的无菌操作与手卫生依从性的评价；③及时送检无菌体液标本，早期正确诊断感染，提高抗菌药物靶向治疗与应用，防止耐药菌的产生。并对每个患者的抗菌药物使用情况进行点评与指导。为后期的患者治疗与感染防控起到关键性作用。

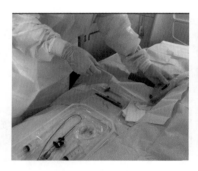
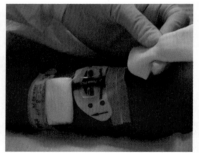

规范的深静脉穿刺　　　　　　　规范的PICC维护

自治区人民医院收治的20名患者，平均年龄72.5岁，最大78岁，住院最长283天。共开展骨科、心胸外科、烧伤科、整形科、血管外科等手术14台次。发生医院感染1人次（下呼吸道感染），未发生手术部位及无菌部位的感染。

3. 乌鲁木齐市中医医院

（1）乌鲁木齐市中医医院医疗救治工作

医院据事发地点较近，当日接诊伤员62人，院前死亡13人，院内救治41人，危重症患者7人，开展手术10人次。

医院将伤员迅速分流到相关专业科室，各科室迅速响应，为伤员腾出病房、清创、安排手术……让送到医院的伤员第一时间得到救治。所有工作有条不紊地进行着，医护人员承担着巨大的压力，连续工作使大家身心疲惫，但大家心中有一个坚定的信念——一定要尽快救治好受伤的群众。

（2）乌鲁木齐市中医医院感染防控工作

感染管理办公室主任邢金玲第一时间制定医院感染控制流程：

1）加强手卫生管理，快速手消液每床配置，医护人员小包装口袋配置，提高手卫生依从性，防止交叉感染。

2）加强病房环境卫生和仪器设备的清洁、消毒管理。严格落实探视陪护制度，做好陪护人员手卫生知识的宣教。

3）加强无菌技术操作，换药时操作人员应着装规范：带帽子、外科口罩和手套；接触患者手术部位、更换切口敷料前后严格手卫生。

4）各科室配备换药车（上层为清洁区，下层为污染区），医生需推车换药。加强外固定支架针道的消毒，保持支架的清洁。病房换药的病人应在空气消毒后再进行操作。

5）严密观察，及时监测，做好记录。

6）保持引流通畅，尽早拔除引流管。

7）加强卫生员和卫生间的管理，严防交叉感染。

8）严格按医疗垃圾分类、处置的要求进行处理。

9）严格抗菌药物的使用，防止耐药菌的产生。

感染管理办公室专业人员掌握危重病人的相关信息，每日下科室两次，对重点病人的情况进行督导检查，落实各项规章制度。积极协调科室配置空气消毒机9台，限制探视和陪护人员数量，加强环境管理。对卫生员进行培训，督导保洁工作流程落实。组织相关人员再次学习VSD负压引流的术后护理要点，落实护理过程，发现感染及时诊断及时上报，并尽快指导伤员进行功能锻炼。

5月26日，国家卫计委专家组医院感染控制专家胡必杰教授来院查房现场指导。胡必杰教授听取病例汇报，下科室查看伤员，在外科、骨科仔细查看了每位患者受伤部位的面积、敷料的干燥情况，询问了患者目前的不适，查看了医师的换药流程，了解伤员的抗菌药物使用；仔细聆听了主管医师对患者病情及诊断的汇报。整个查房过程中胡教授既注重医生反馈的患者资料，又不停地同病人交谈，对每位患者的诊疗都进行了现场指导并提出了建议。

1）医院病员总体情况较好，个别病人的抗菌药物使用级别较高，应及时评估病情及早停止抗菌药物使用，防止耐药菌的产生。

2）应加强微生物标本的送检，加强感染相关指标的检验，如：C反应蛋白、PCT、红细胞沉降率、血常规（中性粒细胞）、微生物培养+涂片。

3）现场再次培训了抗菌药物使用知识：开放污染>6小时的用抗菌药物；及时清创的

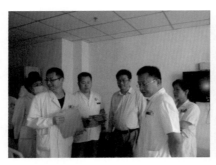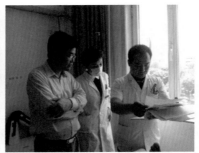

上海复旦大学附属中山医院胡必杰教授现场查房

可不用或少用抗菌药物；小创面不用抗菌药物；原则上用 1~2 天，用药时间长易产生耐药菌；在重大抢救上也要遵循抗菌药物的使用原则。

4）院感办制定的控制感染措施非常好，要严格遵照执行，做好感染控制。

医院收治的伤员在医院全体人员的共同努力下，在专家的指导下，伤员全部治愈出院，无一例感染发生。

四、新疆暴恐事件医院感染控制体会

突发群体伤害事件对社会安定、对人民群众健康都带来极大的影响和损失，成功高效率的救治患者能将损失降到最小，使社会安定、给政府解忧、给人民群众的生命再次带来希望，医院感染控制是提高救治质量的重要保证。

陪同胡教授查房和讨论，给感控专业人员和临床医护人员带来了一种感控的专业思维，也让专业人员找到了努力进取的方向，更深刻地认识到不懂临床的感控人员就无法为医疗保驾护航，无法成为一名合格的感控人员。

国家卫计委委派多学科专家组联合多家医疗机构救治伤员，在医疗环节中落实医院感染防控措施，既是一次多机构、多学科医疗资源共享和联动，又是一次深层次的感染防控战役，促进医疗专家对医院感染控制过程和感染防控效果的重新认识，对今后诊疗工作中提高感控措施依从性起到了推进作用。

（杨 环 王 燕 邢金玲）

第三节　杭州公交车烧伤事件医疗救援中的医院感染预防与控制

　　2014 年 7 月 5 日下午 5 时许，杭州 7 路公交车途径东坡路与庆春路交叉口时遭包姓男子纵火，突如其来的大火肆虐了整个车厢，熊熊大火造成 32 人受伤，其中重伤 19 人。伤员大都是烧伤，浙江大学医学院附属第二医院（简称"浙医二院"）烧伤科是国家重点专科，大批重伤员很快向浙医二院急诊科集结。

　　一场生死救援就此展开。

　　此时正是星期六的傍晚时分，不少科室已经下班。5 点 17 分，第一位伤者在父母的搀扶下被送进急诊室，一个 17 岁女孩，伤势比较严重，父母主诉是公交车上着火烧伤的，有一车人被烧伤了。接着，又有一对母女赤脚闯入急诊室，也是烧伤病人。急诊科医护人员凭多年的急救经验估计后面还会有大批病人，他们一边迅速抢救病人，一边向医院汇报。渐渐地，救护车和警车送来了一例接一例的带着扑面而来的烤焦味和焦如木炭的重度烧伤病人，冲进了急诊科，情况危急！

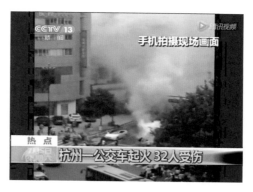

7 路公交车途径东坡路与青春路
交叉口燃起熊熊大火

伤情就是命令。一个熟悉的声音响起，"急诊 1 楼 333"，这是急诊需要出现大批伤员，需要应急医疗支援的暗号。接着，医院陈正英书记赶到了急诊，远在四川出差的王建安院长用电话下达了启动医院"突发公共卫生事件应急预案"的指示，应急办迅速电话联系相关科室负责人，即刻，烧伤科、急诊科、麻醉科、耳鼻喉科、重症医学科……全线集结！

　　相关科室及各个区域的医护人员以最快的速度到急诊室救治，各科室开启绿色通道，

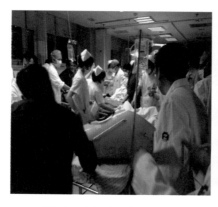 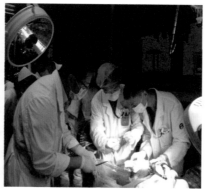

浙医二院急诊抢救室医护人员在抢救杭州 7·5 燃烧事件烧伤患者

实行"一对一"快速救治，在抢救嘈杂又有条不紊中迅速展开，护士紧急抽血接监护，麻醉科医师进行紧急插管、深静脉置管，耳鼻喉科医师兵分几路同时气切，短短15分钟完成8例气管切开术，为患者争取了抢救时间。经过一小时紧锣密鼓的奋战，首批12位严重烧伤患者全部得到妥善安置。截至7月6日凌晨2点，前后9个多小时，浙医二院急诊共收治16名烧伤病人。

一、烧伤患者面临三道鬼门关，感染死亡这一关，感控面临空前挑战

根据省卫计委部署，将此次事件的19名重伤患者最终全部送至浙医二院救治，其中年龄最大的为64岁，合并有心血管等基础疾病，最小为17岁，超过50岁的伤员5位。烧伤面积最大的95%，超过90%的有2人；超过60%的有7人，多以颜面烧伤者居多；吸入性烧伤严重，需要气管切开的多达16人，使用呼吸机的有6例。

19名重度烧伤的乘客，需要经过三道生死关卡的考验。这也是烧伤引发的三大死亡原因。第一关：休克关。烧伤后，伤者的身体循环系统有效血容量短期内会急剧下降，一般在48小时左右，极易出现休克。经过前期及时、有效抢救，19名重伤者都渡过了这个难关。第二关：吸入性损伤关。火灾中，高温的颗粒被吸入人体，对呼吸道黏膜等损伤非常厉害，可引起呼吸道水肿进而导致呼吸功能下降，甚至致命。很多伤者气管里都是黑色的液体，这些就是被吸入的高温颗粒。此时，19名重伤患者的吸入性损伤还在发展过程中，还没有完全闯过这一关。第三关：感染关。48小时后，对烧伤病人而言，感染这一关是避免不了的，也是病人最痛苦、最危险的一关。不仅有创面的感染，还会因为身体功能下降，引发其他部位（如肺、泌尿道、血液等）感染，如果感染防控不当，可能形成烧伤创面脓毒症，病人随时有生命危险。重症烧伤患者侵入性操作多，感染风险大；需要管控人员多，防控措施落实难，除此以外环境、设备带来的感控风险等等一系列难题，感染预防和控制正面临着前所未有的挑战！

二、感染防控三管齐下，严防死守确保安全

感染防控工作迫在眉睫而又需慎之又慎。为此，医院成立7・5公交事件领导小组和专家小组，感染管理专家陆群主任作为专家组成员之一，每天深入病房，亲自问诊每一个病人的病情，针对烧伤患者的情况，不定时召开专家讨论会，把控感染防控的每个细节，处处体现精细化照护、最优化治疗。专家组成员以医院为家，随时处于待命状态。同时，在原有感染防控制度下，陆群主任针对本次事件发现的问题陆续出台了4个相关制度与要求。当医院下达将所有患者集中在烧伤病房进行救治时，感控团队第一时间赶赴烧伤病房，部署全方位的感染防控措施，包括患者保护性隔离，强调进出人员的管理、设施设备与环境清洁消毒管理，强调及时控制创面感染，强调动脉导管、静脉导管穿刺与维护的管理，强调呼吸道管理，强调手术感染防控，强调外出检查感染防控等，随时进行多学科的讨论，

探索最佳感染防控方案，得到医务人员、后勤人员、行政人员等大力支持与配合。针对人员、场地环境清洁消毒和设备物品进行三管齐下管理。

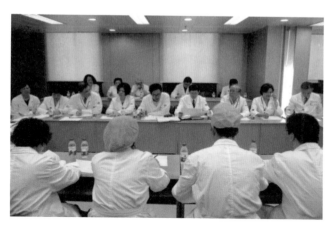

浙医二院组成"杭州7·5燃烧事件"专家小组与领导小组正在进行大会诊

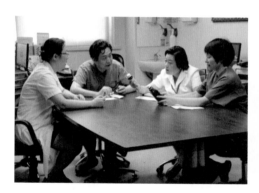

多学科讨论静脉置管的消毒方案

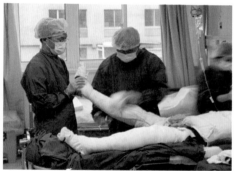

规范的创面换药

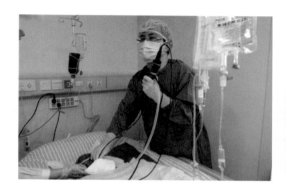

有效的支气管镜检查与治疗

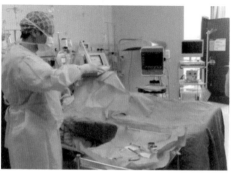

规范的深静脉穿刺

（一）人员管理

杭州公交7·5燃烧事件引起全社会热切关注，在杭州市政府和省卫计委及院领导的高度重视和支持下，二十多名医护人员、大批保洁员、护理员、行政人员加入感染防控队伍。陆群主任带领感控团队针对人群特点分别开展了数场医院感染防控知识培训，确保人人做到"先培训后上岗"。针对烧伤患者病情进展特点，专家团队不断进行讨论，完善各项感染防控措施，感控团队又再次对所有人群进行培训，并将伤者需外出检查的CT室、手术室的工作人员也都纳入培训。同时严格监督医务人员落实各项感染防控措施，规范操作，提醒尽快拔管。感控人和支援的行政人员，做好协助、指导与监督作用，确保进出烧伤病房的每人每天都能将各项感染控制措施落实到位。

当患者病情允许探视，等待在烧伤病房门口焦灼的家属恨不得一拥而进，但却被警察瞬间拦下而出现冲突，家属的情绪有些激动。此时一个温柔、坚定的声音响起："为了您家人的安全，为了减少感染的风险，我们只能限制探视人员，请您们选一位代表去探视伤者，时间为半小时，谢谢配合。"嘈杂的声音立即安静下来，一位女医生耐心地与家属解释，很快家属接受了，派出一位代表进病房探视，这位医生迅速帮助家属代表穿上灭菌的隔离衣、戴口罩帽子，手把手教授手卫生的方法……陆群主任带领感控团队严防死守，等候在隔离区，有序地通知每位家属，帮助穿隔离衣，指导戴口罩、帽子、鞋套、手卫生，检查合格后带到每个伤者身边。探视结束时，立即清理帽子、口罩、鞋套、隔离衣，恢复病区的整洁，做好烧伤患者的"守护神"。

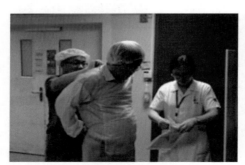 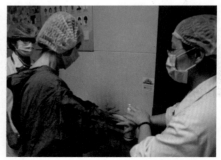

陆群主任指导隔离区探视者穿戴防护用品　　　感控团队指导隔离区探视者规范洗手

感控团队对进入病区与病室人员提出更严格要求：查房人员采用1+3人模式（1位主任+3位医务人员），运送物资人员禁止进入病房，物资由专人传递；工作人员必须着专用工作服、口罩、帽子、工作鞋进入病房，其他人员必须着口罩、帽子、隔离衣、鞋套进入病房，进出病区必须做好手卫生……无论工作日还是休息日，感控团队的身影行走在病区的角角落落，从感控的角度巡查着、提醒着现场所有工作人员和探视者……她们一有时间就在门口准备防护用品，指导大家规范穿戴进入隔离区域，有时还要负责在协助内外的物质转运、信息传达，同时还要与医生团队、护理团队讨论如何做好创面的及时采样、留置深静脉的管理、抗菌药物的使用等，一站就是一天，没有半点空闲。一天天、一周周过去了，感控团队成员开始出现较严重的腿部疼痛，但无人抱怨和退缩，一直咬牙坚持着。

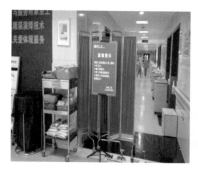 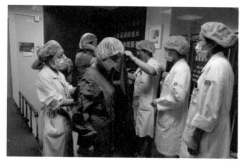

井然有序的烧伤隔离区　　　　　　　感控团队指导隔离区进出人员做好标准预防

（二）场地环境清洁消毒管理

陆群主任带领的感控团队重新审视烧伤病区整体布局，重点查看流程是否合理。强化落实日常管理工作，现场指导并协助烧伤病房、护理部、后勤管理中心对所有转出病室上至空调出风口的清洁消毒，下至物体表面、空气和地面消毒；烧伤病房原已设置了独立空调系统和新风系统，能较好控制温度和湿度，有利于感染的防控。为了及时发现问题，感控团队还经常对病区环境、空气、仪器设施、工作人员的手卫生展开监测。看到监测报告上"正常"二字时，她们是多么开心，付出努力出成效了！为了将感控风险降到最低，陆群主任带领感控团队深入病房，细致观察每一个细节，提出"针对高频接触的表面加强消毒，同时改进清洁工具，落实清洁消毒效果"等改进措施。

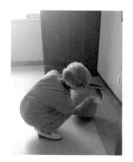 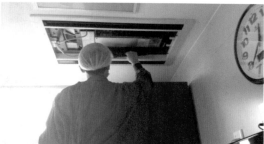 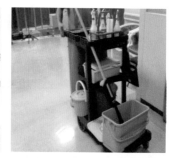

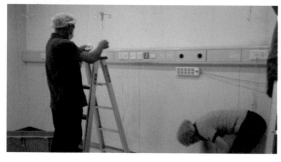 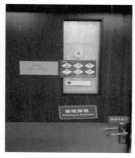 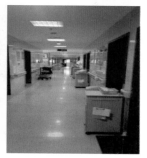

感控团队协同后勤人员对烧伤病区进行隔离和场地环境清洁消毒

（三）设备物品感染管理

感控团队发现由于 19 名患者均为重度烧伤，病情非常凶险，随时需要从全院调用各种抢救设备，但由于烧伤患者大多处于保护性隔离状态下，一旦这些仪器设备消毒不到位，细菌很容易在他们烧伤的创面上生长，引发感染等一系列全身症状。因此，感控团队为每个烧伤病房门口配备储物柜，并配备充足消毒湿巾纸，严格监督仪器设备进出病房表面是否做到有效消毒，同时要求仪器设备尽量固定在烧伤病房，最大限度降低感染风险。考虑到烧伤患者侵入性操作多，对器械消毒灭菌要求非常高，容不得半点差错，包括支气管镜的使用，采用由内镜中心进行规范清洗、消毒、包装运送，清洁与污染分别存放与运送。感控团队加强对所有侵入性操作器械消毒灭菌效果的监管，保证了设备和消毒物品的转运安全与规范使用。

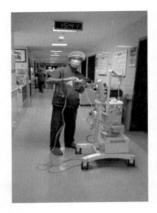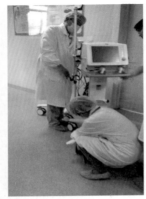

烧伤病区医务人员正用消毒湿巾纸对进出病房的仪器设备消毒

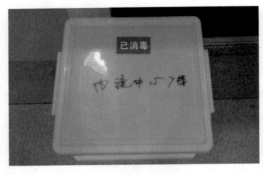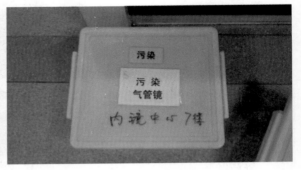

烧伤病区内侵入性操作所用器械清洁、污染分类存放、转运

针对此次烧伤事件医院还引进了最先进空气消毒设备，在有人员活动的情况下，采用空气净化设备，保证空气洁净效果。在无人员状态下，采用终末消毒方式达到彻底消毒，大大提高空气消毒效果。

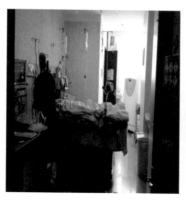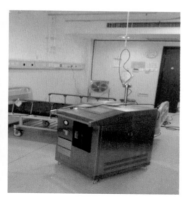

烧伤病房内采用空气净化　　　烧伤病房内正在进行终末消毒
设备保持空气清洁

三、创造"群体重度烧伤患者零死亡"医学奇迹

杭州7·5公交燃烧事件发生后，浙医二院快速响应，迅速启动应急预案，调集全院力量，提出"只要有1%的希望，我们一定尽超过100%的努力"口号，全力救治伤员。经过全院上下百名医护、感控、后勤人员人不分昼夜地努力，实现了19名重度烧伤患者"群体重度烧伤患者零死亡"的医学奇迹。

在这场没有硝烟的战场上，陆群主任带领的感控团队打了漂亮胜仗，充分体现了"感控人"感染预防与控制水平和团队合作精神，展现了"感控人"拼搏、奉献、不怕艰难困苦的风采。

四、他山之石，可以攻玉

目前，像"群体重度烧伤患者"这一类突发公共卫生事件感染成功控制尚无先例，经验相对不够丰富。以陆群主任为首的浙二感控团队通过现有知识和经验，结合实际情况，同时查阅了大量文献学习国外先进的感染防控处理技术，一路摸索和尝试，成功防控了群体重度烧伤患者医院感染的发生与流行，得到了政府、医院领导和全院医务工作者的高度赞扬和认可，提高了医院感染管理在医院的地位，更有利于日后医院内感染防治工作的开展和推广。同时，也为全国感控同仁处理群体重度烧伤患者的院内感染预防与控制提供了宝贵的经验，开启了"群体重度烧伤患者"感染预防与控制新篇章，大大推动了医院感染防控的发展，提升了医院感染控制在突发公共卫生事件的重要地位，浙医二院荣获浙江省"模范先进集体"称号。

（陆　群　孙丽媛）

第四节　天津爆炸事件医疗救援中的医院感染预防与控制

一、事件背景

2015 年 8 月 12 日 23：30 左右，位于天津滨海新区塘沽开发区的天津东疆保税港区瑞海国际物流有限公司所属危险品仓库发生爆炸（以下简称"8·12 爆炸"）。爆炸造成 165 人遇难（其中参与救援处置的公安现役消防人员 24 人、天津港消防人员 75 人、公安民警 11 人，事故企业、周边企业员工和居民 55 人），8 人失踪（其中天津消防人员 5 人，周边企业员工、天津港消防人员家属 3 人），798 人受伤（伤情重及较重的伤员 58 人、轻伤员 740 人）。

天津泰达医院、港口医院、天津第五医院、天津医大总医院、解放军第二五四医院、天津市第一中心医院、天津市第三中心医院、天津医院、天津眼科医院、武警后勤学院附属医院等多家医院均收治了此次爆炸相关伤员。

爆炸伤患者抵抗力低，常伴有多种疾病或生理异常状态，皮肤黏膜不完整，极易发生来自肠道或其他部位的条件致病菌引起的自身感染。同时由于应用了大量抗菌药物，容易产生耐药菌株，是医院感染控制的重点人群。烧伤科重症监护室平时亦是医院感染管理的重点科室。

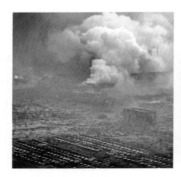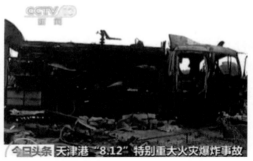

天津港"8·12"特别重大火灾爆炸事故现场

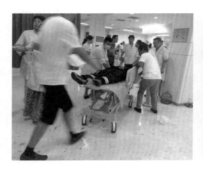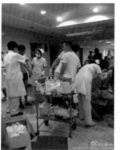

火灾烧伤伤员的抢救现场

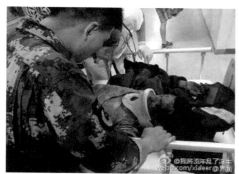

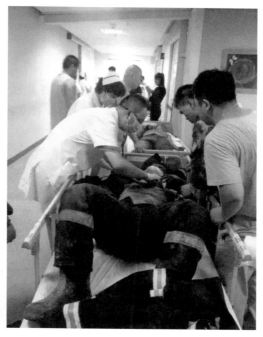

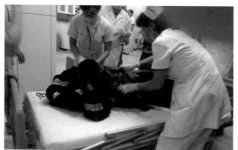

火灾烧伤伤员的抢救现场

二、武警后勤学院附属医院医院感染控制工作

2015 年 8 月 13 日凌晨开始，武警后勤学院附属医院烧伤科集中收治了来自塘沽爆炸现场的 90 余例爆炸伤患者，感染控制科及时介入，迅速制定多项干预措施并实施，完成了此次爆炸伤患者医院感染控制工作。通过感染控制科制定的各种预防控制制度的实施，环境卫生学和医务人员手卫生检测及时有效，特别是对耐药菌的消毒隔离措施到位，在整个集中收治的爆炸伤患者过程中之间不存在同源病原微生物感染，未发现医院交叉感染病例。

"由于前期清创、缝合等救治及时，处理方法得当，目前伤员创面愈合情况都不错，没有感染情况出现，也未出现截肢、截瘫等情况。"烧伤专家、中国工程院院士盛志勇、夏照帆和武警总医院骨三科副主任医师杜明奎等来武警后勤学院附属医院会诊，均对该院伤员救治给予了高度评价。

医院感染控制的主要做法有：

（一）首先做好流行病学调查工作，采取集中收治、重点监控的原则，把医院感染防控放在议事日程中。武警后勤学院附属医院烧伤科是该院的重点学科单位，有两个病区，其中一个病区包括重症监护室。烧伤科把 8·12 爆炸伤员集中收治在一个病区，并在感染控制科要求下，将重症监护室原有一携带高度耐药菌的患者转移至其他病区。感染控制科人员对烧伤科重症监护室、手术室及普通病房的布局流程进行现场查看，了解医护人员、探视人员出入病区的个人防护情况，病区空气消毒方式，物体表面消毒方法，医务人员手卫生依从性，物业员工操作行为，医疗废弃物处理流程；调查烧伤科近期主要致病菌和高度耐药细菌流行情况。

（二）各种预防控制措施到位。针对以上调查结果，感染控制科先后制定了《烧伤科消毒隔离制度（暂定）》、《毛霉菌感染控制措施（暂定）》，指派医院感染管理专职人员驻点指导，参加科室交班，查看患者在线病历。对原有携带高度耐药细菌的患者一一通报烧伤科相关责任人，确定及时转入其他病区。配发了动态空气消毒机、氧化电位水、消毒湿纸巾、医用消毒棉棒等物品。组织人力对重症监护病区环境和所有物品进行彻底的清洁消毒。感染控制科做到人员定岗，物资到位，全程监督，以预防医院交叉感染的发生。

1. 监测医护人员手卫生情况。感染控制科为烧伤科所有病床、走廊、治疗车紧急增配了快速手消毒剂，洗手池补充安装了干手纸巾盒等手卫生用品。设专人在病区巡视，督导进入烧伤科病区的人员消毒手后方可进入病房；要求所有人员在接触患者前后洗手或手消毒，特别是医师接触同一患者不同感染部位时均严格进行手消毒。感染控制科使用手持式荧光仪每日两次采集检测烧伤科十余名医护人员手部细菌 ATP 含量，对不达标者即时督导改正，重新进行洗手或手消毒，再行检测直至达标。

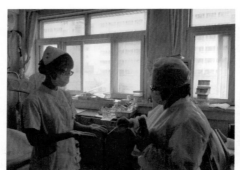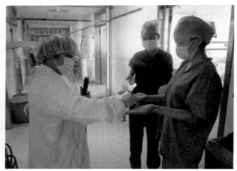

感染控制科检查医护人员手卫生情况

2. 监测环境卫生学指标。按照烧伤科各重症监护室面积及循环风量，增加安装了动态空气消毒机共 8 台，4 次/日，每次 2h 对室内空气进行消毒。对腾空的病房，采用 1.0%（10000mg/l）过氧乙酸水溶液（$1g/m^3$）熏蒸消毒，消毒前关闭门窗，消毒完毕，打开门窗彻底通风。每次空气消毒后，感染控制科利用本科的微生物实验室，采用沉降法检测烧伤科手术室，重症监护室，普通病房的空气细菌含量，及时取得第一手资料。普通病房在条件允许时，在做好伤员防护的情况下，每日进行紫外线消毒两次，每次 30min。烧伤科病房及手术室的 8 次空气细菌培养结果达标率为 100%。

重症监护室、病房、治疗室、卫生间拖布严格分区使用，污染的洁具用含氯消毒剂浸泡消毒。烧伤病区进行湿式清扫，地面使用清水擦拭；有血液、体液、分泌物、排泄物污染时，用1000mg／L含氯消毒剂消毒后清洁。病房内物体表面使用一次性消毒纸巾或使用氧化电位水擦拭消毒，一桌一巾，不重复使用。感染控制科利用ATP生物荧光检测技术，每日两次采集烧伤科物体表面消毒效果，即时出具检测结果，告知医护人员。对检测结果超标的部位，重新进行消毒，直至检测合格。

为防止耐药菌传播和定植，感染控制人员督查发放收取被服时的过程，要求洁污分开，并严禁在病区及楼道里清点污染的被服，统一打包转运。医疗器械专人专用，复用的设备如换药车等在进出病房前后彻底擦拭消毒。

为改善外围空气质量，感染控制科技术工人每日两次对病区外人群积聚的地方采用气溶胶喷雾方法，喷洒氧化电位水，起到了驱味降尘，减少浮游菌的作用。

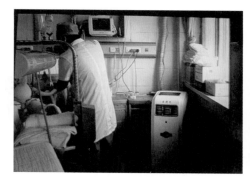

为重症监护室及时增配了动态空气消毒机

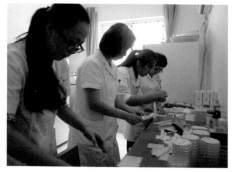

感染控制科利用本科微生物
实验室检测各类标本

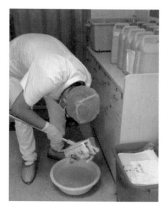

物业员工用消毒药剂清洗洁具

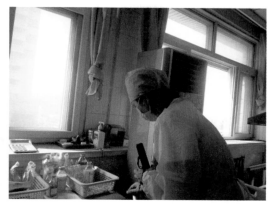

感染控制科人员检测重症监护室
物体表面消毒效果

3. 监测耐药细菌检出及流行情况，为合理应用抗菌药物，做好消毒隔离提供依据。感染控制科人员每日至微生物室筛查甄别烧伤科送检样品中耐药细菌检出情况，曾在不同患者送检的分泌物、粪便、痰、肺泡灌洗液标本中，分别检出铜绿假单胞菌、产吲哚金黄杆菌、鲍曼不动杆菌、奇异变形菌等菌株，其中产吲哚金黄杆菌为烧伤科首次检出的菌株。感染控制科每天及时将检验报告单复印送交专家组，并根据耐药菌株检出情况，在病房门口设立隔离标示，配备专用隔离衣，要求医护人员做好消毒隔离工作。专家组在

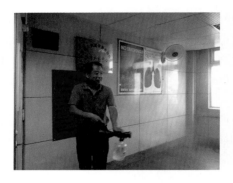

感染控制科技术工人对电梯间等处
喷洒消毒药剂

第一时间接到感染控制科提供的高度耐药细菌检出报告后，讨论调整抗菌药物治疗方案。

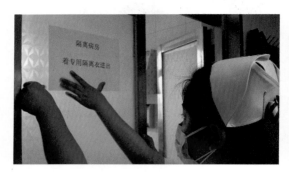

设置隔离病房

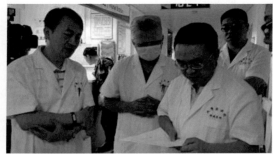

专家组讨论患者耐药细菌感染的防治方案

三、医院感染防控体会

医务人员对医院感染的防控意识是有效做好感染暴发控制的前提，烧伤科的日常感染管理工作是控制感染发生的基础。遇有批量、大面积烧伤患者时，一是感染控制科人员提前干预，针对可能发生医院感染的因素，制定有效的预防控制措施。二是感染控制科及时反馈各类监测结果，与烧伤科有效沟通交换意见，为控制可能发生的医院感染提供契机。三是加强对环境卫生学、医务人员手卫生的监测，耐药细菌的日查日报，可以有效降低耐药细菌交叉感染的风险。

（陈 燕 张金玲）

第五章

医院感染暴发事件的处理

第一节　沈阳市某医院新生儿感染暴发事件

一、概述

新生儿是指从娩出到出生后 28 天内的婴儿。新生儿由于正常菌群尚未完全建立，免疫功能相对低下，极易发生医院感染。新生儿感染是造成新生儿发病率和死亡率增高的重要原因，不仅引起新生儿期的感染相关疾病，还可造成畸形及其他严重的远期影响。

新生儿作为医院感染的高风险人群，极易发生医院感染暴发。近年来新生儿医院感染暴发事件屡屡发生，使患儿病情加重甚至死亡，给患儿及其家庭带来巨大的经济负担和精神损伤，同时严重影响医疗机构的声誉，在社会和医疗卫生领域引起强烈反响，新生儿的医院感染预防与控制也因此受到了高度的关注和重视，新生儿病房已成为医院感染管理的重点部门之一。

二、新生儿医院感染暴发事件

1993 年 9 月 19 日到 10 月 18 日，沈阳市某医院发生了一起严重的新生儿医院感染暴发事件。感染新生儿的主要表现为发热、拒乳、呼吸困难、发绀、弥散性血管内凝血等，重者发生感染性休克、败血症、全身脏器衰竭，甚至死亡。截至 10 月 5 日，在沈阳市某医院出生的新生儿中已经有 6 名因败血症、肺出血、多脏器衰竭等原因死亡，并且 10 余名具有相同病症的新生儿在抢救之中。到 10 月 13 日，新生儿感染病例增加至 50 余名，引起死亡 10 名。截至 10 月 18 日封闭产科病房，沈阳市某医院共接生 244 名新生儿，其中有 70 余名发生新生儿感染，20 名死亡。

这起严重新生儿感染暴发事件的传染源到底是什么？主要通过什么途径传播？如何才能进行有效地预防和控制？

这期间，部分在沈阳市某医院生产的感染新生儿到中国医科大学第二附属医院急救中心就诊，患儿症状的相似性引起了中国医科大学第二附属医院急救中心医务人员的关注，并于 10 月 5 日向沈阳市卫生局报告了情况。10 月 13 日沈阳市卫生局成立由产科、儿科、流行病、护理等方面专家组成的调查组，开始就进一步加强消毒隔离、控制感染及暂停产科病房等问题进行分析论证。

10 月底，卫生部专家组成员赶赴沈阳，对沈阳市某医院开展了流行病学调查，在患儿血液标本中检测出柯萨奇 B 组特异性 IgM 抗体。按照卫生部专家的意见，沈阳市某医院采集了 9 名产妇和 20 名工作人员的血样进行检测，确认其中两名产妇的血液中含 "IgM" 抗体。根据以上调查结果，专家组初步认定造成这起新生儿感染事件的传染源为柯萨奇病毒，2 名产妇的婴儿通过母婴传播感染柯萨奇 B 组病毒后，又在婴儿室内引起了交叉感染。

但从事柯萨奇病毒研究多年的专家认为，柯萨奇病毒主要通过粪口传播，几乎没有母婴传播的可能性，母婴垂直传播当时在教科书中尚无记载，并且在这 2 名作为可疑传染源的产妇进入沈阳市某医院之前，已经有新生儿发生医院感染，这些感染的传染源又是什么？另外，在柯萨奇病毒被检测出来之前，中国医科大学第二附属医院就曾在前往救治的感染和死亡患儿的血液标本中培养出了多种其他致病菌，如金黄色葡萄球菌，大肠埃希菌等。因此有专家指出，是包括柯萨奇病毒在内的多种致病微生物导致了新生儿感染，环境清洁消毒不到位可能是这起新生儿感染暴发事件的最主要原因。

根据卫生部专家组的调查结果，沈阳市卫生局派出工作组到沈阳市某医院进行限期整顿，通过封闭病房、加强消毒隔离等医院感染防控措施的落实，最终有效控制了新生儿医院感染的发生。

三、医院感染管理存在问题分析

卫生部和沈阳市有关专家的调查发现，沈阳市某医院的医院感染管理，尤其是消毒、隔离等方面存在严重问题。专家组成员认为：这次新生儿感染暴发流行，沈阳市某医院及其主管部门负有不可推卸的责任。这家医院的消毒隔离工作没有统一的部门和专人负责，分娩室和婴儿室的消毒未达到要求，这些是新生儿感染得以传播的重要因素和条件。

尽管不能确定这起新生儿感染暴发事件的确切传染源，但这起新生儿感染暴发事件，深刻地暴露了沈阳市某医院以及相关部门存在的医院感染管理漏洞和不足。

第一，对医院感染预防与控制工作不够重视，没有专门负责医院感染管理工作的机构和人员。在 1993 年初的改革中，沈阳市某医院撤掉了原本负责医院卫生状况检查的预防检查科。1993 年 3 月，安徽黄山市某医院曾报道因柯萨奇病毒感染而造成 9 名新生儿死亡的事件，卫生部批文向各地医院传达提请各医院注意加强新生儿医院感染管理工作，但沈阳市某医院并没有引以为鉴。

第二，医院不重视新生儿医院感染预防与控制措施的落实，尤其是医院环境的清洁消毒与隔离措施。1993 年 5 月，沈阳市防疫站的例行年检发现，沈阳市某医院的空气含菌量严重超标，紫外线灯检测结果也不合格。同时，该院的分娩室及婴儿室没有统一有效的消毒隔离及监测制度，不能进行有效消毒及消毒效果监测、隔离措施执行不到位等。

第三，医院感染管理和医院感染暴发报告的意识不强。根据《中华人民共和国传染病防治法》规定，发现 3 例疑似感染病人或暴发流行的传染病时，医院应及时上报。在新生儿感染暴发事件发生后，沈阳市某医院并没有意识到问题的严重性，并及早采取防控措施。据证实，沈阳市某医院的院长在 10 月 1 日前就已经了解到本院有 3 例新生儿感染死亡的情况，死亡率远远超过该院正常的新生儿死亡率 7‰，但医院仍未采取除加强消毒和继续观察之外的特殊措施，继续接收产妇。在 9 月 19 日到 10 月 18 日新生儿感染例数不断增加期间，沈阳市某医院大部分医护人员都不知道院内有新生儿感染暴发发生，仍然继续带来他们的亲属、朋友来该院生产。10 月 18 日，也就是第一例新生儿感染死亡发生 22 天后，沈阳市卫生局才做出了封闭该医院的决定，终于有效控制了新生儿感染的发展。

　　第四，相关卫生行政部门对沈阳市某医院的监督检查力度不够，是这起新生儿感染暴发事件的重要原因之一。首先，沈阳市防疫站没有对例行年检中该医院空气含菌量严重超标的情况进行反馈、监督与敦促。其次，沈阳市卫生局在10月4日公布的《关于沈阳市某医院新生儿感染情况的通报》中以"柯萨奇病毒由于国内报道少，传播途径多，一般医院不具备监测手段，限于目前医院的条件，是难以防止的"为由，为沈阳市某医院开脱责任。

四、对新生儿医院感染管理工作的推动

　　这起新生儿感染暴发事件，在当时引起了国家和社会各界的广泛关注，对整个医院感染领域的发展产生了深远的影响，也起到了一定的促进作用，各医疗机构对医院感染管理工作尤其是新生儿医院感染预防与控制工作更加重视。

　　国家层面，不仅加强了对新生儿感染的关注，以及对医院感染相关法律法规的建设与完善。1994年颁布实施的《医院感染管理办法》，要求完善医院感染管理组织的建设，重视医院感染预防与控制措施的落实，加强医院感染的监测与感染暴发的报告。2000年11月颁布实施的《医院感染管理规范》将新生儿病房划分为医院感染管理重点部门，提出了新生儿病房医院感染管理的相关要求。2009年12月颁布实施的《医院感染监测规范》明确提出了新生儿病房医院感染监测方法，推荐针对新生儿等高危人群应开展医院感染的目标性监测，并定期进行总结分析、报告和反馈。同时更加重视对医院感染管理专职人员的新生儿医院感染防控能力建设，2012年5月，中国医院协会"医院感染预防与控制能力建设"项目启动了对新生儿病房医院感染的标准化监测，目的在于通过效果评价，探索一套有效可行的新生儿感染监测与防控体系。2014年4月，国家卫生和计划生育委员会办公厅关于印发《医疗机构新生儿安全管理制度（试行）》的通知，要求新生儿病房（室）应当加强医院感染管理，降低新生儿医院感染发生风险。

　　科学研究层面，这起新生儿感染暴发事件，引发了学者对柯萨奇病毒感染防控的兴趣。后期研究文献报道，柯萨奇病毒的主要传染源是病人和病毒携带者，它的主要传播途径包括：①粪口传播：通过接触，如医务人员或家属检查护理、喂奶、换尿布等把病毒带到健康新生儿身上；②母婴传播：产妇在妊娠后期感染该病毒，通过胎盘直接感染新生儿，或者病毒污染羊水，在分娩过程中感染新生儿；③空气传播：通过呼吸道间接传播。柯萨奇病毒感染以隐性感染为主，成人感染后病情大多较轻，预后相对较好。新生儿由于免疫功能较差，多数感染患儿病情较重，并且极易发生暴发流行。柯萨奇病毒感染的预防与控制措施主要包括加强消毒、隔离，减少新生儿与无关人员特别是近期感染患者的接触，医务人员在对新生儿进行身体检查、喂奶、更换尿布、清洁口腔时，要严格执行无菌操作规程，器械、物品和医务人员的手，都要做到一人一用一消毒，以切断传播途径，防止交叉感染。

五、总结与展望

新生儿医院感染管理是摆在我们面前的重要任务，也是卫生行政部门、医院管理者、广大医务人员，尤其是医院感染管理专职人员面临的严峻挑战。如何做好新生儿医院感染管理工作，做好新生儿感染暴发的早期发现与识别、及时报告、及时采取有效的诊疗与控制措施，是新生儿医院感染防控工作的重要组成部分，不仅对提高医疗质量、保障患者安全具有重要意义，同时对国家和社会的稳定都将产生重要的影响。

目前虽然我国新生儿医院感染预防与控制的标准尚未出台，但卫生行政部门和医疗机构对新生儿医院感染管理工作的重视程度越来越高，医疗机构医务人员尤其是医院感染管理专职人员的新生儿医院感染管理能力不断提升。我们要吸取此次沈阳市某医院新生儿医院感染暴发事件的经验教训，加强新生儿医院感染的预防与控制，减少和避免新生儿医院感染暴发的再次发生。

（高　燕　陈美恋）

第二节 西安市某医院新生儿感染事件

一、事件起因

2008年西安市某医院9名新生儿自9月3日起相继出现发热、心率加快、肝脾肿大等临床症状，其中8名新生儿于9月5日至15日间发生弥散性血管内凝血，最终相继死亡，1名新生儿经医院治疗好转出院。其间有3日该新生儿科每日死亡新生儿2名。

二、调查处理

2008年9月23日，卫生部有关部门接获有关该事件的举报信息后，立即组织有关专家调查组在医政司张朝阳副司长带领下连夜赶赴该院，与陕西省专家调查组共同开展实地调查，随后卫生部尹力副部长也赶到现场指导调查。参加调查的专家先后有李六亿、李卫光、吴安华等。

三、调查及处理结果

（一）调查结果

卫生部和陕西省专家调查组的调查结果显示，这是一起严重的医院感染暴发事件，先后有8名新生儿因感染救治无效不幸死亡，在调查过程中发现该院及新生儿病房在医院感染管理制度及具体防控措施落实方面存在诸多问题，是导致该次医院感染暴发的主要原因。

（二）处理结果

事件发生后，陕西省省委、省政府高度重视，西安交通大学根据调查结果对医院有关责任人作出处理，撤销该医院院长和主管院长的职务，免去新生儿科主任、护士长的职务，免去医院医务部、护理部等有关职能部门负责人职务，陕西省卫生厅将该事件通报全省。稍后卫生部即将该事件通报全国卫生部门，要求各级卫生行政部门和各级各类医疗机构必须从这起事件中吸取教训，引以为戒，采取有效措施，进行全面的检查和整改。

四、感染事件调查中发现的主要问题

根据2008年10月9日卫生部关于西安市某医院发生严重医院感染事件的通报显示，调查中发现该院主要存在以下问题，既有技术层面的问题，也有管理层面的问题。

（一）医院管理工作松懈，医疗安全意识不强。该院对《医院感染管理办法》及有关医院管理的规定执行不力，医院管理工作松懈，在医疗安全保障方面存在纰漏；医院感染管理的规章制度不健全，没有全面落实诊疗技术规范和医院感染管理的工作制度；部分医务人员工作责任心不强，思想麻痹，在新生儿科连续发生新生儿死亡过程中未能引起足够的重视与警觉。

（二）忽视医院感染管理，未尽感染防控职责。该院对预防和控制医院感染工作不重视，未按照《医院感染管理办法》的规定建立医院感染管理责任制，尚未建立独立的医院感染管理部门并履行相应的职责。该院的感染控制工作隶属于医务部，削弱了医院感染管理的力度，加之医院感染管理人员配置不足，难以高质量完成预防和控制医院感染的各项管理、业务工作，难以保证对医院感染的重点部门和环节实施监督检测、检查和指导。

（三）缺失医院感染监测，瞒报医院感染事件。该院没有按照《医院感染管理办法》的规定建立有效的医院感染监测制度，不能及时发现医院感染病例和医院感染暴发，更没有分析感染源、感染途径，无法采取有效的处理和控制措施。医院新生儿科在短时间内连续发生多起感染和死亡病例，医院未予报告，存在瞒报重大医院感染事件的事实。

（四）感染防控工作薄弱，诸多环节存在隐患。当时调查结果显示，当时该院新生儿科在建筑布局、工作流程、消毒隔离等方面存在明显缺陷。新生儿科建筑布局和工作流程不合理，人流与物流相互交叉；对部分新生儿使用的物品和器具采用了错误的消毒方法；医务人员没有规范地进行手卫生；用于新生儿的肝素封管液无使用时间标识等。据对部分医务人员的手、病房物体表面、新生儿使用的奶瓶和奶嘴、新生儿暖箱注水口等进行检测，发现细菌超标严重，有金黄色葡萄球菌、肺炎克雷伯杆菌的明显污染。

五、预防新生儿医院感染，应对新的挑战

新生儿尤其是早产儿、低体重儿，由于免疫功能不健全，或正在发育中，机体抵抗力较低，加之救治过程中，各种侵袭性诊疗操作的影响与抗菌药物的使用，容易获得感染，包括医院感染。近三十年以来，我国卫生部通报过多起新生儿医院感染暴发事件，如云南昆明新生儿中毒性痢疾、沈阳新生儿柯萨奇病毒感染等，无不造成重大影响与严重后果。如今，国家放宽二胎政策，可能引来新的生育高峰，而且由于产科与新生儿科医学科学的发展，可以救治的早产儿、低体重儿也在增加，加上人工辅助生殖技术发展、细菌耐药形势严峻，预防新生儿医院感染，尤其是预防新生儿医院感染暴发，正在面临新的挑战。要应对这些挑战，必须做好以下工作。

（一）吸取前车之鉴的经验教训。当时卫生部对该事件通报中提出四条要求仍然非常重要，必须坚决落实。①强化依法执业意识，确保医疗安全和医疗质量。要加强对医务人员遵守医疗卫生管理法律法规及各项规章制度的教育和培训，提高医务人员防范医院感染的责任意识和工作能力，增强恪守职业道德的自觉性。②重视和加强医院感染管理，严格遵守预防和控制医院感染的各项规章制度。各级各类医疗机构应当高度重视医院感染的预防与控制，贯彻实施《医院感染管理办法》和相关技术规范的各项规定，强化组织管理，建

立医院感染管理责任制。医疗机构要完善并落实预防和控制医院感染的工作措施，加强医院感染监测工作，及时发现医院感染隐患并采取有效的防控措施，最大限度地降低发生医院感染的风险；医疗机构要建立医院感染病例诊断和报告制度，发生医院感染时，必须按照有关规定及时报告。③加强对医院感染重点部门、重点环节的管理工作。各级各类医疗机构要加强对医院感染重点部门的管理，特别是要将重症监护室、新生儿病房、感染性疾病科、血液科、手术室、消毒供应中心等部门的医院感染预防和控制工作作为重点，严格执行有关规章制度和规范。要加强对医院感染重点环节的管理，包括呼吸机相关肺炎、导管相关性血流感染、留置尿管所致尿路感染、外科手术部位感染等，规范医疗操作，降低感染风险。④加大对医疗机构的监管力度。各级卫生行政部门必须履行监管职责，加大对医疗机构的监管力度，建立医疗安全责任制和责任追究制，对违法违规、疏于管理、发生严重医疗不良事件、社会影响恶劣的医疗机构要严肃查处。作为这次事件调查的参与者，深感卫生部通报切中问题要害，提出的四个方面的有力举措，对预防类似问题重演具有深远的意义。

（二）加强新生儿医院感染监测与新生儿医院感染暴发监测。具有新生儿病房及产科的医疗机构，需要对照有关标准规范，开展细致严密的医院感染监测，医务人员及时报告医院感染病例、医院感染专职人员开展前瞻性监测，充分利用医院感染监测信息系统进行新生儿医院感染预警，及时发现医院感染病例，包括多重耐药菌感染病例。同时利用监测系统监测医院感染危险因素，监测医院感染防控措施的依存性与环境卫生学检测结果。在医院感染病例监测中，尤其需要注意各种导管相关感染、皮肤感染、呼吸道感染、消化道感染等。发现聚集性病例或暴发苗头，及早介入调查，分析原因，采取措施，评价效果。

（三）落实新生儿医院感染防控措施，尤其是基本措施。如合理布局新生儿病房，相对分区，洁污分开，流程合理，保持良好的通风。配备良好的手卫生设施，医务人员包括工勤人员手卫生依从性要达到100%，正确性也应达到100%，防止病原体经过手传播。做好环境物体表面的清洁与消毒，尤其是新生儿暖箱消毒与湿化水管理，新生儿监护设施表面等清洁消毒方法正确，新生儿出院转院后做好终末消毒，防止病原体经过物体表面传播，防止病原体经过不恰当的清洁消毒方法扩散；加强新生儿奶瓶、奶嘴清洁与消毒与奶品管理，防止污染造成感染与感染暴发。加强新生儿病房人员管理，严格限制探视，加强新生儿科外来医务人员如康复人员的管理，防止因工作人员感染或探视人员感染（主要是呼吸道感染、肠道感染、携带致病菌与耐药菌）传播给新生儿。做好隔离，对于感染患儿（包括多重耐药菌感染患儿）、传染病患儿应按隔离技术规范隔离，感染患者与非感染患者分开安置；加强对外院转入患儿的观察与安置，转入感染患儿按要求隔离观察，在新生儿洗澡、按摩过程中尤其要注意。加强新生儿用物管理，尽量不交叉使用，不共用，防止病原体经新生儿用物传播。合理使用抗菌药物，防止滥用抗菌药物增加细菌耐药性，对于感染患儿及时采集有关标准监测病原体与耐药性。对新生儿病房，可以根据各医院的具体情况，及时启动目标性监控。

（四）坚持医院感染防控质量持续改进，积极开展新生儿医院防控研究。经常了解评估新生儿医院感染的发病率与患病率，评估医院感染防控措施落实情况及其对医院感染发病率、现患率的影响，及时发现医院感染防控中存在的问题，制定改进措施并付诸实施。结合实际工作开展医院感染防控的科学研究，可以从监测、手卫生、环境清洁与消毒、隔离、导管相关感染、多重耐药菌防控等环节入手做深入的观察与研究，如针对新生儿病房多重耐药菌医院感染，采取措施去除或减少相关危险因素后发病率是否下降；新时期新生儿医院感染的特点等。

（吴安华）

参 考 文 献

［1］陈萍，刘丁. 中国近 30 年医院感染暴发事件的流行特征与对策. 中国感染控制杂志，2010；9（6）：387-392.

［2］罗盛鸿，严素芬. 早产儿医院感染危险因素研究. 中国感染控制杂志，2016；15（6）：405-407.

［3］李静，许健，冉莎莎. 使用中暖箱日常清洁消毒效果评价及对策. 中国感染控制杂志，2016；15（1）：56-58.

［4］李强，黄瑞文，杨慧，等. 18 例早产儿真菌败血症临床特点. 中国感染控制杂志，2015；14（9）：619-621.

［5］任军红，吴安华，胡必杰，等. 新生儿重症监护病房医务人员手卫生依从性多中心干预研究. 中国感染控制杂志，2015；14（8）：557-560.

［6］贾会学，殷环，吴安华，等. 新生儿重症监护病房器械相关感染流行病学多中心研究. 中国感染控制杂志，2015，14（8）：530-534.

［7］王琳，蒋宏. 新生儿下呼吸道感染危险因素的病例对照研究. 中国感染控制杂志，2015；14（5）：344-346.

［8］蒋宏，黄建花，王顺顺. 水杯加湿法在婴儿暖箱中的应用及细菌学监测. 中国感染控制杂志，2014；13（6）：356-358.

［9］黄梅，韦丹，何炎志，等. 某院极低体重新生儿医院感染病原体分布及耐药性. 中国感染控制杂志，2014；13（3）：187-188.

［10］王学凤，傅银锋. 采取综合措施降低新生儿病房轮状病毒肠炎医院感染发病率. 中国感染控制杂志，2014；13（3）：174-175.

［11］王红梅，蒋元琴，黄宝兴. 2010~2013 年新生儿感染性肺炎病原体分布及耐药性分析. 中国感染控制杂志，2014；13（7）：411-414.

［12］沈文治，周建平. 新生儿足跟采血部位感染金黄色葡萄球菌 2 例. 中国感染控制杂志，2014；13（6）：378-379.

第三节 天津市蓟县新生儿感染事件

一、事件起因

2009 年 3 月 16 日、18 日、19 日北京市儿童医院陆续接收了天津市蓟县某医院转来的 6 名重症患儿。由于患儿病情危重，截至 3 月 22 日 14 时，5 名患儿已经死亡，另外 1 名患儿病情稳定继续治疗。其中，3 例患儿诊断为新生儿败血症，血培养结果均为阴沟肠杆菌。又因 6 名患儿均来自天津市的同一所医院，因而北京市儿童医院高度怀疑为医院感染。北京市儿童医院、北京市卫生局迅速反应，及时上报原卫生部。接到报告后，原卫生部立即成立专家组，与天津市卫生局组派的调查组于当日抵达天津市蓟县某医院进行调查。经过调查，确定该事件是由于天津市蓟县某医院新生儿室管理混乱并存在严重医疗缺陷造成的一起严重的新生儿医院感染事件。

二、调查处理

2009 年 3 月 20 日卫生部派出新生儿感染事件调查组，由北大医院医院感染专家李六亿带队，包括由院感专家、北京儿童医院专家一行 4 人调查组与天津市卫生局的感染控制专家组和新生儿专家组，共同组成临床治疗组、流行病学调查组和院感控制三个组，当天晚上调查组听取了该院对感染患儿发病及转诊经过和在院患儿一般情况介绍后，各专家组立即深入到新生儿病房、手术室、产房、供应室、母婴同室等相关科室进行实地调查，同时对重点环节及环境进行卫生学采样监测，与此同时提出采取各项消毒隔离及整改措施，以确保切断感染的传播途径。临床组新生儿专家针对在医院住院患儿及出院患儿的感染情况进行逐一排查和诊治工作，未再发现相同疑似感染患儿，使其新生儿院内感染迅速得到控制。

三、调查及处理结果

（一）调查中发现以下问题

1. 漠视工作要求，存在安全隐患

蓟县卫生局对卫生部关于加强医院管理及医疗安全的工作要求置若罔闻，熟视无睹，特别是在卫生部通报西安市某医院新生儿科发生严重医院感染事件、开展医疗安全百日专项检查活动并再三要求加强医院感染管理和医疗安全工作的形势下，对所辖医疗机构的医疗安全隐患排查不力，对蓟县某医院存在的问题视而不见，见而不管，监管不到位。

2. 责任意识淡化，管理工作松懈

蓟县某医院不重视医疗质量和医疗安全管理，未从西安市某医院新生儿严重医院感染事件中吸取教训、引以为戒，没有按照原卫生部工作要求开展自查自纠，有令不行、有禁不止。主要负责人医疗安全意识淡薄，管理松懈，该院规章制度不健全不落实，对临床诊疗、安全用药及医院感染防控等制度执行不力，存在较严重的医疗安全隐患。该院新生儿科的部分病室收治儿童和成人脑瘫康复患者，部分病室空床租给陪床家属留宿，患儿家属自由出入新生儿病区，人员混杂。

3. 建筑布局不合理，基本条件不完善

该院新生儿科建筑布局及工作流程不符合环境卫生学和感染控制的基本要求，新生儿病房没有洗手设施，基本设备、设施配备不全。医务人员数量不足，不能保证规章制度和工作措施的落实到位。新生儿科未设新生儿专用的洗澡和配奶区域，不能满足临床医疗工作的需要。

4. 忽视医院感染防控工作，缺乏医院感染事件报告意识

该院未按照原卫生部《医院感染管理办法》的要求设立独立的医院感染管理部门并履行相应的职责，医务科仅有 1 名工作人员兼职负责医院感染工作，不能有效监督、检查和指导新生儿科、手术室、消毒供应室、产科等医院感染重点部门医院感染防控工作。新生儿科在短时间内连续出现多起新生儿感染病例的聚集性发生，相关医务人员反应迟钝，未能掌握医院感染诊断标准，缺乏对医院感染病例的报告意识，没有采取有效应对措施。

5. 消毒及诊疗措施不当，存在严重医疗缺陷

通过对该院新生儿重症监护室暖箱采样检测结果显示，暖箱污染严重，清洁消毒不彻底。新生儿吸氧所用湿化瓶不更换。对收入新生儿重症监护室的患儿在入院诊断、抗菌药物使用、给氧等方面均有明显不当，存在严重医疗缺陷。

（二）处理结果

事件发生后，天津市委、市政府高度重视。天津市卫生局积极组织救治在院住院患儿，指导该院进行彻底整改，并开展全市医疗机构的全面检查。蓟县县委、县政府根据调查结果对有关责任人作出处理，免去蓟县卫生局局长、党委书记职务；撤销该院院长、党支部书记和副院长职务；免去医务科主任、新生儿科主任、新生儿科护士长的职务。天津市卫生局将该事件通报全市。

四、从新生儿感染事件吸取教训，加强院感染防控工作管理

针对天津市蓟县某医院存在的严重问题，原卫生部专家组指出：天津市蓟县某医院要认真吸取教训，医院领导要高度重视医院感染管理工作，积极查找薄弱环节，认真落实整改措施。要充分发挥医院感染管理组织的职能，建立健全医院感染管理制度，加强监督检查。并加强对各级各类医务人员医院感染防控知识培训。

天津市卫生局在积极救治患儿、指导该院进行彻底整改的同时，立即做出指示，要求各级卫生行政部门和医疗机构要从中吸取深刻教训，增强医疗安全意识，加强医院感染管理，切实采取有效措施，保障医疗安全。各级卫生行政部门要认真履行监管职责，对疏于

监管导致严重医院感染事件的，要追究有关人员的责任。

为防微杜渐，防止类似感染事件发生，天津市医院感染质控中心在卫生局的领导下，立即组织由院感管理人员、新生儿科、妇产科、护理四个专业组成的督导检查组，于2009年3月23日~4月3日开始对天津市16个区、县88所医院的妇产科、新生儿科以及20多个妇幼保健机构的医院感染管理工作进行全面的、拉网式的督导检查，对检查中4所医疗机构存在较严重问题的相关科室责令停业整顿进行整改。经天津市卫生局医院感染质控中心再次对上述4所医疗机构的整改效果进行检查，整改合格后恢复其重新开业应诊。

天津市医院感染质控中心针对新生儿感染事件暴露出的问题，认真梳理天津市医院感控工作中存在的薄弱环节，辨证施治，对症下药，采取一系列措施，加强对全市各级医疗机构的医院感染管理，杜绝类似医院感染暴发事件的发生。多年来在天津市卫生局每年召开的全市医政工作会议上，天津市医院感染质控中心都要对全市医院感染管理情况做工作报告，卫生局医政处领导把医院感染管理作为医疗质量管理重要内容来抓，从而使各级医疗机构的领导层逐渐提高了对医院感染管理工作的重视程度，有力地推动天津市各级医疗机构对各项医院感染预防与控制工作的贯彻落实。

天津市医院协会医院感染管理专业委员会在培训中多次请医院管理者讲感控管理，许多医院院长从蓟县新生儿感染暴发事件吸取教训，用他们管理经历和经验，深刻总结、概述了对感控工作的体会，天津市环湖医院（神经专科医院）医疗主管院长孙志明讲到"任何一项诊疗技术的应用，都面临医院感染问题，医院感染会额外增加死亡率，医院感染影响了医护质量和患者的安全"。天津市北辰医院院长徐建辉提出了"感控文化建设，探索'大感控'多专业、跨部门合作团队的感控管理模式"，总结出"北辰医院医院感染管理工作的SWOT分析及策略"，提出"感控，从基本做起"，启动6S精益管理项目，通过整理（SEIRI）、整顿（SEITON）、清扫（SEISOU）、清洁（SEIKETSU）、素养（SHITSUKEI）、安全（SAFETY）预防手术部位感染，取得了良好的效果，规范了医护人员操作流程、优化了临床治疗质量。天津市第四中心医院医疗主管院长付强，用他在医疗管理中的亲身体会讲述了他对医院感染管理工作的认识过程，他说"最初认为医院感染管理工作不起眼，后来认为医院感染管理工作离不开，现在是没有医院感染管理就过不去"。就是由于有了医院领导层的重视，将医院感染管理纳入医院管理日程中，使医院感染管理工作得以深入和持续发展。

（杨又力）

第四节　深圳市某医院医院感染暴发事件

一、平静日子里的求援电话

1998 年 5 月 28 日，星期四，长沙已经开启了炎热的夏天模式，我与往常一样上班后先到湘雅医学院图书馆查阅期刊、书籍，吸取医院感染相关的知识，全然不知这一天与平日里有何区别。大概 9 点钟，接到徐秀华教授的电话，要求马上回科室，有工作安排。回到科室，徐教授告诉我，她刚接到了深圳市某医院医务部打来的求援电话，说有数名患者发生手术后切口感染，原因不明，治疗效果不佳，请她去深圳协助调查和治疗，考虑到我的专业是预防医学，要求我马上回去收拾行李，和她一起飞深圳。

二、事件调查中的福尔摩斯

通过简短的交流，我们都意识到，这很可能是一起医院感染暴发事件，刻不容缓。经过简单地收拾，中午 1 点左右，我和徐教授到达深圳机场，马不停蹄地直接赶到了医院。

医院的院长和医务部主任带我们到了病房的医生办公室，几名副院长、科主任等人已经在办公室等着了。没有寒暄，直接进入正题，科主任和主管医疗的副院长给我们介绍了相关情况。患者的临床表现非常类似，临床表现为切口部位初期表现为肿、痛，有小结节，圆形或椭圆形，有触痛；然后切口部位或缝线部位破溃后有脓性分泌物流出，伤口有线头挟出，可形成深部窦道；部分病人感染切口部位附近淋巴结肿大，破溃或穿刺能见脓性分泌物；患者无明显发热；清创换药后创面清洁但不愈合，或愈合后又复发。伤口分泌物培养已分离出 2 株棒状杆菌和 2 株表皮葡萄球菌。潜伏期超过 10 天。称发生切口感染的患者有 40 多人。现在病房有一些病人，还有一些病人居家，由医院派出医务人员上门换药。

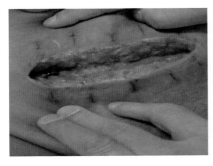
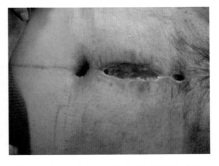

快速生长型分枝杆菌致手术部位感染　　快速生长型分枝杆菌致手术部位感染
　　　　　　（来自贵州）　　　　　　　　　　　　　（来自汕头）

徐教授要求先看看患者，这是湘雅医院的传统，一定要亲自询问、查看病人。在查房中发现，患者切口换药后，创面干净，但没有愈合迹象。有一位患者是再次复发入院，患者叙述说前一次也是换药不愈合，再次缝合后伤口才愈合。查看病人后，徐教授对事件进行了分析，这很可能是一起医院感染暴发事件，致病菌并不是常见的种类，因此治疗效果不佳，建议做病理检查、抗酸染色，同时开展流行病学调查。

医院感染暴发的流行病学调查是一项细致的工作，现场和细节往往能为找到元凶提供重要线索。与手术切口感染相关的环节，最重要的就是手术环节。在手术室看到缝线、手术刀片使用化学消毒剂浸泡灭菌，经询问，手术室护士长称化学消毒剂是戊二醛，消毒剂每周换一次，在更换之间，容器不做处理，直接将配置好的消毒剂倾入容器中。消毒剂配制是本院药剂科的药师配制。除手术室外，有些产科自然分娩的产妇也有会阴侧切的情况，侧切部位是否有感染发生呢？经询问，答复侧切部位没有这种感染的情况出现。在产房调查时，发现产房使用侧切剪刀是消毒供应室提供。在手术室行剖宫产术出生的新生儿断脐由助产士从产房带去的器械进行操作，新生儿无1例感染。药剂科盛装戊二醛的容器上没有浓度标识，配制的药师称原液浓度是20%，稀释到原浓度的十分之一，使用浓度是2%，观察配制流程没有发现特殊问题。

当天下午5点多，要求医院组织事件初步调查结果分析会，会上徐教授将调查的初步结果进行分析，从调查结果看关注点应该集中在手术室，要求医院准备物品，准备采集相关样本进行细菌学培养。

医院人员则认为与消毒的碘伏有关，医院自己调查的时候怀疑是碘伏的问题，已经更换了碘伏，从后续结果看，发生切口感染的病人减少了。一个实践的改变如果影响到发病结果，那这个实践的意义就必须重视。我们在调查时是注意到了这个细节的，但后来的发病情况并不支持碘伏是元凶或者是帮凶。这时最好用简单的数据说服医院人员，以便后续深入调查的开展。我马上对更换碘伏前后的发病率进行了统计，数据显示更换碘伏后的发病率是上升的，切口感染病人数下降是因为手术量的减少；再者，我们在调查中得到的结果是更换碘伏前手术室用的碘伏和产房用的碘伏是同一批号。因此，我们认为与碘伏无关。坚持要求进一步开展流行病学调查和采集相关样本。同时，由于造成此次切口感染原因不明、病原体不明，建议关闭手术室，停止手术，保持手术室现场以便调查。

三、我们背后的湘雅团队

晚上，我和徐教授仍然在讨论这一事件，对于事件的原因和病原体依旧扑朔迷离，决定第二天按既定方案收集资料、采集样本，并把采集的样本和医院分离的病原体带回湘雅去。湘雅医院感染控制中心有自己的实验室，微生物团队对于医院感染相关的检测驾轻就熟，已分离的病原体请临床微生物室重新鉴定。

5月29日早上8点，徐教授带领该院医院感染的专业人员采集样本，由于该院感控专业人员刚刚知道这一事件，并从未采集过这类样本，因此，徐教授亲自采样。我和临床人员开始收集临床资料，登记手术病人和感染病人的手术日期、地点以及发病日期、临床表现。采集的样本有手术室物体表面、手术缝线、手术刷、自来水、手术消毒液原液、配制后未使用戊二醛消毒液和使用中的消毒液（采集时不加中和剂），药剂科自来水、配药的蒸馏水以及患者的伤口分泌物。29 日下午，将所有标本带回湘雅医院。

我中心的微生物室黄昕、李洁等检验人员按原卫生部《消毒与灭菌实验技术规范》要求对手术室的手术消毒液原液、配制后未使用戊二醛消毒液和使用中液分别作其消毒效能检测，同时用含氯消毒剂"84"（采自湘雅医院）作对照。用金黄色葡萄球菌 ATCC25923 标准菌株和患者分离细菌进行定性杀菌试验。对采集的各种样本以及配制后未使用的戊二醛和手术室使用中的戊二醛加中和剂后进行细菌培养。使用酸碱滴定法对配制后未使用的戊二醛和使用中戊二醛进行浓度测定。

四、火眼金睛下元凶现形

调查结果显示 1998 年 3 月 31 日至 5 月 28 日的 292 例手术中，共发生 166 例外科切口感染，罹患率达 56.85%。166 例感染病人中，年龄为 8 个月～83 岁，23～40 岁者约占 85%。妇女约占 85%。以剖宫产为主，有少量疝气和包皮环切术。不同手术医生之间没有差异。感染病人分布于全院各科。深圳市某医院回报的结果切口感染患者病理学检查显示结核样改变，抗酸染色阳性。166 例感染病人手术地点均在手术室；同期内产房自然分娩416 例，所有会阴侧切伤口无 1 例感染；剖宫产术新生儿断脐由助产士从产房带去的器械进行操作，新生儿无 1 例感染。潜伏期中位数为 24 天，最短潜伏期 3 天，13～35 天 105 例；有早期手术的病人潜伏期长，后期手术的病人潜伏期短的特点。手术后切口感染率三月份为 11.11%、四月份为 49.72%、五月份为 69.03%，手术后切口感染率逐月升高，有统计学意义。

6 月 3 日对该院提供的 2 株已分离认为是棒状杆菌的菌株鉴定为龟分枝杆菌，并做了药物敏感试验，阿米卡星、环丙沙星敏感；除此之外，在采集的伤口分泌物标本中还分离出金黄色葡萄球菌和表皮葡萄球菌。手术室物体表面、手术缝线、手术刷、自来水，以及药剂科的自来水、配药的蒸馏水，均为无菌生长。

6 月 7 日确认使用中戊二醛和配制后未启用戊二醛对金黄色葡萄球菌 ATCC25923 标准菌株作用 30 分钟仍有菌生长；对病人分离的龟分枝杆菌，作用 60 分钟仍有菌生长。手术消毒液原液和含氯消毒剂"84"（1：100 稀释，有效氯含量为 600mg/L）作用 2 分钟对病人分离的龟分枝杆菌的定性杀菌试验均无菌生长。对手术室使用中戊二醛进行细菌培养分离出龟分枝杆菌，配制后未启用戊二醛无菌生长。测定使用中戊二醛和配制后未启用戊二醛浓度均为 0.137%。经再次询问相关情况，确认医院前后曾购进浓度 20% 和 1% 两种戊二醛，购货发票上有浓度注明，而消毒剂标签上无浓度注明。药师误把 1% 戊二醛当成 20% 戊二醛。

由于本次感染病原体的特殊性，发病潜伏期长，并且国内对此类切口感染报道极少，导致诊断困难，发现暴发延迟。从结果分析中，已基本排除了手术者、病房、基础疾病等影响因素，采取了停用或更换碘伏和手术缝线的批号以及产品类型等干预措施，但没有使暴发停止。

　　该院手术室使用本院制剂室配制的戊二醛浸泡手术刀片和剪刀，刀片拆开包装即放入浸泡盆中玻璃器皿内，刀片术后丢弃，手术剪刀清洗后未消毒即放入浸泡方盆内，两间手术室共用此盆消毒，每周更换消毒液，而未用完的刀片和剪刀继续夹到新更换消毒液的盆中浸泡待用。由于戊二醛浓度不够，龟分枝杆菌污染后，未能将其杀灭，随着时间的推移，细菌在使用中戊二醛中数量不断增加，导致了在手术室手术的患者切口感染暴发。切口感染率逐月增加、潜伏期缩短的特点说明后期手术污染的细菌量大于早期的手术。会阴侧切和新生儿断脐使用的器械不用戊二醛浸泡，因此无1例龟分枝杆菌感染。

　　因为工作人员疏忽将戊二醛浓度错误稀释成0.137%，远远达不到有效浓度2%；消毒剂瓶签上未注明浓度，也是造成稀释错误的原因之一。至于龟分枝杆菌从哪里来，没有找到确切证据，这也是现场流行病学调查中常常出现的遗憾。尽管手术室和药剂科的环境和供水系统均为无菌生长，考虑到分枝杆菌在供水系统中的浓度很低，难以检测，仍不能排除经水污染的情况；文献表明，龟分枝杆菌属于非结核分枝杆菌的快速生长型分枝杆菌，广泛存在于自然界的土壤、河水、海水中，通常属于机会性致病菌，主要引起皮肤软组织感染和手术部位感染，也可引起肺部、骨、关节等部位的感染。结合文献推测，来自于水系统的可能性仍然较大。

五、事件控制的多团队作用

　　找到事件的元凶是一个成功，但患者的治疗仍是棘手的问题。原卫生部派出了一个专家组，专家组成员有四人，其中医院感染管理专家北京大学第一医院周惠平教授（微生物学专家、组长）、上海复旦大学中山医院何礼贤教授（呼吸病学专家）参加了专家组。当时缺少对于处置这样大规模医院感染暴发事件的经验，舆论压力也很大，当地政府非常重视，中共深圳市市委、深圳市政府、深圳市原卫生局均直接参与了事件调查处理的组织工作。专家组每天查房，对治疗方案做一些调整或修订。由于过去临床工作中接触的非结核分枝杆菌病例比较少，1992年前全球经鉴定确认的非结核分枝杆菌病1552例，中国只有85例。专家组参考了结核病的治疗原则，并根据香港同仁对非结核分枝杆菌的抗生素药物敏感试验结果制定了治疗方案。治疗方案大致有三种，针对一般情况，以抗结核治疗为主，联合使用氨基糖苷类抗生素；对于伤口面积比较大、比较深，或者合并其他细菌感染，同时联合应用碳青霉烯类抗生素；少数患者在抗感染化疗的基础上，通过手术将坏死组织切除再缝合。经多种治疗方案的评价，以系统给予抗菌药物抗感染的基础上，积极采取外科手术切除病灶的方案效果最佳。该方法文尚武等曾在1996年发生的注射部位非结核分枝杆菌脓肿治疗中使用，随访3年无复发病例。对于不能采用外科手术治疗的病例，采用激光治疗，也取得了理想的效果。整个疗程为4~6个月，患者都痊愈出院，没有遗留后遗症。

　　后来，北京309医院结核病研究室张俊仙、深圳市卫生防疫站扈庆华等通过分子生物学研究，认为存在两种亚型。

六、尘埃落定后反思问题

该事件的手术部位感染发病率很高，病原体主要为龟分枝杆菌，虽存在两个型别，但每个型别感染的患者均较多，属于一起严重的医院感染暴发事件。各级相关部门介入调查和处理，特别是湘雅医院感染控制团队的调查对于明确该事件的疾病诊断、感染途径以及治疗与控制等都起到了重要作用。

本次事件感染的患者初始诊断为一般细菌导致的手术切口感染。湘雅团队从临床表现判断是一种非常见细菌引起的手术切口感染，并且最早确认病原体为龟分枝杆菌，得到病理学和抗酸染色结果的佐证。当时，国内对包括龟分枝杆菌在内的快速生长型分枝杆菌感染认识不足，以至于当时版本的国内的权威著作《实用内科学》和《黄家驷外科学》都没有详细描述，而在1994年由赵华月主译的《哈里逊内科学（第十二版）》中描述"该病原体在自然界和医院环境中广泛存在，生长迅速，并对药物、防护剂和消毒剂有较高抵抗力，是十分重要的造成医院感染的病原体"，"典型的表现为合并微小脓肿的化脓性病变，革兰染色显示为类白喉杆菌样的菌体，可表现为淋巴结炎"，"对该病原体的治疗方法是清创术和体外引流。阿米卡星为特效，强力霉素、红霉素、乙胺丁醇等等药物有治疗价值，其中，磺胺嘧啶类的疗效较好，红霉素对部分龟分枝杆菌有抑制作用"。

此次手术部位感染暴发，突显出该院在医院感染管理方面存在诸多缺陷，首先医院领导对医院感染不重视，事件发生很长时间，仍没有通知医院感染科；第二，临床没有医院感染报告意识；第三，医院感染科缺少常规监测，既没有病例监测，也没有环境和消毒相关监测；第四，药剂科配制消毒液没有按专业要求执行，既不核查原液浓度，也没有严格按照要求稀释；第五，手术室对于可高压灭菌的器械没有采用高压灭菌，浸泡灭菌的容器也未定期高压灭菌。第六，细菌培养不能准确鉴定病原体，将龟分枝杆菌认为是棒状杆菌。此次事件的传播途径为医疗器械被龟分枝杆菌污染所致，未能及时发现和处理，导致事件愈演愈烈。通过停止手术终止了本次暴发流行。

七、事件控制后的经验教训

本次暴发被全国电台、电视台、全国各类报刊报道，引起社会各界和国内外的强烈反响。2000年北京晨报报道，46名此次事件的患者索赔2681万。院长被免职，直接责任药师被开除。事件结束后，原卫生部发布《关于深圳市某医院发生严重医院感染事件的通告》，在全国范围加大了医院感染管理的力度，修订《医院感染管理规范》，引起了各方面，包括领导层、学术界、普通民众，关注医院感染，很大地促进了我国医院感染的发展。在具体措施上提出了建立并遵守消毒剂购进、使用和管理的规章制度，加强非典型分枝杆菌实验室诊断，尽量使用成品消毒剂避免自行配制错误等建议。但从系统控制上，仍然需要加强以下工作。

（一）加强监测：医院感染的基础工作之一是医院感染的监测，良好的监测能及时发现医院感染的暴发流行，发现工作流程中存在的问题。要放弃监测无用论，特别是对手术部位感染，更应该加强前瞻性监测。在监测中应注意，除医院感染病例监测外，还应重视环境中有重要流行病学意义病原体和消毒灭菌的各个环节质量。另外监测需要多部门和多类人员的积极协作，除专职人员的积极主动监测外，临床科室的医生、护士，微生物检验室人员也应有高度的警惕性，及时发现问题。

（二）及时报告：医院感染暴发流行的报告，既是《医院感染管理办法》的要求，也是控制医院感染暴发的技术要求。要放弃犹豫不决心理、侥幸心理和怕家丑外扬心理。临床人员和检验人员发现问题要及时报告医院感染管理部门和人员，医院感染专职人员应及时报告主管部门和主管领导，医院要及时向卫生行政部门报告。医院感染暴发是急危事件，及时报告、及时启动医院感染暴发调查和控制预案，能争取最大资源及早控制事态的发展，最大限度的保障病人生命财产的安全。

（三）明确诊断：在医院感染暴发事件的控制中，明确感染的诊断是至关重要的环节之一。明确的诊断能够使得治疗具有针对性，并且对于调查感染源和传播途径以及区分易感人群都有重要作用。要做到明确感染诊断，首先需要临床医生完善相关检查，相关人员要有良好的疾病诊断的理论与实践，专职人员更应牢固掌握医院感染和其他感染性疾病的诊断标准。由于医院感染队伍建设的特殊性，专职人员主要由护士组成，因此，一方面要努力学习新知识，另一方面要多与临床医生沟通。对于诊断不清的还需要尽早请专家会诊。采集的患者的相关标本不要轻易丢弃，以便有必要时可以反复检测，特别注意特殊病原体的检查。

（四）缜密调查：医院感染暴发的感染源和传播途径往往不是显而易见的，需要缜密的调查，去伪存真，发现暴发的真相。要做好调查需要注意各个问题：一是要重视现场，要到现场仔细观察，认真调查；二是用基本的流行病学方法，描述分布、提出假设、证实假设；三是完善的环境微生物学调查，环境微生物学调查往往能发现传播途径，采样和鉴定要严格操作规程，防止污染的发生，并且保留菌种以便进一步分析；四是尽可能对分离出的微生物用分子生物学方法鉴定同源性。

（五）落实措施：除了及时采取医院感染暴发控制措施之外，更重要的是落实日常工作中的医院感染控制措施。医院感染暴发流行的发生往往反映了日常工作程序或制度中的缺陷，应依据持续质量改进原则，修改和弥补这些缺陷，杜绝类似事件发生。

在新的医疗形势下，必须多部门、多类人员相互协作，认真研究新出现的问题，更进一步的加强医院感染的管理，及时发现和控制医院感染的暴发事件，防范恶性事件的发生。

（任　南　徐秀华　周惠平）

参 考 文 献

[1] 任南，徐秀华，文细毛，等. 龟分枝杆菌切口感染暴发的调查分析 [J]. 中国医师杂志. 2002；4（10）：1099-1101.

［2］文尚武，曾昭华，赖冰泉，等. 非结核性分枝杆菌感染的外科治疗［J］. 中华外科杂志. 1999；37（10）：640.

［3］张俊仙，吴雪琼，张灵霞，等. 应用 PCR-SSCP 方法鉴定深圳市龟分枝杆菌暴发感染的研究［J］. 中国医师杂志. 2002；11（10）：21-22.

［4］赵华月主译. 哈里逊内科学［M］. 第 12 版. 人民卫生出版社，1994.

第五节　安徽宿州市某医院眼球感染事件

一、事件起因

2005 年 12 月 11 号，安徽省宿州市某医院眼科 10 名白内障患者，男性患者 6 人（左眼白内障患者 4 人，右眼白内障患者 2 人，平均年龄 65 岁，最小年龄 33 岁，最大年龄 81 岁）、女性 4 人（左眼白内障患者 3 人，右眼白内障患者 1 人，平均年龄 68 岁，最小年龄 65 岁，最大年龄 73 岁）在安徽宿州市某医院手术室的第四手术间做白内障超声乳化手术，即人工晶体植入术，当天为 10 名患者实施手术的是上海市某医院眼科的主任医师徐某，徐某医师主刀，上海某公司眭某某帮助取出人工晶体，眭某帮助操作超声乳化仪，宿州市某医院手术室护士一起配合手术，2005 年 12 月 11 日进行手术后的当天下午至次日上午，10 名患者相继出现眼部肿痛、流脓等临床症状。

2005 年 12 月 12 日下午安徽省宿州市某医院考虑到患者感染情况可能与手术相关，随将 10 名患者转往上海眼耳鼻喉科医院；12 月 13 日凌晨 2：15 分患者到达上海眼耳鼻喉科医院，上海院方根据病情及时对 8 名患者进行了眼球摘除手术，12 月 17 日第 9 名患者被摘除眼球。

二、调查处理

宿州市某医院感染管理科于 2005 年 12 月 12 日上午接到报告后达现场，协同检验科微生物室负责人对白内障术后感染患者眼部分泌物采样进行了细菌学培养及药敏实验，24 小时后细菌学培养报告 10 例做白内障超声乳化手术感染病人医院感染的病原体均为铜绿假单胞菌。对全部白内障超声乳化手术后感染患者进行了流行病学调查，证实发生了医院感染暴发。2005 年 12 月 12 日上午 10：30 上报分管院长和医务科、护理部；12 月 12 日上午 11：00 将"白内障超声乳化手术的眼科患者发生医院感染感染暴发"的书面报告，报送至宿州市卫生局医政科。

12 月 12 日上午 11：00~12：00 对本院手术室的第四手术间空气、物体表面、做白内障超声乳化手术使用的本院医疗器械等可能造成病人感染的可疑传染源、环境、物品、医务人员手等进行卫生学监测，12 月 12 日下午对眼科病房白内障超声乳化手术感染病人使用的器械、眼药水、床头柜等进行了细菌学检测，对供应室的消毒、灭菌设备及灭菌物品进行了检查及监测；48 小时后监测报告结果均无异常超标。由于手术医疗器械、人工晶体等都是上海某公司违规私自携带过来的，12 月 11 日手术结束后均带回上海，现场未能取样，感染源最终未能确定。另外本院手术室的第四手术间建筑设施简陋，白内障超声乳化手术术中超乳手柄未能做到一人一用一灭菌，仅用酒精擦拭消毒，存在感染隐患。

宿州市某医院"眼球感染事件"发生后，安徽省卫生厅于 2005 年 12 月 14 日先后派出多批调查组赴宿州，对事件发生的原因、相关单位和个人的责任进行调查，卫生部也派出专家组帮助查找原因。查明宿州市某医院的违法、违规事实为：宿州市某医院与不具备医疗服务资质的上海某公司签订协议违规违法合作 2 年余，私自前来宿州手术的上海某医院医师徐某，行医期间也从未按《医师外出会诊管理暂行规定》办理过任何合法手续，属于典型的非法行医。宿州市某医院进行不合法合作开展白内障超声乳化手术，并组织病员、提供场地及相关设备材料；允许上海某公司的没有资质的人员在该院从事诊疗活动；手术过程中的超乳注吸手柄等没有做到一人一用一灭菌；宿州市卫生局在打击非法行医和医院管理年活动中，自查自纠不认真，疏于监管，没有及时发现问题，对发生的此次严重医源性感染事件没有按规定及时上报。

原卫生部专家组经调查认为，除医院管理中存在的违法违规问题外，医院感染防控技术环节也存在不少漏洞，如手术器械的清洗不彻底、消毒灭菌效果不可溯、医院对感控专业人员的意见和建议未予应有重视，术中所有无菌冲洗液为医院自己配制，未能提供相应的资质与质量安全证明，由于现场未能取到所用冲洗液的标本，所以无法进一步求证。

三、调查及处理结果

（一）调查结果

卫生部 2006 年 1 月 20 日发布宿州市某医院"眼球感染事件"处理通报：2005 年 12 月 11 日，安徽省宿州市某医院发生 10 例接受白内障手术治疗的患者眼球医源性感染，其中 9 名患者单侧眼球被摘除的恶性医疗损害事件。经调查，该起恶性医疗损害事件是由于宿州市某医院管理混乱，违法、违规与非医疗机构合作，严重违反诊疗技术规范，造成手术患者的医源性感染所致。该事件性质恶劣，后果严重，社会影响极坏。现将其主要违法、违规问题及处理情况通报如下。

1. 医院与非医疗机构合作，为非法行医提供场所。宿州市某医院违规与上海某公司签定协议，合作开展白内障超声乳化手术。根据协议，公司组织眼科医师和护士、提供超声乳化仪和进口人工晶体，到宿州市某医院开展手术，医院负责组织患者和提供手术室、消毒设施等。2005 年 12 月 11 日，上海某公司安排上海市某医院医师徐某和不具备行医资格的睢某某、睢某某在医院为 10 例患者实施白内障超声乳化手术。经食品药品监督管理部门的初步调查，上海某公司没有取得上海市食品药品监督管理局颁发的《医疗器械经营企业许可证》，所使用的进口人工晶体未经注册。

2. 医师违规，擅自外出执业。上海市卫生局对外出执业的上海市某医院医师徐某进行了调查，经查实，该医师未经所在医院和科室同意，擅自应公司邀请，在执业注册地点以外开展执业活动，违反了卫生部 2005 年 4 月发布的第 42 号部长令《医师外出会诊管理暂行规定》，违反了上海市卫生局《关于加强上海市公立医疗机构医师外出执业管理的规定》。

3. 医院管理混乱，诸多环节存在医疗安全隐患。医院主要领导法制观念淡薄，违规与非医疗机构签定合作协议。医院的规章制度不健全，缺少必要的技术操作规范、工作流程和工作记录。医院手术室布局、流程、环境、设施等不符合开展无菌手术的基本要求，手术器械的消毒和灭菌工作没有达到基本标准，术中微创手术器械不能做到一人一用一灭菌。

4. 当地卫生行政部门监管不力。宿州市某医院自 2003 年 9 月开始违规与非医疗机构合作，宿州市卫生局对医院存在的非法行医活动长期失察，管理不严，监督不力，不能及时发现并纠正。宿州市卫生局知悉宿州市某医院发生重大医疗过失行为后，未按《医疗事故处理条例》及我部《重大医疗过失行为和医疗事故报告制度的规定》上报。

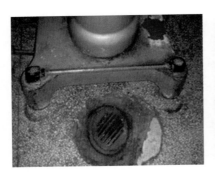
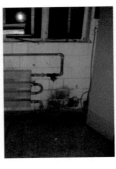
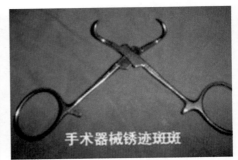

手术室地漏　　　　　　　手术室墙壁一角

（二）处理结果

安徽省卫生厅、宿州市政府及上海市卫生局已根据调查结果对有关人员作出了处理决定。给予宿州市卫生局局长行政记大过处分，分管副局长行政记过处分；撤销宿州市某医院院长党内外一切职务；给予宿州市某医院副院长党内严重警告、行政记大过处分；给予宿州市卫生局医政科科长党内警告、行政警告处分；安徽省卫生厅取消宿州市某医院二级甲等医院的称号，责令该院立即终止合作、停止白内障超声乳化手术、没收非法所得 31 万余元，并予罚款 3 万元；该医院眼科 3 名医师被处停止执业活动 9 个月，手术室 1 名护士被处中止执业注册一年；对医院原眼科主任及 2 名医师给予行政记过处分，对医务科科长、护理部主任、设备科科长、手术室护士长等 6 名相关人员给予相应的行政处罚。对擅自应公司邀请、赴宿州市某医院实施手术的医师徐某，上海市卫生局已对其处以吊销《医师执业证书》的处罚。

2006 年 1 月对宿州市某医院手术室进行了建筑布局的整改及重新装修。

2006 年 11 月 29 日，埇桥区法院对被告人上海某公司眭某某、眭某某非法行医罪一案作出二审判决，判处被告人眭某某有期徒刑 6 年，并处罚金 30 万元；判处另一名被告人眭某某有期徒刑 5 年，并处罚金 20 万元。一审宣判后，两被告人不服上诉。二审法院审理认为，两上诉人的行为已经构成非法行医罪，应依法惩处。

四、感染事件调查中发现的主要问题

宿州市某医院发生的这起恶性医疗损害事件，反映出医院管理者和医务人员法律意识淡薄，忽视制度建设，管理混乱，纪律松弛，过度追求经济收益；也反映出当地卫生行政部门管理不严，监督不力，对非法行医活动长期不能检查纠正。各级卫生行政部门和医疗机构必须从该事件中吸取教训，引以为戒，采取坚决措施，进行全面的检查和整改。为此，卫生部重申以下要求。

1. 各级各类医疗机构、医务人员必须强化依法执业意识，严格遵守各项医疗卫生管理法律法规，严格执行各项规章制度和人员岗位责任制度，恪守医疗服务职业道德。

所有公立医院对自身存在的问题必须进行自查自纠，严禁科室承包、出租科室以及各种名目的营利性合作项目，对医师外出开展诊疗活动必须按照《医师外出会诊管理暂行规定》的规定严格管理。

2. 各级各类医疗机构必须坚持为人民群众健康服务的宗旨，把社会效益放在首位，加强制度建设和职业道德教育，夯实工作基础，把改进医疗质量、保障医疗安全、控制医药费用、维护群众利益作为医院管理的核心内容。加强基础质量管理，强化医务人员三基三严训练，完善医疗质量和安全的控制措施，有效预防和控制医院感染，落实医疗质量与安全的责任制和责任追究制。

3. 继续在全国广泛深入地开展医院管理年活动，强化医院院长的职责。医院院长要把维护人民群众的健康权益作为首要责任，把加强医院管理，健全规章制度，完善技术规程，规范医疗行为，提高医疗质量，确保医疗安全，控制医药费用作为管理的重点。对明显违法违规，管理混乱，发生重大医疗过失行为，社会影响恶劣，以及有令不行、有禁不止的医院，必须追究医院院长的责任，并取消医院评审等次。

4. 各级卫生行政部门必须履行监管职责，加大对医疗机构的监管力度。地方卫生行政部门要对所辖区域内所有医院进行排查，上级卫生行政部门要对下级卫生行政部门的工作开展监督检查和指导。坚决禁止公立医院科室承包、出租科室以及各种名目的营利性合作项目，对医疗机构和医务人员的违法违规行为必须严肃查处，坚决追究领导和相关人员的责任。

原卫生部将研究建立医院管理和医疗服务质量评价体系，建立医院评价制度和巡查

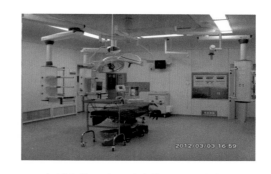

宿州市某医院眼球事件整改后手术室

制度，加强对医院的管理和监督检查。对严重违法违规的医疗机构要严肃查处，并向全国通报，同时追究地方卫生行政部门监管不力的责任。

五、该事件对院感防控的启示

2005 年 12 月 26 日，最后一位眼球感染患者在上海眼耳鼻喉科医院出院。为确保不再发生一例院内感染，上海眼耳鼻喉科医院整个医院所有病区两天未收新病人、眼科病区继续两天不收新病人；10 位患者所在病区两周未收新病人、住过的房间连续消毒 3 天，空气、

物体采样培养鉴定均为阴性后再开放；手术室停刀 5 天消毒，医院直接经济损失 200 余万。然而就这些患者而言，终身失明，所受的痛苦是无法用金钱来衡量的。

安徽省宿州市某医院白内障手术后医院感染暴发事件已经过去 10 余年，留给我们太多思索与启示，如果医疗管理规范、手术操作严谨、消毒措施严格、灭菌质量能有效保障，也许不会发生如此严重的感染事件；如果在发现感染的第一时间内，宿州市某医院能做玻璃体切割手术，也还是能控制病情保住眼球的，而不是转往上海在 30 余小时后，再采取手术治疗的补救措施，也许 10 个眼球都能保住；但是，医学，没有如果；科学，不相信也许！医院感染管理工作者的职责应是及时发现医院感染的危险因素，并有效控制，发生医院感染暴发事件后的一切积极措施都是被动的。

1. 医院感染管理是医疗质量安全的基础和保障

发生的安徽宿州市某医院的眼科手术后感染暴发事件看似偶然实则必然，仔细梳理事件的经过可以发现该院没有建立医疗质量安全体系，诊疗体系存在严重违法行为，更可怕的是在经济利益的驱动下，无视医院感染防控的基础管理，医院虽然在形式上有医院感染管理部门，也有专职人员，但对于院感专职人员的意见和建议置若罔闻，在医疗质量的管理中缺失了医院感染监督管理，最终导致医院感染暴发事件的发生。

2. 建全院感组织是做好院感工作的前提

眼球事件所暴露出的管理问题还在于，院感组织建设欠完善，职责不能落实，院感专职人力资源的配备不能满足临床管理需要，造成监管工作不到位。2006 年 6 月 15 日经原卫生部部务会议讨论通过《医院感染管理办法》已于 2006 年 9 月 1 日起施行。《医院感染管理办法》中第六条规定住院床位总数在 100 张以上的医院应当设立医院感染管理委员会和独立的医院感染管理部门。住院床位总数在 100 张以下的医院应当指定分管医院感染管理工作的部门。其他医疗机构应当有医院感染管理专（兼）职人员。该办法的出台为医院感染管理组织建设与人员配备奠定了法规基础，也充分说明医院感染管理组织建设在医院感染防控中的重要作用。

3. 持续开展医院感染监测是有效防范院感暴发的重要手段

在医院感染管理的体系建设中，医院感染监测是发现医院感染风险的基础。《医院感染管理办法》第十七条中规定，"医疗机构应当按照医院感染诊断标准及时诊断医院感染病例，建立有效的医院感染监测制度，分析医院感染的危险因素，并针对导致医院感染的危险因素，实施预防与控制措施。"医疗机构应当充分利用信息化手段，及时发现医院感染病例和医院感染的暴发，分析感染源、感染途径，采取有效的处理和控制措施，积极救治患者。只有及时发现医院感染暴发的风险才能做到早诊断、早控制，最大限度的降低医院感染的发病率，保障患者安全，这也是每一位院感专职人员的神圣职责。

医院感染防控任重道远，需警钟长鸣。

（武迎宏　史广鸿）

第六节　山西血液透析感染丙肝事件

一、事件起因

2009 年 2 月山西省卫生厅陆续接到太原市某职工医院血液透析患者投诉，反映在该院进行血液透析感染丙肝。

二、调查和处理

山西省卫生厅立即责成太原市卫生局进行调查，经太原市卫生局调查核实，2008 年 12 月至 2009 年 1 月，某职工医院对在本院进行血液透析的 47 名患者进行检测的结果表明，20 名患者丙肝抗体阳性，其中有 14 名患者曾在山西省某中心医院进行过血液透析治疗。太原市卫生局立即责令太原市某职工医院停止血液透析室停业整顿。

山西省卫生厅立即查找原因的同时上报原国家卫生部医政司，2009 年 2 月 27 日国家卫生部派出事件调查组抵达太原市某职工医院和山西省某中心医院召开现场会议，调查组由时任医政处郭燕红处长带队、李六亿教授为国家院感特派专家。山西省卫生厅、太原市卫生局相关领导和山西省院感专家原山西医大医院杨芸主任、原山西省人民医院李江营主任、山医大二院李斗主任等共同参与现场调查。

三、调查及处理结果

（一）调查经过

2008 年之前山西省某中心医院的血液透析室由仲某个人承包，仲某与血液透析各种设备、材料的供应商十分熟络，且会维修设备，采用低廉的透析费用吸引患者，到 2008 年下半年山西省某中心医院血液透析室有 80 多名透析患者，透析机的数量达 20 多台。2008 年 10 月，某中心医院管理层决定将血液透析室收回由医院经营，便与仲某解除了合作关系。仲某离开某中心医院后，到太原市某职工医院透析室工作，2008 年底某职工医院以其更低廉的透析费用吸引透析患者，短时间内新增血液透析患者 30 多名，其中 29 人来自煤炭医院。太原市某职工医院并未对新增的血液透析患者进行丙肝筛查，直到 2009 年 1 月才将在该院进行血液透析的 47 名患者送到太原市传染病医院进行丙肝筛查，检测的结果 20 名患者丙肝抗体阳性，其中有 14 名患者曾在某中心医院进行过血液透析。由于来自某中心医院的部分患者在离开该中心医院前以及转至某职工医院后，并没有及时进行丙肝筛查，无法明确丙肝患者是在之前某中心医院透析感染了丙肝，还是在某职工医院透析时感染上丙肝。

（二）处理结果

2009 年 3 月责令太原市某职工医院血液透析室停业整顿，对山西某中心医院下达了整改意见。鉴于太原市某职工医院和山西某中心医院对患者感染丙肝负有责任，太原市某职工医院上级主管部门已经撤销医院主持工作的常务副院长的职务并给予行政记过处分；山西某中心医院上级主管部门已经撤销医院主管副院长的职务并给予警告处分。两所医院血液透析室主任、护士长等相关责任人被免职。

四、感染事件调查中发现的主要问题

血液透析作为一种肾脏衰竭的替代治疗已在各级各类医疗机构广泛开展，血液透析是一个极其复杂的非生理过程，需要借助特殊的仪器设备包括水处理系统、透析用水、透析液、透析机、透析器等，同时还需要建立血管通路才能完成。进行血液透析时需要将患者的血液引出体外，血液在透析器中与透析液进行物质交换，通过弥散、对流和吸附的原理来清除代谢废物，通过超滤的原理清除体内多余的水分，达到纠正电解质及酸碱紊乱，部分或完全恢复肾功能的目的。

血液透析是临床上一项特殊的治疗技术，接受治疗的对象是一个特殊群体。血液透析患者中，常见的经血传播疾病主要包括乙肝、丙肝、梅毒、艾滋病等。由于患者疾病本身的特殊性，基础疾病较多，免疫功能低下，长期透析治疗过程中反复穿刺血管，暴露于血液的机会大，加之各种侵入性操作较多，透析治疗涉及的环节多，患者流动性大，是感染的高位人群。此次血透丙肝感染事件，暴露了以下主要问题：

1. 太原市某职工医院规模小、条件差：太原市某职工医院是仅有员工40人左右的企业医院，职能部门设置不全，无兼职人员负责医院感染管理工作，职责不明确，履职不到位，制度不完善，技术力量薄弱，医院不具备开展乙肝、丙肝、梅毒和艾滋病等血源性感染病原体的监测条件，所以未对来医院进行血液透析患者进行乙肝、丙肝、梅毒和艾滋病等的监测。由于不了解血液透析患者的血源性疾病的基本情况，无法实现分机分区透析。

2. 血液透析室布局流程不合理、三区划分不明确，医务人员培训不到位，透析专业技能欠缺，感染防控理念淡薄，没有意识到血液透析可能造成的感染风险，考虑更多的是创收，甚至每次透析结束后会给患者适当的优惠，作为患者下次来透析时减免的费用依据。在此次事件的调查过程中，被专家提问到的医务人员不清楚2005年国家卫生部颁布的《血液透析器复用操作规范》的内容，有些医护人员甚至不知道卫生部曾经颁发过这么一个规范性文件。

3. 制度流程不健全：太原市某职工医院血液透析室制度是从三级医院拿回来直接作为本院的制度，内容与医院的实际不符，没有适用的操作流程，职能部门监管缺失。

4. 复用不规范：两所医院为了降低透析成本吸引更多的透析患者，均存在重复使用一次性血液透析器的问题。职工医院还重复使用一次性血液透析管路。且复用不规范，职工医院复用间狭小不足4平米，采用手工操作的复用板，却没有操作流程，冲洗用水不是流动水，是采用储水桶里的水。且存放冲洗液的桶无标识和日期。由于没有对本院新来的血透患者进行有效体检，故而导致丙肝患者血液透析器的复用没有能够有效隔离。

5. 消毒药械管理不规范：职工医院使用工业用过氧乙酸对血液透析器进行消毒，并且将正在消毒的透析器存放在冰箱内。

6. 无菌观念较差：虽然专家组到达公交医院时，其血液透析室已经暂停运行，但专家们亲眼看到一条沾着血液污渍的床单仍铺在透析病床上，没有被及时换掉。丙型肝炎是血源性传播疾病，这样的诊疗环境和卫生条件，存在严重隐患。

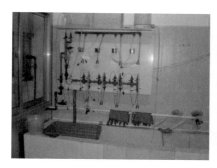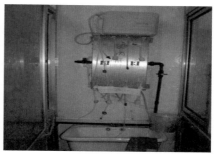

太原市某职工医院复用清洗间空间狭小，通风不良

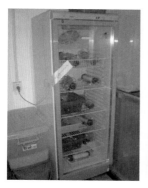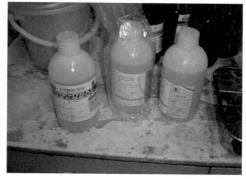

冰箱保存重复使用的一次
性血液透析器和透析管路

用来消毒血液透析器的工业用过氧乙酸

7. 血液透析患者入院后，患者姓名、性别和对应的透析器编号均没有登记。专家现场查看了监测资料，均没有定期开展内毒素监测，没有进行复用透析器的测漏试验和质量监测。

8. 手卫生设置不足：职工医院未使用非手触式水龙头，无干手用品。中心医院血液透析室20个透析单元只在房间入口的地方设置了一个洗手池，病房内没有速干手消毒剂。医护人员要进行手卫生，就要在整个诊疗过程中多次往返于透析

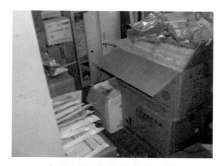

杂乱的无菌物品存放环境

床和病房门口，使医护人员洗手的依从性变得很低。

五、山西血液透析感染丙肝事件的教训和体会

（一）丙肝感染事件对社会造成的不良影响

山西血液透析导致的丙肝感染事件背后，暴露了医疗安全隐忧，尤其是在基层医疗机构。随着社会的进步、经济的增长、科技的发达，所有社会成员对医疗服务的需求和关注与日俱增。由于医疗机构的管理不到位、操作不规范甚至违法操作，会给医疗和患者安全带来极其严重的后果，此次事件便给予我们深刻的教训，我们在积极增收创益的同时，更应该将安全、将法律法规放在第一位。

（二）前车之鉴，后事之师

各级各类医疗机构应从山西血液透析感染丙肝事件中吸取教训，增强医疗安全意识，切实采取有效措施，保障医疗安全。加强血液透析室的医院感染管理，严格按照相关法律、法规、规范科学防控，学习国外先进的管理经验，加强多学科、多部门的合作。充分发挥院感专家的作用，利用其专业知识和丰富的经验，督导各级各类医疗机构建立、健全血液透析医院感染管理和监测体系，完善并落实血液透析相关医院感染管理规章制度、工作规范和技术规程以及医院感染控制策略，如 PDCA 循环模式和风险评估。各级医疗机构尤其是基层医疗机构应在上级感控专家的指导下规范开展血液透析事件监测，建立和完善血液透析医院感染网络监测系统，规范消毒与隔离，达到持续质量改进，预防类似事件的发生，保障医疗和患者安全。

（三）血透感控任重道远

山西血液透析患者感染丙肝事件，卫生行政部门的及时介入，感控专家的现场指导，客观的调查，及时的原因分析，严格的责任追究，在全国范围内起到了警示效果和作用，也为规范全国各级医疗机构血液透析管理起到了推动作用。2010 年卫生部分别出台了《医疗机构血液透析室管理规范》和《血液透析标准操作规程》，但由于血液透析诊疗操作的特殊性，血液透析引起丙肝的事件仍时有发生。血液透析感染的预防与控制任重道远。

（杨 芸 郎耀雄）

参 考 文 献

[1] 卫生部通报山西煤炭中心医院等血液透析感染事件. http://www.gov.cn/gzdt/2009-03-31/content_1273919.htm
[2] 张慧，宗志勇. 门诊血液透析患者血液透析事件监测. 中国感染控制杂志. 2015；14（8）：565-570.
[3] 李六亿. 血液透析感染丙型肝炎事件引发的思考. 中国护理管理. 2010；10（4）：36-39.

［4］医院感染管理办法. 中华人民共和国卫生部，2006.

［5］中国丙型病毒性肝炎医院感染防控指南. 中华预防医学会医院感染控制分会，2012.

［6］血液透析器复用操作规范. 中华人民共和国卫生部，2005.

［7］医疗机构血液透析室管理规范. 中华人民共和国卫生部，2010.

［8］山西省血液透析质量控制规范（试行）. 山西省卫生厅，2009.

第七节　陕西商洛某医院血透感染丙肝事件

2016年2月24日，国家卫生计生委医政医管局接到陕西省卫生计生委书面报告，陕西省商洛市某医院血液透析室发生疑似丙肝感染暴发疫情。接到报告后，医政医管局郭燕红副局长做出重要批示，立即派出以解放军总医院肾内科孙雪峰主任为组长，北京地坛医院感染性疾病科蒋荣猛主任、山东省立医院医院感染管理办公室李卫光主任、解放军总医院感染管理与疾病控制科刘运喜主任、卫计委医政医管局质量管理处秦文为组员的专家组赴现场核实情况、指导工作。经国家、省、市、县调查核实，最终认定此次血液透析患者感染丙肝是一起严重的医院感染事件。

一、事件基本情况及处理结果

2016年1月9日，陕西省商洛市某医院血液透析室在对透析患者实施例行常规检查时发现2例患者丙肝病毒抗体（抗HCV）检测结果呈阳性。其中1名患者曾于2015年11月15日在该院内二科住院治疗期间被查出抗HCV阳性，但病房主管医生未按照规定报告医院感染控制办公室，也未及时告知血液透析室（该患者自2014年一直在镇安某医院进行血液透析治疗），致使该患者自2015年11月15日至2016年1月9日期间一直作为普通透析患者接受血液透析和血液过滤治疗。在得知2名患者抗HCV阳性的结果后，镇安某医院未采取其他控制措施，而是研究决定一个月后对全部43名接受血液透析的患者进行检验复查。2月17日至19日，该院又陆续发现6例抗HCV阳性患者。截至3月4日，已经确认此次医院感染事件导致35名患者感染丙型肝炎病毒。

事件发生后，陕西省委省政府主要领导作出批示，要求省卫生计生委组成专家组第一时间赴现场指导事件调查处理调查时间、指导处理，责成地方党委政府成立领导小组立即查清事实，对感染者进行医疗救治，稳定感染者及家属情绪，并依照有关法律法规严肃处理。陕西省对已经确诊的感染患者逐一制定个体化治疗方案，并提供免费丙肝治疗、免费血液透析治疗、对确诊感染丙肝患者的密切接触者进行免费体检。同时，县委县政府根据专家组调查意见以及当地卫生监督部门执法取证结果启动问责机制，县卫生计生局和该医院共有20名相关责任人受到党纪、政纪处分。医院院长、主管副院长、科主任、副主任及护士长等5人被免职；主管医师、护士长2人被暂停执业活动1年；给予2名责任护士留用察看3个月的处理。事件发生后，陕西省卫生计生委立即安排在全省范围内开展为期1个月的专项整顿，对全省血液透析室进行拉网式检查。

二、事件暴露的主要问题

这次事件发生的直接原因是对已经确定为抗HCV阳性的患者进行血液透析治疗时没有

严格落实与普通患者分区、分机操作的要求，暴露出镇安某医院在医院管理，特别是医院感染管理方面存在严重缺陷，地方卫生计生行政部门未能切实履行监管职责，使得此次事件不仅未能避免，也未能在发生早期得到及时、有效控制。

1. 医院依法执业意识不足，对医院感染防控工作不重视

镇安某医院在血液透析室设置以及透析机数量发生变化时未按规定向卫生计生行政部门申请执业登记变更。医院感染管理委员会调整不及时，工作流于形式。医院感染管理制度更新不及时，管理责任不落实。重要硬件设备设施不能满足院感工作需要。血液透析室分区、布局不合理，未能严格执行普通患者与乙肝、丙肝透析患者分区、分机透析制度。重点部门人力资源配置不合理，培训不到位。医院感染报告与处置工作不规范。

2. 医护人员违法违规操作

医护人员血液透析基础知识和医院感染防控知识欠缺。临床医生未履行传染病及医院感染相关疾病报告责任和义务，导致已经确认的抗 HCV 阳性患者与普通患者共用血液透析机接受治疗。血液透析室护士违反"一人一次一针一管"安全注射基本要求。透析器复用设施操作不规范，复用记录缺失。重复使用一次性置换液管路。医务人员手卫生依从性差。所有患者未定期检查相关指标，且存在透析所用药物缺少医生护士签名等严重违反管理制度和操作规程的问题。

3. 地方卫生计生行政部门监管缺失

镇安县卫计局未能按照《医疗机构血液透析室管理规范》的要求对镇安某医院血液透析室进行定期和不定期检查评估，未按照《医疗机构管理条例》要求对该院进行定期校验，对发生变化的登记事项未进行及时变更，对医院医疗质量和安全管理缺乏日常监管或管理流于形式，对镇安某医院长期存在的重大医疗质量和安全问题缺少督促、指导并予以纠正，未能履行监管责任。

三、几点启示

1. 医院感染管理责任重大

这次暴发事件的发生再次证明医院感染管理是一项医疗质量和安全的"保底"工作。事件中大量患者受到感染，增加了极大痛苦，医院共有 20 人受到撤职或处分，院长、副院长、相关科室的主任被免职。感染 HCV 的患者后续治疗，包括继续透析、丙肝治疗，均由医院免费进行，花费巨大，医院损失惨重；事件造成了非常恶劣的社会影响。因此，医院感染防控是花小钱办大事的工作，不是只花钱无收益的工作。医院感染管理必须年年讲，月月讲，天天讲，处处讲，而且必须严格落到实处，绝不能只嘴上讲，不落实。

2. 医院感染管理职能必须充分发挥

医院感染管理科是感染暴发防控的一道防线。医院感染管理职能部门要切实承担起"教练员"和"监督员"的角色责任，为临床医务人员履行医院感染管理职责提供"指导"：一是对应到具体岗位的医院感染管理要求，包括法律规定、制度规则、技术规范、操作规程和工作流程等；二是开展医院感染监测工作，科学、及时地采集、分析和反馈医院

感染管理数据信息；三是对管理实践活动作出专业评估和研判并报告相关主体，为其进行决策或实施改进提供依据或参考。在此次事件调查中，看不到该院感染管理人员的任何作为。该医院管理体制也有漏洞，检验科检出丙肝后只进行了传染病上报，既不告知预防保健科，也不告知感染管理科人员。各部门均未进行干预、堵漏，整个防线未起到应有的作用。

3. 临床医务人员必须承担医院感染防控工作中的主体责任

医院感染管理工作是医疗质量和医疗安全的重要组成部分，医院感染管理全链条包括预防、诊断、治疗、报告和控制五大环节。在这些环节当中，没有一个环节能够离得开临床医务人员的参与，其中，诊断、治疗和报告环节更主要依靠临床，尤其是临床医生的工作来实现，而预防与控制两个环节也需要医务人员提供临床支持。广大医务人员一定要清楚地认识到医院感染管理实际上就寓于自身日常医务工作之中，就是岗位职责和依法开展执业活动的一部分，从而提升做好医院感染管理的内生动力和主动性、自觉性。临床医务人员是医院感染管理措施的执行者，感染防控措施主要依靠广大医务人员在医疗活动的各个环节中去落实。哪个环节出了问题，最后都可能导致严重的感染后果。本次 HCV 暴发中，如果第一例院感病例住院科室发现本科所属的血透室患者丙肝阳性后及时通知透析室，透析室就有可能采取隔离透析措施避免出现后续的丙肝交叉感染；如果透析室工作人员的操作严格执行透析规范，也不会造成感染的蔓延。

4. 医院感染防控必须狠抓细节

"细节决定成败"。这次事件暴露出来的问题，很多是显而易见的问题，是常识性的问题，是基本的无菌技术操作问题，也都是日常医疗工作中不起眼的小事。如本次的一次性医疗用品重复使用的问题（透析器管路复用），复用透析器不按规范清洗消毒问题，一瓶肝素多人共用问题，手卫生不到位问题等。一旦小的漏洞未能及时处理，就会酿成大的暴发事件。因此，狠抓规范落实，执行标准化操作流程，是感染防控的重要任务。

（刘运喜）

第八节　辽宁东港丙肝感染事件

东港丙肝感染事件中的许多数字令人触目惊心，强烈提示各级人员应加强对丙肝感染风险的系统性认识，全面落实各项感染防控措施。

一、事件经过及处理结果

2012 年辽宁东港某门诊部违法将治疗静脉曲张、疝气的外科门诊（约 18 平方米）承包给"特需医学人才"薛某、范某夫妇经营，以期改善该门诊部不善的运营状态，并通过电视发布非法广告"引进高新技术签合同治疗静脉曲张（包括静脉介入治疗、辅助理疗和敷药等），1200 元包治一条腿。"2012 年 10 月 22 日起开始接收病人，开展"静脉曲张微创介入溶栓通脉治疗"，直到 2013 年 1 月 28 日该门诊被查封，开诊 99 天，总计收治 120 名患者，经多级实验室检测与确认，其中有 99 人确诊感染丙肝病毒。事发后，辽宁省卫生厅派出的感染事件调查专家分成临床组、院感组、流调组和监督组，与丹东市、东港市各级卫生、公安、社保等政府部门以及临床与流行病学等专家昼夜不停地展开感染事件调查、医疗救治、密切接触者丙肝排查、后续事件安置等工作。2013 年 2 月 7 日，国家卫生部派出事件调查组抵达丹东东港市召开现场会议，调查组由时任医政处郭燕红处长带队、李六亿教授为国家感控特派专家。

2013 年 2 月 27 日卫生部办公厅发布的《关于辽宁省丹东东港市丙肝感染事件的通报》认定辽宁省丹东东港市某门诊部发生的群体性丙肝感染事件为一起严重违反诊疗规范和操作规程造成的重大群体性医院感染责任事故。该事件暴露出该门诊部法制观念淡薄，违法出租承包科室；感染管理制度不健全，不执行，责任不落实，对诊疗行为缺乏有效管理；直接责任人缺乏基本的医院感染防控意识；相关管理部门监管不力；媒体违法发布医疗广告等问题。

事故直接责任人因涉嫌刑事犯罪，被司法机关立案侦查，薛某、范某夫妇均被关押在看守所内，后因其孩子年幼无人照顾，范某被取保候审。东港医保门诊部主任被免职，东港市卫生局主管局长、社保局局长、有线电视台主管领导停职接受调查。

二、感染事件发现

2012 年 11 月起，越来越多的丙肝感染患者到东港市传染病院住院，认出彼此，确认都曾在东港市某门诊部进行"微创介入溶栓通脉治疗"，陆续投诉。2012 年 2 月 2 日，丹东市 CDC 与接诊医院对 102 名患者血样进行检测，有 83 例丙肝 RNA 检测阳性；早期就诊人群中丙型肝炎感染患者是否为首发病例需进一步确认，尚有曾在该门诊治疗的患者需继续追踪。

三、感染源调查

通过与丹东东港市社保及新农合住院结算管理部门、流行病学专家、公安部门等密切合作对所有确认的感染病例的流行病学资料进行进一步追查，首发病例锁定四名慢性丙肝患者（孙某、隋某、谭某、江某）。这四名患者在接受大隐静脉曲张微创介入溶栓通脉治疗前，曾在东港市传染病院等医疗机构住院进行丙肝治疗。在此四名患者首次治疗前已结束治疗的五名患者均未发生丙肝感染，而其他丙肝感染者都曾有过与上述四名慢性丙肝患者同期治疗的经历。

四、感染事件调查中发现的主要问题

（一）技术操作层面

丙肝是一种主要经血液传播的疾病，通过对事发现场、当事医生及患者的调查走访以及对薛某保留的病志资料进行查实，系统评价"微创介入溶栓通脉治疗"、环境设施、诊疗器具、治疗药物等方面的感染风险，调查其对应的感染防控措施如清洁、消毒、灭菌、手卫生、无菌操作、安全注射等落实情况。此次丙肝感染事件涉及的 120 名患者中发现了 99 例丙肝感染患者，短期内感染人数众多，绝大多数患者每人接受"微创介入溶栓通脉治疗"达数十次之多（最少 2 次，最多 68 次，平均 21 次），存在反复暴露于传染源的事实和风险。

1. 诊疗活动严重违反诊疗规范和操作规程是引起此次丙肝感染暴发的最主要原因。此事件中薛某实施的有创操作主要有微创介入溶栓通脉治疗、创面换药等。微创介入溶栓通脉治疗的一般程序为局部皮肤消毒后用头皮针行大隐静脉穿刺、固定；连接注射器抽静脉内血液排放到垃圾桶内；向静脉内注射生理盐水 30~50ml，随之注入利多卡因与消痔灵混合液（一瓶药剂多次使用）；穿刺处输液贴覆盖；术后常规输液 3~5 天。静脉曲张患者破溃皮肤换药：自制换药纱布与敷料放在储槽内送高压灭菌后放在磨口瓶内，药液浸泡，换药使用。

多名接受治疗的患者反映向静脉内输注的药物均由一个共用的生理盐水瓶内抽取，瓶子上插的针头在病人间不更换；向患者静脉内反复注射生理盐水等操作，有时需由患者协助完成。使用后的剩余的生理盐水用于调和外敷药膏；多人共用一瓶药剂。严重违反安全注射要求的"一人一针一管一用一消毒"原则。

2. 无法及时、有效执行手卫生。诊室内洗手池被诊查床遮挡，一直废弃未用。洗手需要到诊室外面的厕所，借用其中的一个洗拖布的水池。未配备快速手消毒液。

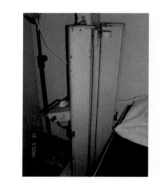

东港某门诊部流动
紫外线车上无紫外线灯管

3. 没有任何有效的环境感染风险防控措施。事发诊室约为 18 平方米，诊室内洁污不分，生活用品与医用物品混放，拥挤不堪，杂乱无章。诊室由一隔断分为内、外两间，外间为接诊、输液、理疗区域，内放电脑桌、七张输液/理疗椅、一个电子热疗仪、三个 TDP 理疗灯；内间有治疗车、两张诊床、一个物品柜，两个垃圾桶。现场发现医生 2013 年 1 月 8 日至 28 日接诊记录，每天接诊人次在 25~45 人次之间。

（1）基本清洁达不到要求，环境物体表面、治疗车上都很脏，没有执行有效的清洁消毒，未配备有效的清洁用品。

（2）流动紫外线车上无紫外线灯管。

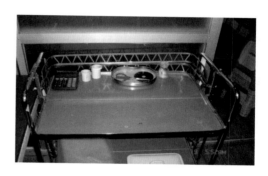

治疗车脏，车上盛装双氧水的磨口瓶，无有效期，洁污物品摆放无分区

4. 无菌物品使用、保存不符合规范要求：灭菌后纱布、敷料存放在储槽内；无菌物品开启与使用时间无标识；车上盛装"双氧水"的磨口瓶，无有效期，洁污物品摆放无分区；备用的无菌棉签、无菌物品罐等散放在不同区域，不符合存放要求；一瓶碘伏放在临街窗户的夹缝内；存放一次性物品的物品柜有香肠、饭盒等生活用品。

5. 消毒产品管理：换药室内戊二醛消毒液内有沉淀物，浓度及使用时间均无标识；使用已禁用的甲醛消毒柜进行消毒，消毒柜中消毒药浓度不合格；一次性缝线、缝针浸泡重复使用。

（二）医院感染管理层面

未贯彻落实《医院感染管理办法》、《医疗机构消毒技术规范》《医疗机构隔离技术规范》等医院感染法规、规范要求；《医院感染管理办法》在医院感染管理中作为最高的法规，在门诊制度中没有体现；已制定的规章制度是针对病房的，对事发门诊部无指导性、无可操作性，没有适合诊室的医院感染管理制度；医院感染管理质量无督查与自查资料，责任不落实。

五、丙肝感染防控任重道远

1. 不规范操作曾经是"安全"的，但不代表现在与未来的安全。仍有很多人对于目前已经变化的丙肝感染防控严峻形势认识不足，心存侥幸。

医生薛某在来东港前，已有数年在丹东某市开展此类治疗的"成功"经验，正因如此，薛某才得以以"人才"身份与东港某门诊部签订承包合同。在过去的数年间，薛某并未为不规范操作、淡薄的医院感染防控意识付出任何代价与成本；但不幸的是，直接责任人薛某忽略了一个最大的事实：那就是东港的丙肝发病率在丹东所有地区中为发病率最高的城市之一，明显高于薛某之前工作的那个城市。作为丙肝感染源出现的患者数量明显增加。

王瑞等 2007 年发表的《2006 年 1～8 月份丹东市丙型肝炎疫情分析》显示，2006 年 1～8 月份丹东市共报告丙肝病例 203 例，其中东港市报告发病病例 128 例，占全市发病总数的 62.74%。

2. 传染源隐匿、传染源基数巨大，防控压力陡增。

丙肝病毒感染者症状隐匿，WHO 估计，约有 95% 的肝炎病毒感染者不知道自己已经感染，诊断率及治疗率均低，人群中有较多的隐匿传染源，防控难度增加。

2007 年以来，我国丙肝感染报告病例数急剧上升，危害性日趋严重。国家卫生计生委疾病预防控制局发布的全国法定传染病报告数据显示，我国丙肝的年度发病人数已由 2007 年的 9.2 万人上升至 2015 年的 20.79 万人；2007 年至 2012 年连续五年间，丙肝报告发病率逐年增加率均在 10% 以上；2013 年、2014 年发病人数虽趋于稳定，但发病人数均在 20 万以上，2015 年发病人数又有较明显的增加，比 2014 年增加 0.5 万人，报告发病率达到 15.26/10 万。全国约有 760 万丙肝病毒感染者、456 万丙肝患者。传染源基数巨大，防控压力逐年增加。

3. 对医疗新技术的感染风险认识不足。我们不得不承认，目前还有很多医务人员及管理者对医疗新技术以及由技术带来的社会效益和经济效益的追求要远远高于对技术带来的感染风险的防控。忽视了任何不规范的侵入性诊疗操作都可导致丙肝传播与暴发。不愿依法、依规落实感染防控措施；科室承包、追求经济收益最大化，使标准预防、安全注射、无菌操作等防控技术与规范标准在认识、执行、监管等各层面问题更加突出，质量安全管理面临更严峻挑战。

4. 环境清洁消毒不到位。诊疗用品、仪器设备、环境物体表面等清洁消毒不到位，诊疗环境成为病原体的储存库。丙肝病毒在体外环境中可存活较长时间，在 25℃时丙肝病毒感染活性可维持 16 天。加上未严格执行手卫生、诊疗操作不规范等，使感染各环节形成完整的感染链条，加速感染传播。

5. 防控丙肝需不懈努力。丙肝对患者健康及生命危害较大，50%～80% 的感染者发展为慢性丙肝，而其中 20%～30% 患者将发展成为肝硬化或肝癌。2012 年 9 月中华预防医学会医院感染控制分会发布《中国丙型病毒性肝炎医院感染防控指南》，为丙肝感染防控提供了很好的指导。

2016 年 7 月 28 日是第 6 个世界肝炎日，WHO 号召决策者、医疗工作者和公众"了解肝炎、立刻行动"。2016 年 5 月第 69 次世界卫生大会通过的《2016～2021 年全球卫生部门病毒性肝炎战略》制定的病毒性肝炎全球目标之一就是到 2020 年，丙肝的新发病例数减少 30%，并将病死率降低 10%。认真贯彻落实《医院感染管理办法》《医疗机构消毒技术规范》《医疗机构隔离技术规范》，加强丙肝医院感染安全管理，实现既定目标，任重道远。

（张秀月）

参 考 文 献

[1] 王瑞，孟丽娟，刘岩乐等. 2006 年 1～8 月份丹东市丙型肝炎疫情分析. 疾病监测. 2007；22 （12）：824-825.

［2］中国丙型病毒性肝炎医院感染防控指南. 中华预防医学会医院感染控制分会，2012.

［3］World Hepatitis Day 2016：Know hepatitis-Act Now.

http://www.who.int/campaigns/hepatitis-day/2016/event/en/

［4］Hepatitis C virus. https://en.wikipedia.org/wiki/Hepatitis_ C_ virus

［5］卫生部公布2009年1月及2008年度全国法定报告传染病疫情

http://www.nhfpc.gov.cn/jkj/s3578/201304/c9244b1ae3ad48faa8181b87b8caffd5.shtml

［6］2011年1月及2010年度全国法定传染病疫情概况

http://www.nhfpc.gov.cn/jkj/s3578/201304/a96b7cf13027453f9d62ee8ce0b08a20.shtml

［7］2012年度全国法定传染病疫情概况

http://www.nhfpc.gov.cn/jkj/s3578/201304/b540269c8e5141e6bb2d00ca539bb9f7.shtml

［8］2014年度全国法定传染病疫情情况

http://www.nhfpc.gov.cn/jkj/s3578/201502/847c041a3bac4c3e844f17309be0cabd.shtml

［9］2015年全国法定传染病疫情概况

http://www.nhfpc.gov.cn/jkj/s3578/201602/b9217ba14e17452aad9e45a5bcce6b65.shtml

第九节　河北个体诊所不安全注射事件

一、事件起因

1998 年 8 月下旬，某患者因感冒去辛集市某个体诊所就医，诊所为其注射治疗。一段时间后，该患者臀部注射处出现肿块、溃烂，经多方治疗不见好转。随后曾在这家诊所接受注射治疗的其他 33 人也发生了相同的感染。病人最小的 2 岁，最大的 50 岁，多为青壮年，大多数病人的病程都在 1 年多的时间，感染部位主要是在上臂三角肌和臀部，开始病人的注射部位出现硬结，逐渐脓肿形成、破溃，出现窦道。当地百姓一时称之为"烂屁股"病。患者被集中到辛集市第二医院统一治疗，除抗菌药物治疗外，部分病人进行手术治疗，但是大多数病人治疗效果不佳，伤口继续溃烂化脓。有的病人先后 11 次开刀，伤口越来越大，长期不愈合，增加患者的痛苦和经济负担。

二、调查处理

事件发生后，省、市卫生行政部门高度重视。河北省卫生厅派出了由临床专业、检验专业、医院感染控制专业专家组成的感染事件调查组与当地的各级卫生、公安等政府部门展开感染事件调查、医疗救治、后续事件安置等工作。河北省胸科医院李继文主任医师、翟秉详主任检验师、河北医科大学第二医院感染控制科李仲兴教授和史利克主治医师参加了事件的调查及会诊。

三、调查及处理结果

专家组成员对病人逐个进行了检查后，认为这些病人很有可能是非结核分枝杆菌感染，建议：①立即采集伤口分泌物标本送河北省结核病医院和河北医科大学第二医院进行病原学检测，为选择治疗药物提供依据；②对患者进行抗菌治疗，包括抗结核药物和抗生素，主要用异烟肼、利福喷丁、乙胺丁醇、克拉霉素、阿奇霉素、头孢西丁、氧氟沙星等进行联合用药治疗；③伤口用双氧水清洗后，用阿米卡星纱条填塞。在第一次会诊 1 个月后，又组织了第二次专家会诊，和第一次会诊时相比，大多数病人的病情有了很大改善，有的伤口已经愈合。2 家医疗机构的病原学检测结果确定是脓肿分枝杆菌，根据药敏试验结果调整了抗菌药物，用 3 种以上抗菌药物联合治疗，疗程 6~8 个月。第三、四次会诊时，大多数病人的病情已好转，伤口基本愈合，病人继续用药。

经过流行病学调查，发现发生注射部位感染的 34 名患者均在同一个个体诊所就诊并注射治疗，诊所在给患者治疗时使用可复用注射器，注射前只换针头不换针管，违反了注射治疗应"一人一针一管一用一灭菌"原则，引起了脓肿分枝杆菌注射部位的感染暴发。

34 名患者出院后，为了维护自身合法权益，1999 年，他们先后向辛集市人民法院提起诉讼，请求法院判决被告赔偿医疗费、精神损失费和今后继续治疗费等。法院经审理认为，34 名原告到被告诊所就医，双方形成医患关系，34 名原告出现相同感染症状，系在被告处接受注射所致。诊所出现医疗差错，应承担相应的民事责任，造成患者经济损失的，应予赔偿。最后，法院判决诊所赔偿 34 名患者 28 万元。

四、发现的问题及体会

（一）医务人员缺乏医院感染防控知识是事件的主要原因

此次注射部位感染暴发的原因是医务人员没有严格执行无菌技术操作规范，感染防控意识淡漠、知识缺乏所引起。因此，必须加强基层医务人员感染防控专业知识的培训，提高医护人员控制感染的意识，增强责任心和使命感，把感染防控工作贯穿到诊疗工作的每一项操作和每一个环节，才能有效预防此类事件的发生。

（二）消毒灭菌管理有待加强

国内外发生非结核分枝杆菌感染的暴发事件，大多数与使用无效的消毒剂消毒手术器具，或不按消毒灭菌规定、使用未灭菌的注射器进行药物注射，或不遵守无菌操作进行诊疗技术操作等引起，因此，必须加强消毒灭菌的管理和效果监测，严格执行无菌操作技术。

（三）病原学检测是查找感染源及治疗感染的关键

一旦发生感染暴发事件，必须高度重视病原学的检测，采集病人的各种临床标本，进行病原学检测，如当地条件不具备，可送往具备条件的单位进行检测，尽快取得病原学诊断和药感试验结果。患者发生注射部位感染时除送常规细菌培养外，还应进行非结核分枝杆菌的检测。

（史利克）

下　篇：超越梦想——再铸感控辉煌

第一章

我国医院感染管理发展趋势

加强医疗质量安全管理是医院管理的核心和永恒主题，是深化医改和医疗卫生发展的重要内容。预防和控制医院感染是保证医疗质量和患者安全的一项非常重要的工作，随着医学技术的发展，医院感染防控工作面临愈来愈多的挑战，医疗卫生工作的发展使得整个医疗系统愈加庞大和复杂，新的病原体、多重耐药菌感染不断增多，侵入性诊疗技术广泛应用，由慢性非传染性疾病患者、老年人以及儿童构成的易感人群队伍在迅速增加，导致医院感染的感染源、感染途径和易感人群都发生了很大改变。医院感染的问题愈来愈突出，管理的难度逐步加大，因此，对医院管理者、医院感染管理专业人员和医务人员提出了更高的要求。

一、医院感染管理现状

我国于 1986 年在全国范围内有组织地开展医院感染管理，30 年来，医院感染管理工作取得显著的成效。在法规政策、组织管理、标准体系、队伍建设、学科发展、国际交流等方面取得了显著成效。首先，我国已经基本建立了医院感染管理法规和标准体系。2004 年修订的《中华人民共和国传染病防治法》中，预防和控制传染病在医院内的感染问题成为其中一项重要内容；2006 年颁布实施《医院感染管理办法》，从管理层面进一步明确卫生行政管理部门和医疗机构在预防和控制医院感染方面的责任、义务以及应当遵循的原则；之后，颁布了一系列针对医院感染重点部门、重点环节的技术性规范和标准，加强规范管理，有效预防和控制医院感染。其次，加强组织管理和人员培训。建立了国家级和省级医院感染质量控制中心，协助开展技术性工作，开展人员培训，提高医院感染防控能力，特别是对基层医疗机构开展了大量指导性工作。第三，医院感染管理学科体系逐步建立。包括医院感染的危险因素、医院感染监测方法、针对不同感染部位与感染原因的防控措施在内的知识体系在 30 年中不断完善。医院感染防控的理念也随着医疗技术与理念的发展在不断更新，将循证等理念应用于医院感染的防控中。第四，全国医院感染防控的水平不断提升。建立了医院感染管理队伍，专兼职人员的专业组成日趋合理，人才梯队逐步建立，专业素质不断提升，基本掌握了医院感染防控相关的技术。医务人员对手卫生、隔离技术等主要的医院感染防控技术基本掌握。与此同时，医院感染防控的效果也有目共睹，医院感染发病率明显下降，为人民群众健康和患者安全保障做出了积极贡献。

二、医院感染管理发展趋势

经过 30 载的探索与奋进，我国的医院感染管理工作从无到有，从默默无闻到备受关注，从不规范到基本规范取得了令世人瞩目的成绩。在 30 周年的节点上，我们回顾过去，展望未来，客观分析和深入思考感染管理未来的发展趋势，主要有以下几方面。

（一）医院感染管理重心转移

1. 通过顶层设计，逐步完善医院感染管理的体系建设过去的 30 年中，我国吸取了发达国家感控模式的经验，发布医院感染管理相关的法规、规范和标准，通过顶层设计逐步建立了我国医院感染管理体系。首先，在宏观层面，贯彻依法治国的基本方略，构建了包括法律、法规、规章、规范和标准体系，从管理上和技术要求上对医院感染管理加以规范。其次，建立了各级医院感染管理质控体系，加强医院感染监测、控制与管理工作的监督与指导。第三，在医疗机构层面，要求建立包括了医院感染管理委员会、感染管理科、临床感染管理小组的三级组织，这样的组织构架在全国感染管理工作的推进上起到了重要的作用。通过顶层设计建立了我国医院感染管理的法规和组织体系，夯实了医院感染管理工作的发展基础。

今后医院感染管理发展中，通过顶层设计将逐步完善体系建设仍然是行业进步和学科发展的重要推动力。通过顶层设计，进一步有序地完善我国医院感染管理法律、法规、规章、规范和标准体系；同时，理顺技术指南和企业标准的制定流程，加强法律、法规相关基础研究，为体系建设提供基础和依据。通过顶层设计，进一步发挥各级医院感染管理质控中心的监督与指导作用。通过顶层设计进一步优化医疗机构三级组织的职责，通过落实其职责让医疗机构中的医院感染达到有决策、有管理、有执行的良性运行状态。

2. 更加关注医院感染管理工作的执行力

随着医院感染管理的发展与深入，我国关于医院感染管理的法律、法规、规范和技术要求已经逐步完善，但是对于法规的要求和技术措施的执行情况还有待提高。今后，提高感染管理工作的执行力，提升各项感染防控措施的依从性，将是今后一个时期内的工作重点。近年来出现的医院感染暴发事件大都是因为没有严格落实国家有关医院感染管理相关法规和防控要求所致，包括违反医院感染防控工作中医疗器械不能共用等基本原则。这些都反映出了医院感染管理工作执行不到位的现状，也提示我们在今后的工作中要通过培训、监督与管理等一系列的手段提高执行力，将医院感染管理的要求落到实处。

3. 更加关注基层医疗机构的医院感染防控

近来医院感染暴发多发生在基层，通过调研暴露出的问题大多发生在基层医疗机构，这些让我们看到了基层医院感染防控水平与大医院之间的巨大差距。我国作为一个发展中国家，基层医疗机构承担着大量的医疗卫生任务，肩负保障人民生命健康的职责。做好基层医疗机构的医院感染管理工作会让更多的广大患者受益，也会更加有效提高患者的医疗安全水平。由此可见，基层医疗机构的医院感染防控工作将会是下一步工作的重点。

（二）医院感染管理理念的变化

1. 从经验感控迈向循证感控

人类对医院感染的防控可以追溯至建立现代化医院之初，当时的医院感染防控主要是在实践中探索有效的防控技术，包括洗手、消毒等方法都是在实践中逐步发现和完善的。直至 20 世纪，流行病学的监测、横断面调查、类实验研究等方法引入了感控领域，开启了感控工作从经验感控向循证感控转变的时代。

我国已经开展了大量干预效果评价的循证医学研究。通过循证研究为感控的各项工作开展提供了依据，包括通过研究证实了手卫生的有效性和经济性；证实了采取速干手消毒剂更加经济有效；证实了进入 ICU 时使用一次性鞋套不仅不能控制医院感染的发生，而且还会增加环境污染；还用多中心的类实验研究证明了通过采取接触隔离的多重耐药菌预防控制措施，能有效降低多重耐药菌医院感染的发生；证实了通过实施集束化防控方案可以降低手术部位感染、减少中心静脉导管相关血流感染和导尿管相关尿路感染的发生。这些防控措施有效性的循证医学研究提供了可靠的依据，从而加深了医务人员对各项措施的认识，推进各项措施更好地落实。

未来，感控工作将会更多的用循证感控的方法，为医院感染管理效果的评价、为感控措施的选择和医院感染管理工作的推进提供证据。通过开展医院感染病例的全面综合性监测、器械相关感染和手术部位感染的目标监测来发现医院感染发生的规律；用医院感染发病率和发病例次率的变化来评价医院感染管理工作的效果；用依从性和终末效果的调查为手卫生、标准预防、环境清洁消毒等医院感染管理重点工作的持续改进提供依据；用医院感染管理成本-效益分析和医院感染风险评估方法为医院感染管理防控措施选择和效果评价提供循证证据。用数据、用证据说话是医院感染管理发展要坚持的趋势与方向。

2. 从群体感控迈向精准感控

精准医疗（Precision Medicine）是一种将个人基因、环境与生活习惯差异考虑在内的疾病预防与处置的新兴方法。是用基因组、蛋白质组等前沿技术，精确疾病分类、病因及治疗靶点从而开展个性化精准治疗。2015 年 1 月 20 日，美国总统奥巴马在国情咨文中提出"精准医学计划"，希望精准医学可以引领一个医学新时代。2015 年 2 月，习近平总书记批示科技部和国家卫生计生委，要求国家成立中国精准医疗战略专家组。

精准感控是在精准医疗的基础上提出的。指的是通过精准医学技术、大数据和风险评估的应用，结合患者的疾病状况、感染风险和防控的关键点提出个体化的精准的感染防控方案，达到整体上降低医院感染发生，保障患者安全的目的。它的深刻内涵是根据患者的遗传学和社会学特征、机体疾病状况、医疗环境、拟诊疗操作等因素，运用大数据整合和分析，分析医院感染风险和预防控制的关键点，从而制定个体化的、精准的医院感染防控方案。

精准是精准感控的核心内容。目前数据整合和分析已经在生物医学领域研究广泛应用，随着信息技术的发展，国内大规模储存并分析数据的能力已经具备。通过基因、蛋白测序的应用，可以找出医院感染的易感基因并保存，可在风险确定的过程中精确查找和匹配；并且精准感控是基于大数据开展的风险评估和模型建立，而大数据本身具有大量、真实、准确等特点，收集患者的生物医学和基本信息大数据，运用新处理方法和模式整合患者信息，建立患者医院感染的最优化模型，均能够提升精准感控的准确性，达到精准的要求。

未来，感控不再延续现有的对所有患者都采取基本一致的防控措施的群体模式，而是要做到个体化、精准化。将患者的各项信息输入最优模型中，能够准确输出患者的医院感染风险和防控要点，预测患者医院感染的风险，然后根据风险和防控要点制定个性化的精准防控措施，这也体现了精准感控的前瞻性特点。同时精准感控强调的是个体化的防控，特异性也是其重要特点。精准感控是根据患者的特征，精确细分患者的医院感染风险和状态，定位患者医院感染的危险因素和关键环节，制定个性化的防控方案，进而采取精准的措施。

3. 建立感控文化，实现文化感控

文化是植根于内心的修养，无需提醒的自觉，以约束为前提的自由，为别人着想的善良。良好的感控文化也应该如此，医院感染防控应该成为医务人员的自觉行动和行为习惯。

医院感染管理工作需要全员参与、全过程防控。2007 年以来，我国很多医院都通过开展感控宣传周、开展知识技能大赛来营造医院的感控文化，这些活动是医院感染防控文化在当前的载体。感控文化在工作推动中应该起到应有的作用，医院感染管理专职人员要会利用感控文化，让文化成为工作发展的助推器，让感控文化为感控人所用，提炼、发扬及宣传感控文化。

医院是知识密集单位，是文化、观点及理念交织及碰撞的地方，医院感染管理工作形成独特的文化才能师出有名，才能以理服人，才能以哲学、哲理启迪人、教化人。文化的作用是潜移默化及渗透，看不见摸不到却潜力巨大。对医院感染管理学科建设及医院感染管理人员成长具有较大的影响力，是医院感染管理真正成为学科的厚实基础。

建立良好的感控文化，首先是从业人员自身要加强感控文化修炼，并将感控文化融入医院感染管理的培训、活动中。感控文化实践可以丰富多彩，多家医院编排各种版本的洗手舞，制作感控动漫作品的尝试，组织各种形式的知识竞赛等，通过微信公众号等推送医院感染防控的科普文章，感控宣传进学校及托幼机构等，都是宣传感控文化的载体与形式。

随着感控文化的逐步建立，防控医院感染的行为成为医务人员职业素养中的重要组成部分，成为无需提醒的自觉行动。

（三）新技术带来的变革

1. 感控信息化的发展

医院感染的防控工作是对患者从入院到出院全程的监测与全程的干预。在没有信息化技术支持时，医院感染病例的实时监测、复用器械的追溯、手卫生依从性的自动化获取都是无法实现的，技术的限制让医院感染管理工作人员的大量精力用于数据资料的获取、录入、整理和分析上。

随着信息技术在医院感染管理工作中的应用，医院感染管理相关信息获取和处理的效率大大提高。随着医院感染实时监控信息系统的应用，医院感染病例的监测实现了全员、前瞻、实时、客观；同时，还将全面综合性监测、器械相关感染监测和手术部位感染监测等整合至同一系统中，并实现了数据的自动分析，通过提高了数据的获取和利用效率提高了工作的效率。通过复用器械追溯信息系统的建立，实现了器械回收、清洗、消毒灭菌和使用的全流程追溯，是复用器械灭菌质量控制的一次重大变革和重要进步。除此之外，为了提高手卫生依从性，研发了使用信息技术监测手卫生依从性并可以实时提醒与反馈的系统。信息技术的使用，大大提高了医院感染管理工作的效率与准确性。

2. 大数据的建立与应用

随着信息技术的发展，各个行业都向大数据时代迈进，感控的数据从数据维度上已经将医院 HIS、LIS、PACS、手术部麻醉系统、消毒供应追溯系统等多个系统中医院感染管理

相关的信息整合，在数据维度上逐步实现了多维化，从数据范围上已经从一家医疗机构扩展到市或省的辖区，数据收集范围也越来越大。医院感染管理大数据正在逐步建立。

医院感染管理大数据的建立将会对现有的工作内容和模式产生深刻的变革。大数据的建立减少了医院感染调查和监测中抽样的误差，也实现了全面的、全人群的筛查、监测与干预。它的建立还会减少数据获取和处理占用的医院感染管理人员的工作精力，将工作的重点向危险因素的识别、风险的降低和防控措施的落实上转移。另外大数据的建立会为感控措施的实施提供更多的依据，可以通过对大数据的分析发现防控中的薄弱环节，从效果、效率和效益上全方位评价医院感染防控效果。

3. 人工智能的应用

人工智能从出现后就成为了人们关注的焦点，随着人工智能技术的进步和广泛应用，对医院感染管理领域也会产生深远的影响。具备人工智能的医疗设备会将感控措施纳入诊疗流程中，大量的基础环境清洁工作将由人工智能代替，诊疗用具的清洗、消毒灭菌将被人工智能代替。当人工智能广泛用于感控领域，防控措施的依从性将大幅增长，而不再是感控发展的瓶颈，围绕提高感控措施依从性为目的的一系列工作将不再是感控的重点，而对于感染发生危险因素的研究和感控措施与流程的制定将成为感控工作的核心。

（四）医院感染管理学科的发展

医院感染管理学是一个交叉学科，也是一个平台学科，工作范畴涉及到医院内临床、医技科室，技术内容涉及到临床医学、流行病学、微生物学、消毒学、护理学等。其他专业从业人员从事医院感染管理工作都存在知识与技能的部分缺失，因此建立独立的学科，培养专门的人才，是医院感染管理专业化的必经之路。

1. 加强学科建设，建立人才队伍

医院感染管理学是一个交叉应用学科，经过 30 年的努力，我国医院感染管理学的知识体系在逐步建立，医院感染发生的流行病学特点、医院感染防控措施的实施方法和效果、主要感染部位和感染高风险部门的医院感染管理都是学科体系中的重要组成部分。在今后的发展中，医院感染管理学科的内涵需要进一步的丰富，对于学科的深度和广度还有待进一步的发展和提升。通过学科体系建设的不断完备，建立医院感染管理独立学科将是发展趋势。

医院感染管理专业人才在现有的医学教育构建下，主要依靠岗位培训和继续教育来完成。目前，我国医院感染管理专业人才队伍已经向高学历、高职称、多学科背景的方向发展。今后，随着学科体系的发展，医院感染管理专业的设立将是专业人才培养的重要途径。另外，医院感染管理学科的建立也将促进医院院校中其他专业医院感染防控教育的开展，这也是从根本上提高医务人员医院感染防控意识与技能的重要途径。

2. 加强多学科合作，实现多学科共赢

医院感染管理人才的专业化，与医院感染防控的多学科合作是医院感染管理工作今后发展两个同等重要的努力方向。医院感染管理学的内涵决定了多学科合作是医院感染管理发展必须要坚持的方向。感控措施的落实要与医疗、护理工作中的诊疗与操作流程密切结合，医院感染的病例监测与临床的诊断、实验室检查和其他辅助检查相结合。另外，消毒隔离、标准预防等重要的措施都要依靠多学科协调完成。多学科合作实现共赢也是医院感染管理发展的一个必然趋势。

3. 加强科学研究，重视国际交流

科学研究是一个学科持续发展的不竭动力。我国医院感染管理科学研究经过 30 年的发展，其深度、广度不断提高。流行病学、管理学、分子生物学等其他学科的最新方法和前沿技术也不断用于医院感染管理的研究中，今后医院感染监测、控制与管理科研的繁荣也将支撑我国医院感染管理学科的建立与发展。

随着我国医院感染管理的不断发展，医院感染管理的学术组织将发展壮大，学术交流更加活跃，这必将对促进我国医院感染管理水平的提升起到重要作用。与此同时，随着我国进一步对外开放，一路一带的建立和经济的发展壮大，国际交流也会日益增多，这些也将成为繁荣学术，提高学术水平，展示我国学术成果的重要平台。

总之，医院感染管理的终极目的是保障医患安全，在当今以患者安全为核心的医疗管理体系下显得尤为重要。我国的医院感染管理在今后的发展中，将以患者安全为导向，以精准感控为目标，以信息感控为手段，有效预防与控制医院感染的发生，为提高我国医疗安全保障水平而努力前行。

（李六亿　姚　希　郭燕红）

第二章

我国医院感染管理法规及标准化建设

随着医学科学的发展和进步，医院感染已经成为全世界医疗机构都必须面对的公共卫生问题。医院感染作为一个交叉学科，不仅涉及临床医学、护理学、微生物检验学、流行病学、消毒学等多个专业，而且和医疗器械生产供应企业、服务保洁机构、医用布草洗涤工厂等社会化机构都密切相关。医院感染学科涉及面广，内容复杂，客观上需要完善的法律法规体系以保证自身的健康、稳定和持续发展。

依法依规治国是我国的基本国策。目前，欧美等发达国家非常重视医院感染管理领域规范和标准的建立，不断修订行业标准，以降低或者控制侵入性诊疗操作过程中继发的医院感染。在我国，完善相关法律、法规、规章、标准和规范性文件，正确引导医疗机构，规范医务人员在传染病防控、医疗器械管理、抗菌药物使用以及医疗操作中医院感染的预防与控制行为，是国家卫生行政部门的基本方针，是卫生改革的需要，也是保证广大人民群众生命健康的必要手段。

一、我国医院感染法律、法规及标准化建设现状

1986 年，我国政府开始在全国开展医院感染管理工作，经过 30 年的发展和完善，我国现行医院感染管理法律、法规和标准体系已经基本建立，在法律、法规、规章、标准和规范性文件各个层面上都日趋完善，能够保证我国医院感染管理工作在法规和标准框架下依法管理、依法运行、依法监督。

2003 年 SARS 在我国暴发，给人民群众的生命财产安全带来了巨大的损害。SARS 过后，我国也加快了医院感染法制化建设的进程。2004 年卫生部修订了《传染病防治法》，和 2003 年下发的《突发公共卫生事件应急条例》《医疗废物管理条例》，2006 年颁布的《艾滋病防治条例》，共同构成了我国医院感染管理法律法规体系的基石。2006 年卫生部颁布了带有罚则的《医院感染管理办法》，从规章的层面规定了医疗机构在医院感染管理方面应当承担的责任、义务以及应当遵循的工作原则，强调了卫生行政部门的监管职责，并明确了罚则等条款。《医院感染管理办法》的实施，标志着我国医院感染管理工作步入规范化的快速轨道。

2006 年，卫生部医院感染控制标准专业委员会成立，负责建立我国医院感染控制标准体系，管理、评价与医院感染控制相关的技术标准和技术规范。成立伊始，标委会发挥了强大的专家优势，在充分调研的基础上，拉开了我国院感标准化建设的序幕。2009 年，卫生部发布医院感染标委会组织编制的 6 项标准：消毒供应中心相关的 3 项强制性卫生行业标准和《医院感染监测规范》《医务人员手卫生规范》《医院隔离技术规范》等 3 项推荐性卫生行业标准。2012 年，原卫生部又发布了《医疗机构消毒技术规范》《医院空气净化管理规范》2 项推荐性卫生行业标准。迄今医院感染标准立项 41 项，发布 8 项。至此，我国基本建立了包括法律、法规、标准和规范性文件在内的医院感染管理完整的制度管理体系。详见本书附录一：我国医院感染管理相关法律、法规、规范颁布情况。

二、我国医院感染法律、法规及标准建设展望

30 年间，医院感染在临床实践和学科建设中的每一次重大进步，都和医院感染法规标准的建设和完善密不可分。医院感染学科发展促进了法律、规范和标准的日益完善，法律、法规和标准的颁布又对医院感染发展起到了重要的指导性作用。今后，随着卫生事业的迅猛发展，医学研究进入大数据管理、精准化治疗时代，医院感染管理面临着更复杂的情况和挑战，亟待法律、法规和标准进行强有力的制度保证和规范监管。

1. 继续推进医院感染管理法制化和标准化进程

我国在促进人民群众健康安全方面，一直坚持依法依规进行管理的原则。实践证明，完善的法律和法规体系，是医院感染健康发展的重要保证。1989 年颁布的《传染病防治法》，从法律层面明确了医院感染的地位，将医院感染的要求纳入了法律体系。2003 年 SARS 疫情之后，我国对《传染病防治法》进行修订，从法律层面规定"医疗机构必须严格执行国务院卫生行政部门规定的管理制度、操作规范，防止传染病的医源性感染和医院感染"。2006 年《医院感染管理办法》的发布大大加大了医院感染管理的落实力度，同时也加大了以《办法》为依据的各项标准和规范性文件的执行力度。以上医院感染管理法律法规建设中的标志性重要事件，为医院感染管理工作的推进奠定了良好的制度基础。

但是，在我国当前管理框架下，具体实施防控策略的医疗机构，需要投入大量的人力、物力和财力才能保证医院感染管理工作的落实，由于医院感染管理难以取得直接的、显著的经济效益，部分医疗机构普遍缺乏内部动力去主动、积极地落实防控策略，感控学术前沿的支持和其他学科相比，更是非常匮乏。医院感染管理要实现未来的持续发展，必须坚持法治化管理的道路，才能引导医疗机构方向不偏差，规范医务人员行为，进而保障患者的生命安全。

2. 加强医院感染法律法规和标准的科学化顶层设计

在医院感染起步阶段，法律、法规、规章、标准和规范性文件的制定和发布遵循了优先级别，即实际工作急需的、发生医院感染风险高的优先制定，风险低的次后考虑。目前，随着我国医院感染管理法律法规框架的基本建立，随着制度体系的不断完善，法规涵盖的内容越来越多，法律的空白越来越少，在今后立法过程中，必须充分考虑法律法规体系框架之间的衔接，考虑各种类别文件的侧重，才能避免法规之间的冲突，需要有科学、合理的顶层设计，才能保证各项规范之间的有序承接和协调一致。

近年来，"全员防控"的理念逐渐传播，凸显了医院感染预防和控制的学科特点，防控措施的落地，需要医疗机构全员的参与。在制定和修订与医院感染控制相关的管理、基础、防控技术和诊疗相关的标准时，必须在制度建设层面考虑医疗、护理及后勤管理的统一和协调，需要兼顾各个学科的院感需求，才能保证制度的科学性。通过学科的调研，及时掌握医学进展的前沿知识，及时了解一线医院感染预防与控制的进展和需求，通过顶层设计解决体系内部的协调性与体系的完整性，是未来制度建设的重中之重。

3. 积极推进我国医院感染法律法规和标准的宣贯

我国医院感染法律法规和标准只有全面、正确实施，才能真正发挥服务于卫生事业改革与发展、服务于人民健康的作用。宣贯是法律、法规和标准落实的重要推手，对法律法规和标准的贯彻落实作用巨大。要坚持宣贯与研制并重的工作理念，抓好宣贯工作，扩大宣贯范围，提高宣贯频率，尤其关注经济不发达的边远地区、基层医疗机构的宣讲，贯彻法律法规和标准的精神、内涵和细节，使卫生行政部门和医疗机构能够正确理解和应用，为进一步落实做好准备。

同时要创新宣贯模式，利用多种形式，如面授、录制视频，编写宣贯教材、充分发挥专业期刊和学术平台的作用等，开展宣贯工作，要充分利用信息化手段，如远程教学、微信公众号、培训网站平台等，作为面授的补充，提高宣贯的现代化手段，普及知识，增加受众，进而提高群众对法律法规和标准的理解认知程度。

4. 加强不同专业、不同机构的协同合作，积极促进医院感染法律法规和标准的监督和落实

医院感染法律法规和标准的颁布为我国医院感染防控工作的开展提供了政策保障。但是医院感染法律法规和标准要行得通、管得住、用得好，关键是落实，是提高执行力。一直以来，医院感染预防和控制有着鲜明的交叉和边缘学科的特点，防控策略贯穿于医疗、护理的各个环节，而且和医疗、护理、微生物检验、药事部门、医院保洁等息息相关，各个环节出现问题，都有可能造成感染控制的失败。客观上需要医疗机构内不同专业、不同部门间的沟通、联系与协调，需要合作和协同，目标一致、共同努力，才能促进制度的有效实施。通过执行促进队伍建设，提高管理水平，保证医院感染防控质量和效率，推进我国医院感染管理工作不断取得新进展。

在推动医院感染法律、法规和标准的贯彻实施中，疾病预防与控制、卫生监督等医政管理部门对医疗机构的外部指导和监督作用也至关重要，是保障医疗机构依法运行的重要保障。但是行业之间的壁垒，容易造成对法规和标准认识的不统一，在实际执行过程中，存在着一定的偏差，甚至造成了监督者和被监督者之间的冲突。疾控部门、卫生监督和医疗机构之间也应进一步加强合作，统一认识、各有侧重、互为补充，正确掌握法律、法规和标准的精神内涵，为促进法律、法规、规章和标准的正确执行而共同努力。

5. 瞄准世界感染控制学术前沿，结合我国国情，开展法律法规和标准的学术研究

医院感染法律法规和标准涉及到大量的技术问题，随着我国医院感染管理学科的发展，科研工作的重要性日益凸显。国际上医院感染管理的法律法规体系依据其卫生体制的不同略有不同，但总体上分为三个部分：法律法规类、标准类、推荐指南类。法律法规类侧重规定强制性的、涉及多个领域和机构的要求；标准类侧重技术性要求和操作规范，推荐指南类主要是以循证为基础的防控措施的推荐使用。制度标准体系在三个层面上各有侧重，互为补充，共同对本国的医院感染管理工作进行规范管理。而且国外相关部门在大量实践调研的基础上，对标准和指南保持着一定的修订频率，在知识和技术角度保持着和临床医学的同步发展和更新。

目前，我国法律法规制定的依据仍然主要来源于其他国家，但是由于医疗体制和机制

不同、人种差异、疾病谱不同等原因，我国的感染控制和发达国家比，仍然具有自身的特点，不能完全照搬国外的经验，必须走自身发展研究的道路。而且我国幅员辽阔，区域间医疗卫生发展不平衡，制定适用于全国范围的法律法规和标准时，需要更多的、来源于我国不同地区的研究工作做为支撑，才能保证法律法规和标准的适用性。

因此，通过跟踪、借鉴国外医院感染管理及标准的进展，结合我国卫生发展方针和改革方向，加强前期研究和调查工作，是提高法律、法规、标准和规范性文件质量的必要条件，也是提高法律、法规和标准可操作性的基础。

（付　强）

第三章

国家医院感染管理质量
控制体系建设

按照国家卫生计生委"十三五"卫生发展规划，同时结合我国医院感染管理的具体情况，国家医院感染管理质量控制中心本着充分调研论证、加强监督指导、进行资源整合的方针路线，瞄准夯实医院感染组织体系，探索医院感染防控信息发布渠道，创新感控培训机制的工作目标，以实际问题为导向，确定了加强信息化建设、加强基层感控、推动手卫生、推动安全注射等工作重点，着力推动我国信息化感控、专业化感控和标准化感控的工作发展进程。

一、完善"国家-省-地（市）"三级院感质控工作组织体系

截至 2016 年 7 月，除西藏外，我国已经有 31 个省级院感质控中心（包括新疆生产建设兵团），部分省内也成立了地（市）级院感质控中心，甚至县级院感质控部门，基本已经形成了"国家-省-地（市）"三级院感质控组织的机构体系。但基层医疗机构的医院感染管理质量控制问题仍然是我们国家医院感染管理的现实问题，我们将继续努力，推进地（市）级院感质控组织机构建设，搭建更完善的"属地管理、分级负责"的国家院感质控工作组织体系，建立"规范统一、上下联动、运转协调"的运行机制。

二、完善国家院感质控制度规范体系，探索院感信息公开渠道

（一）以补短板为目标启动《医院感染病例临床诊断标准》编研工作。立足医院感染管理需要，借鉴国际经验，贴近临床专业诊断要求，争取相关临床专业支持，最大限度促成确定病种临床诊断与感控专业监测、判定标准统一化、通用化，对卫生部印发《医院感染诊断标准（试行）》（卫医发〔2001〕2 号）的修订和完善。

（二）探索科学有效的医院感染管理质量控制方法，公开透明管理为引领探索科学发布院感质控管理信息。

在 2014~2015 年医院感染管理质量控制调研工作基础上，2016 年将完成 7 个省级院感质控中心覆盖地区的调研，完成对全国 32 个省级地区的院感质控工作调研。此次历时 3 年的以核查漏报为主线完成的首轮"飞行质控"调研将为制定科学有效的医院感染管理质量控制方法、指标提供科学的实践结果支撑。在全面回顾和总结首轮三年"飞行质控"调研工作的基础上，结合全国医院感染质量管理与控制的实际，坚持"聚焦风险、问题导向、突出重点、精准发力"原则，制定下一个 3 年的"飞行质控"调研计划，着力引领和推动各层级医疗机构切实加强对手术部（室）、ICU、血液净化及临床重点专科等重要单元的医院感染质量管理与控制工作。

（三）以实施《医院感染监测基本数据集及质量控制指标集实施指南》（以下简称《实施指南》）为主线，以《医院感染管理质量控制指标》（2015 年版）为抓手，持续改进和完善医院感染质量管理与控制工作机制。

医院感染专业作为平台学科，其质量管理的规范化程度对其他专科的医疗质量有重要作用，2015 年发布的医院感染质控 13 项指标，兼顾了医院感染的结构质量、环节质量和终

末质量，对医疗机构之间的横向评价和纵向管理提供可靠依据。今后将每年参与撰写国家卫生和计划生育委员会医政医管局发布的《国家医疗服务与质量安全报告》，以已发布的13项指标质控为切入点，全面量化医院感染工作，同时有目的地加强质控管理，逐步缩小地区之间、不同医疗机构之间的医院感染质量差距。

同时大力推动《实施指南》的贯彻落实，规范质控数据信息化监测、采集的质量、流程与规则，使之逐步成为实施日常、动态医院感染质量管理与控制的主体形式；摸索将信息化监测形式与以"飞行质控"为基本形式的医院感染质量管理与质控现场检查相结合，以信息化监测为主、现场质控为补充的工作模式；探索公开发布院感质控管理信息的方式和内容。

三、以医院感染管理著作编写、发布为契机创新院感管理与质控培训机制

配合涵盖各层级医院感染质量管理与控制主体管理知识培训需要的《医院感染管理培训教材》的发行做好后续培训工作。2016年底前，将在黑龙江、陕西两地开展试点培训，结合试点培训情况进行培训课程设计与培训方案的调整、完善。2017年，在全国启动教材、课程设置和管理考核"三统一"的系统性、规范性、同质化的培训。

启动"透过院感事件看医院整体管理"医院感染质量管理与控制案例教材编写工作，通过对国内外重大医院感染聚集、暴发事例的介绍，从事件本身及其外部影响两方面借助对事件发生、调查、处置、报告全过程中相关经验、教训的剖析，反思医疗机构乃至医疗行业在整体、宏观的系统管理中存在的问题。以此为基础，探索建立并完善案例分析培训机制。

策划开展以感控培训走进中西部、走进基层为主题的公益性项目。培训对象以中西部地区地市级、县级主管行政部门和医疗机构及部分基层医疗机构的主要领导、主要业务管理职能部门领导和重要临床科室负责人为主；培训内容以教材为主，紧扣管理和质控的主题，突出管理实战性；择优提供资助赴实践培训基地深造机会。

完善国家级培训制度设计与实施管理，建立国家级医院感染质量管理与控制培训师资库，推动国家级医院感染质量管理与控制培训基地建设，因地制宜的有计划地开展远程培训、视频培训，丰富培训内容和形式。充分发挥专家团队作用，为各级地方卫生计生行政部门、院感质控机构以及相关医疗机构提供专业性指导与服务。

四、确保国家院感质控重点工作有效推进

（一）以现实问题为导向做好两个专项行动深化推动工作

紧抓院感控制的关键基本环节，在全国示范省范围内开展"手卫生"和"安全注射"两个行动方案。

1. 手卫生工作

在全国范围内抽样，完成我国"手卫生"基线调查工作，同时大力推动《医务人员手卫生规范》在医疗机构的贯彻执行。并进行数据分析和整理，立足现有基础，进一步修订、完善针对性干预措施 SOP 及实施方案，指导试点地区和医疗机构实施干预，并开展干预效果追踪评价，最终实现医务人员手卫生意识提高和自觉正确执行，以降低医院感染发病率。

2. 安全注射

以推动《血源性病原体职业接触防护导则》和《静脉治疗护理技术操作规范》的落实为主线，在全国范围内广泛推行安全注射理念和实践，减少因违反安全注射原则所导致的医院或医源性感染以及医务人员相关职业暴露事件的发生。

通过全国抽样调查，全面掌握我国医疗机构中安全注射的基本情况，国家医院感染质量管理与控制中心会同相关行政管理部门（如护理、医政医管），制定安全注射的规范。同时开展医务人员安全注射宣传与培训，进一步提升医疗机构医务人员安全注射的意识、知识和技能。最终实现医务人员注射相关的锐器伤发生率较基线下降≥20%的行动目标。并将抽查中发现的问题进行系统分析，提出持续改进措施，进一步探索建立安全注射的长效管理机制。

（二）稳步推进全国统一标准的医院感染信息化监测工作

信息化管理是医疗机构医院感染管理的趋势。2016 年医院感染管理信息化监测试点工作在全国 10 个试点省（市）开展，在未来的 3 年内，将以实施基本数据集为抓手，开展针对性培训，培训对象包括试点机构主管业务和信息的领导，感控、信息、病案及试点临床科室负责人。对于能够应用数据集的，全部按数据集要求采集、交换数据。按照试点医院信息化基础和监测能力分类指导，协同推进统一标准的医院感染信息化监测。鼓励以医疗机构为主体整体推进，但允许试点单体成熟一个申报一个，小步快走。争取到 2017 年底内至少有 2 个省级地方能将数据纳入本辖区省级信息平台。

五、构建国家医院感染质控持续改进体系

（一）建立并实施国家质量控制检查制度

坚持定期巡查与"飞行质控"、全面评价与专项考核、自我控制与外部监控相结合，开展主题突出、形式多样的质量控制工作，及时发现医院感染管理中存在的问题并提出对策。

（二）感控基础防控手段不放松，继续加强重点部门、重点环节医院感染的精准防控

在手卫生、环境清洁、安全注射等医院感染防控基本措施不放松的前提下，促进医院感染质控工作与管理、临床、检验、药学等相关学科的沟通、协调，建立部门联动管理机制，强化重点部门、环节的院感科学化、精准化管理，完善针对性防控措施。在信息化监测的基础上，及时、准确地沟通反馈，预防医院感染暴发。

（三）加强基层医疗机构医院感染管理

我国基层医疗机构数量多、覆盖面大、管理难度大。要加强对各地贯彻落实《基层医疗机构医院感染管理基本要求》的指导、监督和检查，推动相关工作要求的落实。要调动基层医疗机构积极性，探索医院感染管理不合格"一票否决"制度。通过加强对基层医疗机构医院感染防控工作的"飞行质控"，综合评价各地相关工作要求执行情况。

（付　强）

第四章

我国的安全注射

一、安全注射的定义

世界卫生组织/全球安全注射网络将安全注射定义[1]为："注射、穿刺采血（抽血）、穿刺针采血操作或静脉置入器材，应对接受注射者无害，不会给注射者带来可避免的暴露风险，注射废物不对他人造成危害。"注射时任何一方面如果存在不安全的因素，均为不安全注射。安全注射涉及到标准预防、环境清洁消毒、医用物品清洁消毒灭菌、无菌操作、皮肤消毒、一次性医疗用品管理、医疗废物处理和合理用药，不仅是医院感染防控和医务人员职业安全保障的基本措施，也体现了医疗卫生保健机构的整体管理水平和医疗质量。

二、安全注射的意义

注射是医疗、预防、保健服务中最常使用的技术手段，而安全注射是保障患者安全和医务人员职业安全的基本路径和根本保障之一。长时间以来，在全球范围内因不安全注射导致的医疗保健相关感染问题一直存在，由此导致的具有严重后果和恶劣影响的不良事件也时有发生，无论是在医院感染防控领域，还是保护患者安全领域，不安全注射问题都具有相当的普遍性和严重性。

据世界卫生组织估计，发展中及转型国家每年至少进行160亿次注射操作，其中约95%的注射用于医疗，3%用于免疫接种[2]。不安全的注射操作每年导致全世界130万人死亡，损失2600万生命年，每年造成5.35亿美元直接医疗费用负担[3]。有研究者估算，2010年全球范围内由于不安全注射操作，导致约168万例乙肝病毒感染、15.8万~31.5万例丙型肝炎病毒感染、1.7万~3.4万例艾滋病毒感染[4]。不安全注射不仅导致血源性病原体的传播，还引发多种细菌感染，如脓肿、败血症、心内膜炎及破伤风等；并且导致医务人员锐器伤的发生。注射技术不当还可造成创伤性麻痹、神经损伤，而注射物质不当可引起中毒、过敏性休克。医疗废物处理不当也可能给他人造成伤害，同时污染环境。

因此，采取有效措施实现安全注射质量的持续改进，进而保障注射安全已经成为全球医疗服务管理者与提供者在思想认识与实践行动上的共识。

三、国内安全注射方面存在的问题

1. 注射滥用

我国注射药物（特别是抗菌药物）的过度使用和大量的输液导致不必要注射次数增加，最终造成不安全注射频率的增加[5]。例如，Yan YW[6]等对我国中部的595名农村人口进行了注射率和安全注射知识知晓率的调查，结果发现192人在过去3个月内至少接受过1次注射治疗，注射率高达32.3%。周帮旻等[7]对四川省成都市三圈7个乡镇和社区卫生服务机构药品使用现况调查结果显示，不合理用药表现为过度使用注射剂、过度使用药品和不合理使用抗菌药物。

2. 不安全注射导致医疗保健相关感染事件频发

据世界卫生组织估计，每年全球有 60 亿例注射重复使用未经消毒的注射器或针头，在发展中国家的所有注射中占 40%，在某些国家甚至高达 70%。我国因不安全注射导致的聚集性感染事件频发，并导致一些具有严重后果或恶劣影响的不良事件发生：2010 年保定发生"注射感染偶发分枝杆菌"事件，原因为使用过期溶媒，同年哈尔滨市某病院为 17 名患儿静脉输注过期"肌酐葡萄糖注射液"；2010 年河南某结防所到该市实验小学给学生皮试时，10 个学生共用一个针管；广东紫金某卫生站自 2010 年起未使用一次性注射器造成丙肝聚集性事件；2011 年安徽涡阳发生丙肝聚集性疫情，与邻省某村卫生所的诊疗活动高度关联，是不安全注射致聚集性感染的结果[8]；2013 年辽宁省丹东东港市某门诊部 99 人感染丙肝事件，该事件是一起因严重违反诊疗规范和操作规程造成的重大群体性事件。张红[9]等检索发现，2009～2013 年卫生行政部门等官方媒体通报处理的医院感染丙型肝炎暴发事件 12 起，共发生 436 例医院感染丙型肝炎，其中不安全注射感染丙型肝炎 266 例。

3. 医务人员锐器伤高发

医务人员是发生锐器伤的高危人群，而不安全注射极易导致锐器伤，从而引起血源性职业暴露和感染。导致锐器伤发生的常见原因为双手回套针帽。据 2012 年我国卫生统计年鉴数据，2011 年我国医院和基层医疗卫生机构共 566.8 万人，其中医生 226.7 万人，护士 340.1 万人，且呈逐年递增趋势。然而，2011 年我国 7 省市对 20.7 万医务人员进行的横断面调查发现，有 4.7% 的医务人员在 1 个月的时间内发生过注射相关的锐器伤。

4. 医疗废物处置不合理

注射器具使用后处理不当，易对环境和公众造成潜在危害。未经安全处置的用后注射器具可能会被清洗后重新包装、再出售[10]。同时，由于经济因素，一些医疗机构仍不能确保提供医疗废物处置的设备以满足安全注射的需要，如锐器盒等。李映兰[11]等对湖南省基层医院的调查分析发现，部分医院自己焚烧医疗废物，因焚烧炉不规范，焚烧时仅塑料部分被烧掉，针头部分无法融化，最终流落于普通垃圾内；部分医院付费交由环保局、殡仪馆处理或卫生行政部门指定公司收走处理，但规范化的医疗废弃物处置中心在湖南全省仅 3 家，医疗废物无法完全实现集中规范处置。

四、安全注射主要的措施

1. 制定和规范安全注射的政策及法规

规范和标准，是进行医疗护理活动的准则，具有法律效应。美国使用最多的与静脉输液相关的法律法规涵盖职业安全与健康、感染控制、环境危害、医疗设备安全、药物滥用控制、联邦保险基金项目以及病人自我决定权。我国也相继颁布了一些与注射相关的制度规范，涉及药品和医疗器械管理、消毒、手卫生、职业防护、医疗废物管理等方面，如《中华人民共和国药品管理法》、《一次性使用无菌医疗器械监督管理办法》、《消毒技术规范》、《医院消毒卫生标准》、《医院感染管理规范》、《血源性病原体职业接触防护导则》、《医疗机构医务人员手卫生规范》、《静脉治疗护理技术操作规范》、《医疗废物管理条例》、

《医疗废物分类目录》、《医疗卫生机构医疗废物管理办法》等，但针对滥用注射、医疗设备安全、强制使用一次性注射器等方面的法律和规范尚缺乏。因此，建议国家卫生计生委联合相关部委制定安全注射的国家规范和实施细则，建立安全注射监督检查制度，定期开展安全注射的监测和评估，及时发现存在问题和薄弱环节，积极采取切实可行的干预措施[12]，确保注射安全、合理、有效。

2. 开展现状调查

不安全注射不仅存在于基层医疗机构，其实也见于大型医疗机构（如注射所致的输液反应），但往往被视而不见。我国的相关调查报告常语焉不详和含混，限制了对确切原因的了解和分析，如："因严重违反诊疗规范和操作规程造成的重大群体性医院感染责任事故"，让人不明白具体违反了什么，是个人问题还是系统问题。这就限制了采取有针对性的措施，避免这些不良事件不断发生。目前，我国尚缺乏对安全注射现状评估很好的资料，亟需在全国范围内开展基线调查。现状调查宜由各省级卫生行政部门组织实施，具体内容包括：各级各类医疗卫生保健机构中一次性注射器占注射器的比例、二级及以上医疗卫生保健机构的急诊和重症医学科中安全型注射器所占比例、各级各类医疗卫生保健机构中某一日医务人员发生注射所致锐器伤的横断面调查、各级各类医疗卫生保健机构中某一日门急诊患者注射用药〔包括皮下注射、肌内注射、静脉注射（含输液）〕的横断面调查、注射后废弃物处理情况、医务人员对安全注射知识的知晓率、医务人员安全注射操作合格率等。

3. 宣传、教育、培训

（1）宣传　安全注射全球网络强调实现安全注射的关键策略之一是"信息传播、教育和交流并且改变卫生保健工作者和患者行为"。对公众进行安全注射教育，能有效形成对医务人员的监督[13]。有研究[14]指出，医师过多地开具了注射治疗处方，这部分是来自患方的压力，因为患者往往有注射比口服效果好的错误观念。因此，各级医疗组织和机构，尤其是从事疾病预防的机构，应努力开展多种形式的宣传，包括"安全注射宣传日"，推动全社会关注和充分知晓注射的必要性和风险，减少不必要的注射，减少过度医疗。

（2）教育　因病施治，合理用药，尽量使用口服药物，最大限度地降低注射率，是减少不安全注射的有效措施。应通过多种形式使卫生管理人员、医生、护士、患者以及广大民众认识到安全注射的重要性、不安全注射和滥用注射的危害，树立安全注射意识，实施安全注射，避免医疗上过多使用注射。同时，对公众进行安全注射教育，提高其安全注射意识，有效形成对医疗卫生人员的监督。

（3）培训　创建安全注射培训课程体系，针对医护人员开展系统培训，并对其实施效果进行评价，以提高医护人员的安全注射知识和技能，减少注射滥用，保证注射安全。比如结合制订的国家规范及细则，由省级医院感染管理质量控制中心利用各类培训班、会议、网络等形式，组织医务人员进行安全注射、血源性职业防护和医疗废物处理的教育培训，使医务人员充分了解安全注射相关知识。

4. 提高和改进技术

（1）注射器　世界卫生组织估计，使用具有防止再次使用和预防针刺伤特征的注射器，通过预防感染及其扩散所引起的疾病流行，全球每年可避免约130万起死亡。自1999年以来，世界卫生组织建议会员国使用具有安全特征的针具，然而大多数国家在经济上没有能力负担这些新技术。我国于 20 世纪 80 年代引进一次性无菌注射器，目前已基本取代传统的玻璃注射器而广泛使用。世界卫生组织、联合国儿童基金会等国际组织从 2000 年开始致力于推广安全注射技术和使用自毁式注射器，我国于 1999 年引进此项生产技术，并逐步推广。因自毁式注射器可自动毁型，杜绝了交叉感染及疾病的医源性传播，世界卫生组织、联合国儿童基金会、联合国人口基金会等组织曾发出联合声明：全球在 2003 年底以前，全部使用自毁式注射器进行疫苗注射。然而现在看来，此目标尚未完全实现。

安全注射器具指用于抽取血液、体液或注射药物，并通过内在设计减少职业暴露风险的无针或有针装置。它在自毁式注射器基础上，增加了对医护人员的保护，医护人员使用前不需经过大量培训，虽然结构复杂、制造成本高，但其是目前较理想的一次性注射器替代品。美国 2000 年颁布的"针尖刺伤的安全和保护议案法"要求美国各医疗机构于 2001 年 4 月后，必须使用安全注射器，否则负责人将受到制裁，这个法令也受到其他发达国家政府的响应。欧盟医疗委员会通过一项"鼓励（欧盟）各国医学界使用安全型注射器"的决议，但不同的是，欧盟这一决议并不具备法律意义，所以欧洲至今只有德国、法国、英国和意大利等少数几个国家在使用。由于各国各地的经济发展、社会卫生状态和法制建设水平差异很大，廉价的手动针头回拉式与高档的自动安全注射器在长时间内共存。发达国家主要以自动安全注射器（非自毁式）为主，而发展中国家则以自毁安全注射器（手动）为主。据统计，自 1999 年以来，安全型注射器在美国注射器市场上所占份额一直稳步上升。1999 年，在全美国共消耗的 39 亿支注射器中，8500 万支为安全型注射器；到 2006 年，美国安全型注射器的销售量已迅速增至 52 亿支，约占当年该国注射器市场的 70%；2008 年，这一比例已上升为 80%。

在减少不必要注射的基础上，推广使用安全型注射器具是预防和减少锐器伤或职业暴露最有效的方法之一。然而，我国毕竟目前尚是发展中国家，而且我国经济发展有着明显的地域不均衡性，导致医疗资源分配差异大。因此，应该因地制宜采取不同层面的安全注射行动计划，欠发达地区首要问题是减少复用注射器具的使用，推广使用一次性注射器具，发达地区或三甲医院目前已做到使用一次性注射器具，应该寻求更高的要求，即推广使用安全型注射器具，减少锐器伤的发生。当然，相应的收费也应跟上，由此带来的成本不应转嫁给医疗机构，而最终转嫁给医务人员。

（2）医疗废物处理设备 各级医疗机构应以安全和适当方式管理医疗废物。注射器材使用后，应加强无害化处理，确保安全回收及销毁[15]。焚烧和掩埋的处理成本相对较低，是目前在村卫生室水平最适合的一次性注射器处理方法，但对于乡级和县级卫生机构而言，消毒、毁型和回收是目前较为适宜的处理一次性注射器的方法。各地区应根据自身条件，制作和使用符合要求的锐器盒，并采取符合国家医疗废物管理相关法律法规要求的医疗废物处理方式[16]。这也要求增加有资质回收和处理医疗废物的公司的数量，打破垄断，引入竞争。

5. 管理、检查和监督

目前我国尚未建立安全注射的监测与评价系统，对于安全注射的现状、造成的危害、政策规范、控制措施等主要是依据专题调查而得出，不利于安全注射的宏观管理。卫生行政和监督部门对医疗机构，尤其是农村和贫困地区缺乏足够的监管力度。

国家、省级和地市级卫生行政部门应将安全注射纳入自身对各级各类医疗卫生保健机构的监管中，改变监督、管理方式，常态化日常工作检查。各级各类医疗卫生保健机构应定期对医护人员进行安全注射的实施情况进行检查和督导，对检查中发现的问题进行分析，提出持续改进措施，修订国家规范和细则，使之更贴近临床工作实际，同时对医务人员和社会进行持续的教育培训和宣传，把安全注射列为对医护人员晋升考核和医院评比的重要内容。

五、国家安全注射行动计划（主要目标和实现这些目标的方式）

为推动和促进我国安全注射质量的持续改进，更好保障注射安全，根据国家加强安全注射管理相关规定，国家卫生计生委医院管理研究所制定了国家安全注射行动计划。

（一）指导思想

以推动《血源性病原体职业接触防护导则》和《静脉治疗护理技术操作规范》的落实为主线，在全国范围内广泛推行安全注射理念和实践，减少因违反安全注射原则所导致的医院或医源性感染，以及医务人员相关职业暴露事件的发生。

（二）行动主题

行动起来，让注射更安全。

（三）工作目标

1. 总体目标

通过行动计划的推进，探索我国安全注射管理的最优模式和最佳实践，实现安全注射管理质量的持续改进，确保注射安全，并以此带动和促进医院与医源性感染相关规范的执行与落实，进而全面提升医院感染管理的能力和水平。

2. 具体目标

（1）掌握我国医疗机构中安全注射的基本情况。

（2）制定安全注射规范，推行"安全注射"实践；防范因违反安全注射原则导致的医源性感染的发生。

（3）加强医务人员安全注射宣传与培训，落实安全注射规范，提升医疗机构医务人员安全注射的意识、知识和技能。

（4）探索安全注射最优管理模式和最佳实践，制定符合实际国情的安全注射质量持续改进长效机制。

3. 量化指标

（1）医务人员安全注射知识知晓率达≥95%。

（2）医务人员安全注射操作正确率达≥90%。

（3）医疗机构中注射时使用一次性注射器达100%（硬膜外麻醉除外）。

（4）医疗机构注射使用后的一次性使用医疗用品等医疗废物规范化管理较基线提高：二级及以上医院达100%，其他医疗机构达≥80%。

（5）医疗机构中医务人员注射相关的锐器伤发生率较基线下降≥20%。

（四）目标实现方式

1. 保障措施

（1）行政支持　各级医院感染管理质量控制中心负责与相应的卫生行政部门协调，取得支持。各级各类医疗机构中应高度重视本机构内的安全注射工作、投入相应资源、加强协调，保障本计划的落实。

（2）技术保障　国家医院感染质量管理与控制中心制定规范及实施细则、评价体系和培训材料，并组织专家提供技术支持。

（3）监督管理　各级医院感染管理质量控制中心将安全注射纳入自身对各级各类医疗机构的监管。

2. 基线调查

在各省级卫生行政部门的领导下，由各省级医院感染质量控制中心组织实施，对本省级区域内抽取不同地区、级别和专业类别的医疗机构进行调查，并完成总结分析和上报。调查应至少包括医疗机构内安全注射用品配置和注射使用后的一次性使用医疗用品等医疗废物的管理情况，医务人员临床实践中安全注射操作正确率、对安全注射知识的知晓率和因注射所致锐器伤的发生率。每个省级区域调查的医疗机构数目至少应包括50家，分类包括三级综合医院、二级综合医院、二级以上专科医院各≥10家（不足10家时则该级别医院全部纳入调查），一级或未定级医疗机构≥20家。

3. 制度建设

（1）国家医院感染质量管理与控制中心联合相关行政管理部门（如护理、医政医管），制定安全注射的规范。

（2）各省级医院感染管理质量控制中心应依据现状调查实际和国家规范，制定本省级区域内安全注射的行动方案、实施细则及考评细则，有计划地组织宣传、培训。

（3）各级各类医疗机构应依据自身工作实际和国家规范，制定本机构内安全注射的行动方案及规范，并积极利用多种形式对医务人员开展安全注射的教育培训。

4. 医疗机构及其医务人员落实安全注射规范

各级各类医疗机构及其医务人员全面落实安全注射行动方案及规范相关规定。医疗机构应提供安全注射所需的环境、器具、后续处置等条件，继续组织对本机构内医务人员安全注射行动方案及规范的宣传教育培训，并对安全注射行动方案及规范的落实情况进行自查、对存在的问题进行改进。医务人员应充分了解安全注射的相关知识并在实践中落实安全注射规范的各项要求。

5. 督导

各省级医院感染管理质量控制中心应依据本省级区域内安全注射活动方案、实施细则，了解落实情况、存在问题及整改意见，加强指导和督导。督导方式、内容和频率可根据不同地区的情况而定。国家医院感染质量管理与控制中心抽查各省实施情况。

6. 持续改进

各级各类医疗机构应对医务人员持续开展安全注射的教育培训，并对安全注射实践中的不足和发现的问题，在继续巩固已有成效基础上，通过多部门协作采取切实有效的措施进行持续改进。

7. 效果评价

省级医院感染管理质量控制中心依据督导实施细则，组织对本省级区域内安全注射行动计划开展效果评价，调查方法与指标同基线调查；对发现的问题提出整改意见、随机抽查整改效果，总结分析，形成书面报告上报国家医院感染质量管理与控制中心。由国家医院感染质量管理与控制中心抽查各省的督导与效果评价情况。

8. 管理模式探索和长效机制

国家医院感染质量管理与控制中心在汇总各省医院感染管理质量控制中心总结的同时，将抽查中发现的问题进行分析，提出持续改进措施，修订安全注射的国家规范，使之更贴近临床工作实际，并将本行动计划中行之有效的经验与实践制度化，探索建立安全注射的长效管理机制。

六、安全注射工作的展望

1. 全社会一起行动、多部门协作，减少不必要注射

我国医务人员、患者及公众对安全注射重视程度不高，注射意识淡薄，安全注射知识匮乏[5]。例如，李映兰[11]等对某省基层医院医护人员安全注射知识、态度、行为调查分析发现，仅有21.0%的医护人员能正确、全面地认识安全注射。因此，各级医疗组织和机构（尤其是疾病预防控制部门）应努力开展多种形式的宣传，包括"安全注射宣传日"，推动社会关注注射，让社会充分知晓注射的必要性和风险；通过多部门协作，如提高标本送检的质量和提高医学检验的水平而使经验性治疗及早过渡到目标性治疗；药事管理部门积极对临床用药进行指导和监管等，减少不必要的注射，减少过度医疗。

2. 护理部门推动安全注射在临床中落实

WHO关于防止针刺伤的指导意见中指出，增加针刺伤及疾病传播风险的危险操作包括：双手将使用过的针头回套、拆卸真空管和试管针管架、重复使用可能已被污染的压脉带及真空管的试管针管架、单独给神志不清或缺乏引导的患者采血等。安全注射须遵循无菌操作技术，配药、皮试、胰岛素注射和免疫接种等一人一针一管一用，尽可能使用单剂量注射用药，正确处理使用后的锐器等，而护理人员在这些过程中承担了重要的角色，也是发生锐器伤的高危人群。因此，护理管理部门应加强对护理人员的培训教育，提高其安全注射的知识和技能，并通过护理质量控制部门对临床安全注射加强监督和管理，把注射的安全列为对护理人员晋升考核和医院评比的重要内容，推动安全注射在临床中能够真正

落实和执行。

3. 多方推动职业暴露防护立法，扩容职业病目录

政府立法是降低锐器伤的基础，只有在法律的保护下，医务人员血源性感染职业暴露的问题才能得到较好的预防与控制。截止到目前，我国医务人员的职业安全保障仍然处于无法可依的状态，而针对医务人员职业暴露防护的法制化建设，早已成为众多临床医务工作者的迫切需求和不少专家的共识。

近几十年来，有很多国家在开展针刺伤的立法有关工作。除了美国 2000 年颁布的"针尖刺伤的安全和保护议案法"之外，加拿大 6 省已通过相关法案（另外 4 省正在审议）；欧盟 2010 年通过相关安全规定，其中德国和西班牙有相关的法律；澳大利亚三个州也通过了相关法案；巴西则于 2005 年通过了 NR32 法案规定必须使用安全针具。此外，我国台湾也于 2011 年通过相关法案，5 年内全面提供安全针具。

然而，我国作为发展中国家，要实现立法，可能还需要长时间的努力和多方的共同推动，但目前至少可做到技术性法规先行。一些专家也认为，对于医务人员职业暴露防护的立法，首先确立技术性法规或许是一条可以走得较快、较容易也有效的道路。

另一方面，我国职业病目录尚需扩容。近年来在有关人士的大力推动下，已经将 HIV 纳入到了职业病目录，这是很大的进步。然而，具体实施中还有很多细节应明确，如如何认定职业相关的 HIV 感染。更关键的是，还应考虑把远比 HIV 更为常见的 HBV、HCV 感染和结核病纳入到职业病目录中去，并且应制定实施细则，以保障当医务人员出现这些疾病时能够真正按职业病处理。我国于 2009 年发布了《血源性病原体职业接触防护导则》，但因其被定为推荐性规范而非强制性，而被一些医务人员指为流于形式、执行不力。被更高、更权威的法律如《工伤保险条例》、《职业病防治法》等认可、保护，成为医务人员的突出诉求。但是，《工伤保险条例》的立法宗旨是为因工作遭受事故伤害或者患职业病获得医疗救治和经济补偿，这里的"因工作遭受事故伤害"特指外伤，如果医务人员职业暴露纳入这类工伤可能会在执行层面遇到问题。我国的《职业病防治法》于 2001 年通过，并在 2011 年 12 月 31 日修订。《职业病防治法》分总则、前期预防、劳动过程中的防护与管理、职业病诊断与职业病病人保障、监督检查、法律责任及附则 7 章 90 条。目前我国职业病管理需严格参照职业病目录，纳入其中的病种才是工伤保险的保障范围。2013 年 12 月，我国人力资源社会保障部、安全监管总局、全国总工会及卫生计生委 4 部门下发了关于印发《职业病分类和目录》的通知，对职业病的分类和目录进行了调整。该目录将职业病分为十大类，包括职业性尘肺病及其他呼吸系统疾病、职业性皮肤病、职业性眼病、职业性耳鼻喉口腔疾病、职业性化学中毒、物理因素所致职业病、职业性放射性疾病、职业性传染病、职业性肿瘤和其他职业病，其中职业性传染病仅涵盖：炭疽、森林脑炎、布鲁氏菌病、艾滋病（限于医疗卫生人员及人民警察）和莱姆病 5 种。相比于 2009 年国际劳工组织新修订的职业病名单，将生物接触、传染病和寄生虫病引起的职业病，如肝炎、艾滋病、破伤风、结核等都纳入其中，并且在每类疾病后面有一个开放式的条款，将"以上没有提及的由工作场所其他因素引起的疾病等"也囊括在内，我国与之仍存在较大差距（仅有 4 类疾病涉及开放条款）。综上所述，今后我国在进一步调整完善该目录时，应将医务人员因职业暴露可

能感染的疾病（尤其是乙型肝炎、丙型肝炎和结核）纳入其中。

4. 应逐步建立针对医务人员的免疫接种体系

随着医学科学的发展和各种诊疗技术的推广，医务人员不得不面临着严峻的职业暴露问题，成为传染病的高危人群。医务人员在医院感染链中既可能是易感者，也可能是感染源。一些常见传染病不仅可以由患者传播给医务人员，还可以由医务人员传播给患者。因此，保证医务人员免受感染，加强医务人员的传染病免疫预防，对其定期进行体检和免疫接种，对防止传染病的传播至关重要。

使用安全有效的疫苗对医务人员这类易感人群进行预防接种，以预防和控制传染病的发生和流行，这一措施已在一些发达国家推行。例如，美国免疫实践咨询委员会（Advisory Committee on Immunization Practices，ACIP）和医院感染控制实践咨询委员会（Hospital Infection Control Practices Advisory Committee，HICPAC）制定了医务人员免疫规划政策。

然而，截止到目前，我国针对医务人员的预防免疫尚无相关的国家法律法规和明确要求，对医务人员的免疫接种情况重视程度不够。同时，医务人员职业暴露免疫接种也面临伦理困境[17]：医务人员的生命权与健康权以及由此引发的患者隐私权与名誉权之间的自主权利冲突；医务人员接受免疫预防的知情同意权与疫苗接种的安全性问题导致的公共卫生责任伦理冲突；医务人员接受免疫预防与公共卫生行政伦理决策冲突，造成目前国内医务人员的职业暴露免疫预防不能有效开展，并由此引发职业暴露率增加，甚至可能导致传染病暴发。

在可见的将来，随着我国医疗和经济水平的逐步提升，我国亟待建立针对医务人员免疫接种的规范或机制以及疫苗接种体系，具体规定接种的指针、方案、费用报销等事宜。各医疗机构对新职工入职体检和医院职工健康体检时，如果医务人员查出无 HBV 表面抗体者，应进行详细记录，必要时给予乙肝疫苗全程免费预防接种，以最大限度地保护医务人员免受血源性传染病职业感染；除了 HBV 之外，由于处于人多且密闭的环境中，医务人员还可能感染水痘（水痘疫苗尚未纳入国家计划免疫）、麻疹和流感等可通过疫苗预防的疾病，这些均应在疫苗接种体系里面涵盖，以保障医务人员的职业安全。

5. 不断创新，提高安全注射器具普及率和研发针对血源性疾病的疫苗

使用安全注射器具是今后的大势所趋。安全注射器具品种繁多，多数此类产品设计时，着重解决保护使用过的针头。安全注射器具至今尚没有统一的标准，因此评价某一品种的安全注射器或比较两种以上的安全注射器很困难。我国在安全注射器具研发和生产方面起步晚，亟需通过不断技术创新，研发和生产出使用方便、安全性佳、品质稳定、成本可接受的安全注射器具。

此外，还需要重视基础科研，研发针对重要的血源性传播疾病（如丙型肝炎和艾滋病）的疫苗。

七、结语

安全注射包括对接受注射者（主要是患者）无害、对实施注射者（主要是医务人员）

无害和对社会无害三层含义。安全注射贯穿于整个临床医疗实践过程中，不仅仅与医疗保健相关感染防控相关，也是保障医疗安全和保障人民健康的重要措施。尽管安全注射极为重要，但目前在我国尚未引起足够的重视，需要包括医疗卫生行业在内的全社会共同努力，不断推动安全注射。

在推动安全注射工作中，要注意避免以下几个误区。

误区一：安全注射与医院感染防控关系不大，医院感染管理部门没有必要介入此项工作。这种想法在医院感染管理专职人员中并不少见，部分是因为对安全注射不够了解，部分是因为医院感染管理所涉及的工作实在太多但人力等资源明显配置不足而无法实质性介入和推动安全注射工作。确实，安全注射不仅仅与医院感染防控相关，在医疗机构内还与护理操作、医疗监管和药事管理密切有关。但不安全注射的后果最常见就是表现为感染，与其等出了问题再去控制，远不如还没有出问题时早期介入预防。

误区二：安全注射就是医院感染防控的事情。这种想法可能见于医院感染管理之外的其他管理部门。然而，感染只是不安全注射的后果之一，而且医院感染管理部门的主要职责是监管，安全注射如何具体执行需要护理部门主导，而减少不必要的注射需要医务和药事管理部门主导，医疗废物需要后勤部门主导。因此，安全注射绝非仅是医院感染管理部门的事情，需要多部门协作，各司其职共同推动安全注射。

误区三：安全注射很多概念和规定都来自发达国家，我国毕竟是发展中国家没必要去仿效。诚然，我国仍是发展中国家，不仅经济水平与发达国家差距很大，而且在社会、文化和国民素养等诸多方面也与发达国家还有很大差距。因此，我们不宜照搬发达国家做法，特别是不可能在很短的时间内就能做到和发达国家同样的水平。然而，也需要注意，不应以经济、社会和文化差距为借口就不作为。我们许多沿海省份和内陆的省会级大城市实际上在经济上已经达到或者接近中等发达国家的水平，可以先行一步，逐步按照发达国家一些做得好的方式方法（如立法、建立医务人员免疫接种体系和推广安全注射器具）在我国推动安全注射。我国欠发达地区也应依据自身的实际情况大力推动安全注射工作（如规范注射操作、减少不必要的注射等）。

总而言之，安全注射是保障人民健康的重要措施，需要引起各方的高度重视，并采取实际行动予以大力推动。

（张　慧　宗志勇）

参 考 文 献

［1］ WHO Best Practices for Injections and Related Procedures Toolkit. Geneva2010.

［2］ 王克安. 安全注射与中国安全注射联盟. 中国医疗器械信息. 2004；10（4）：16-18.

［3］ 李六亿. 安全注射现状及其管理对策. 中国医疗器械信息. 2006；12（3）：2-3，18.

［4］ Pepin J, Abou Chakra CN, Pepin E, Nault V, Valiquette L. Evolution of the global burden of viral infections from unsafe medical injections, 2000-2010. PloS one. 2014；9（6）：e99677.

［5］ 郭燕红. 加强安全注射 切实保障公众健康. 中国医疗器械信息. 2004，10（4）：15，18.

［6］ Yan YW, Yan J, Zhang GP, Gao ZL, Jian HX. Prevalence of injections and knowledge of safe injections among rural residents in Central China. Singapore medical journal. 2007；48（8）：769-774.

［7］ 周帮旻，王莉，李幼平，等. 成都市三圈7个乡镇和社区卫生服务机构药品使用现况调查——三圈七院六站预调查报告之三. 中国循证医学杂志，2008，8（7）：529-537.

［8］ 孙应强，王化猛，高培，等. 涡阳县丙型肝炎病毒感染聚集性疫情流行病学分析. 中华疾病控制杂志，2013，17（11）：1007-1008.

［9］ 张红，张丽敏，张炳华，等. 2009~2013年医院感染丙型肝炎暴发流行调查分析. 中华医院感染学杂志，2014，24（10）：2503-2504，2507.

［10］ Drucker E, Alcabes PG, Marx PA. The injection century：massive unsterile injections and the emergence of human pathogens. Lancet. 2001；358（9297）：1989-1992.

［11］ 李映兰，范学工，周阳，等. 基层医院医护人员安全注射知识、态度、行为调查分析. 中国护理管理，2011，11（7）：50-53.

［12］ 李映兰，郑悦平，周阳. 医护人员安全注射研究进展. 中华医院感染学杂志，2009，19（22）：3148-3150.

［13］ 李剑美. 广泛开展民众安全注射健康教育迫在眉睫. 中国农村卫生事业管理，2005，25（1）：58-59

［14］ Kermode M. Unsafe injections in low-income country health settings：need for injection safety promotion to prevent the spread of blood-borne viruses. Health promotion international. 2004；19（1）：95-103.

［15］ 邓立鹏. 预防接种安全注射现状和影响因素分析. 医学动物防制，2009，25（9）：670-672.

［16］ 俞学群. 加强我国预防接种中安全注射管理问题的探讨. 中国初级卫生保健，2008，22（1）：60-61.

［17］ 周捷波，葛茂军. 医务人员职业暴露免疫接种的伦理思考. 医学与哲学，2014，35（12A）：45-46，58.

第五章

中国医院感染监测
信息化建设

医院感染监控的信息化建设，从最基础的层面，是通过应用信息化系统，最大限度减少或杜绝医院感染病例错报，并使专职人员从繁重的病例筛查、数据登记、指标统计分析等工作中不同程度地"解放"出来，既能得到准确的监测数据、全面把握全院的感染情况，又能利用数据将更多精力投入到对临床重点科室感染预防控制的干预、督导之中，提高感染防控工作效率和质量。同时，国家和各地区卫生行政管理部门也需要通过信息化手段，开展医院感染监测管理和质量控制工作。

一、中国医院感染监测信息化开展情况

自我国开展有组织的医院感染管理工作以来，医院感染的监测一直是专职人员的主要工作内容之一。因此，我国医院感染管理信息化的发展历程中，有关医院感染监测的数据处理系统占有很大比重。原卫生部于 1986 年开始启动全国医院感染相关监测工作，建立并启用全国医院感染监测与数据直报系统，委托中南大学湘雅医院负责监测工作的日常管理，目前有 1200 多所医院参加，报告方式主要为网络填报。此外，在国家层面还建有医院感染暴发信息报告系统、抗菌药物合理使用和多重耐药菌监测系统，均未能实现主动监测、分析及预警功能。此后，北京市医院感染管理质量控制与改进中心开发了"医院感染监控管理系统"，该系统增加了现患率调查、目标性监测平台、锐器伤调查等功能模块和暴发预警功能，还同时提供单机版和网络版供不同医院选择，是目前国内最具代表性、应用比较广泛的医院感染管理信息系统。近年来，随着我国医院信息化建设取得长足发展，全国已经有 17 个省级地方建立了系统功能设计、运行稳定性与成熟程度不同的区域性医院感染管理信息网络[6]。

随着医院信息系统的推广，有关医院感染管理软件开发如雨后春笋般不断涌现，据不完全统计，有公开文献报道的各种监测软件或系统有 30 余个。并且，一些与医院感染管理相关的工作也实现信息化供医院使用，如消毒供应中心追溯及信息管理系统等。目前与医院感染管理相关的信息系统大致可分为三类：①平台系统。如国家医院感染暴发报告系统、国家医院感染管理质量控制信息系统、国家医院感染监测数据直报系统、医院感染办公平台等。②医院内使用系统。如购买相关公司开发的医院实时管理系统和医院自行开发的医院感染管理系统。③移动互联网系统。利用智能手机、IPAD 等移动互联工具和互联网实现部分医院感染管理功能。计算机及相关技术的发展使医院感染管理信息化不断发展和完善，也使医院感染管理信息化成为必然趋势，但多数医院感染管理信息系统功能是以医院信息系统为基础建立，有必要推动医院信息系统中与医院感染管理有关的数据的完善。尽管院感染管理信息化是对医院感染管理的巨大推动，但并不是做好医院感染管理工作的先决条件。

二、中国医院感染监测信息化取得的成就

1. 多数医院已经建立了医院感染监测信息化系统

在医院感染管理工作的迫切需求以及计算机技术与网络技术迅猛发展的形势下，医院感染监测与防控工作的信息化势在必行。自 20 世纪 90 年代后期开始，不少机构和医院相继开发自己的监测软件[6]。据不完全统计，有公开文献报道的各种监测软件或系统有 30 余个。

2. 部分医院实现了实时、在线、主动的医院感染信息化监测

部分医院基于医院已有的基础信息系统，设计开发了医院感染实时监控系统，如解放军总医院主持研发的"医院感染实时监控系统（RT-NISS）"，实现了实时、在线、主动的医院感染信息化监测[7-10]。该系统提供了高效的预警机制，一方面通过个案预警，监测感染危险因素、症状以及相关指标，可对相关因素进行警示，更能够第一时间提示感染阳性指标；另一方面通过暴发预警，能够及时发现医院感染暴发隐患和趋势。预警机制使感染防控"关口前移"，有利于及早干预，防止感染恶化及感染传播。交互平台的使用，方便专职人员与临床医生实时沟通交流，促使临床医生积极参与感染防控工作。系统可同时进行全院综合性监测与目标性监测，符合目前国内监测的实际情况。系统通过强大的统计分析功能，为感染管理部门和临床科室提供详细的诊断与防控信息，更有针对性和说服力，有利于感染防控措施得到切实落实；同时也能为医院领导层提供及时、准确的决策信息。

3. 借助信息化手段开展实时高效的感染控制工作

医院感染监测是医院感染管理的重要组成部分，也是感染预防控制的基础。在信息化系统完善的基础上，充分利用其产生的监测数据，全面、实时、高效地开展医院感染预防控制和管理工作成为可能，可以大大提高工作效率和工作质量。部分医院借助信息化手段，通过感染病例智能判别，实现了实时监测和干预；通过住院患者全过程监控，实现了感染防控时机前移；通过病原学和症状监测，实现了暴发实时预警和早期控制；通过交互平台的应用，实现了与临床的实时沟通与干预；通过科学的信息采集机制，实现了目标性监测高效简便[7-10]。

4. 依托信息化系统建立了指标体系，提高数据导航和决策支持水平

为进一步规范我国医院感染监测和防控，依据国家相关法律法规，国家卫生计生委 2015 年公布了医院感染质量控制核心指标，主要包括医院感染（例次）发病率、医院感染（例次）现患率、医院感染病例漏报率、多重耐药菌感染发生率、多重耐药菌感染检出率、医务人员手卫生依从率、住院患者抗菌药物使用率、抗菌药物治疗前病原学送检率、Ⅰ类切口手术部位感染率、Ⅰ类切口手术抗菌药物预防使用率、血管内导管相关血流感染发病率、呼吸机相关肺炎发病率、导尿管相关泌尿系感染发病率。

依据上述指标要求和临床感染控制工作需要，医院感染信息化监控系统设计了基本完整的医院感染管理质量控制指标体系。在实际运行中，提供了大量的统计分析数据，包括医院感染发病相关指标、医院感染分布指标、病原学监测指标、抗菌药物使用主要指标、

ICU 目标性监测指标、手术部位感染目标监测指标、传染病监测、消毒灭菌效果监测、职业防护监测指标等，形成了较为完善的医院感染管理质量控制指标体系。

由于医院感染实时监控系统提供的数据及时（日报、周报、月报）、客观、全面、系统，因而对临床科室指导性强、说服力强、导航作用强。通过医院感染工作日报、月报、年报等形式将医院感染监测数据上报院领导，下发各临床科室，并通过院交班会、院骨干例会、周会讲评等形式向全院公布，使院、部、科领导及时掌握感染相关指标完成情况。以数据为导航，可以及时规范临床诊疗行为，对持续改进的效果进行评价。同时，通过该系统为院领导和机关随时提供翔实可靠的数据，感染管理科针对存在的问题，提出持续改进建议，真正实现"用数据说话"，实现决策支持科学化。

5. 初步建立了基于基本数据集的国家或区域性医院感染监测平台

为获得医院感染监测指标，传统方法是要求各医院直接上报所需数据。该方法的缺点为信息量单一、数据固化、真实性很难考核。

原国家卫生部医政司于 1986 年成立医院感染监测网，设在湖南湘雅医院，参加医院已从最初的 17 所发展到 200 多所，年监控住院患者 140 万人次。该监测网的参与医院采取网络填报的方式进行数据汇总。其他一些省市也在建立相应的医院感染监测网，但主要数据来源也还是依靠手工录入，并且基本没有数据共享的应用。

鉴于此，在国家卫计委医政医管局和医院管理研究所医院感染质量控制中心的支持和指导下，已建立了统一的国家/区域性医院感染监测系统平台，该平台可以采集医院日常运营中的医疗过程数据，并利用这些数据自动生成医院感染监测的关键指标，实现不同医院之间、不同省（区域）间，甚至国际间的比较；把目前以"医院感染结果数据的报告和处置"为主的方式向"以控制医院感染发生的前瞻性预警"的转变，把监测的重点放在患者诊疗过程中。

在卫计委医政医管局和原总后卫生部的共同推动下，在全国 10 个省份和解放军开展为期 3 年的区域性医院感染监测平台试点，2014 年 12 月已完成在山东省 12 家医院的试点，2015 年已在全军 18 家医院试点成功。

基于基本数据集的国家或区域性医院感染监测平台，卫计委、国家质控中心、省质控中心可以实时主动发现各联网医院医院感染暴发的预警；不同医院之间相同级别医院、相同病种、相同科室医院感染监测数据进行比较。可以产生国家的医院感染监测大数据，为国家医院感染相关的法律法规的制定奠定数据基础。

三、中国医院感染监测信息化建设展望

1. 利用医院感染监测系统开展实时主动监测是未来医院感染信息化监测的方向

目前，部分医院开展医院感染监测仍然采用手工被动监测方式：临床发现医院感染病例→填报病例信息→专职人员核实→确认感染诊断→录入信息上报。这种被动监测方法所提供的数据量少、不全面、滞后性、指导性弱、说服力差，必须依靠医院感染监测信息系统开展实时主动的监测。

2. 全面推进国家或区域性医院感染信息化平台建设是掌握、研判医院感染聚集或暴发趋势的基础

目前，我国医院感染监控工作在国家或区域层面缺乏统一、规范的监控数据信息定义、采集、交换标准和规则，导致已建成的医院感染监控信息系统无法形成网络，数据信息无法有效共享、交换，难以满足对数据进行充分挖掘和利用的要求。

建立标准统一、功能完备、反应灵敏的国家和区域性医院感染监控信息平台，可以满足不同层级、地域和主体之间的数据共享与交换要求，为国家和地方政府全面掌握医院感染聚集或暴发情况，纵向对比研判医院感染发生趋势、横向对比研判医院感染发生态势，继而科学制定应对措施提供基础性支持。

3. 建立医院感染监测云平台，应用大数据分析技术，构建医院感染风险识别模型

目前，我国医院感染管理工作模式多以单一医疗机构为主体，以发现临床阳性病例为目标，对于已存在医院感染风险但尚未确诊病例的早期识别、早期干预不足，也无法实现医院感染聚集或暴发事件的早期预警和干预。

建立医院感染监测云平台，应用大数据分析技术，构建医院感染风险识别模型，不仅可以通过医院感染风险因素早期识别来预警医院感染病例，进而早期干预；而且可以通过区域大数据分析技术，实现医院感染聚集或暴发事件的早期预警和干预。

4. 开展医院感染监测信息标准化的研究，实现医院感染监测数据的互联互通、数据共享是未来国家或区域性医院感染监测的必由之路

由于现有的医院感染监测与数据直报系统大都由不同的主体根据自身需要研发设计，同一监测数据在不同地域、不同医疗机构使用的信息系统，甚至在同一机构内使用的不同专业信息系统中的界定、表达和记录等存在明显差异，而目前住院患者医院感染监测数据信息标准化工作相对滞后，全国统一的医院感染监测基本数据集尚未发布实施，导致同一或同类医院感染监测数据及基于其生成的医院感染管理指标不同医疗机构之间不同地域之间难以开展对比、分析，不仅影响了医院感染监测系统应有的风险识别与管控功能的发挥，部分抵消了医院感染监测信息化建设的成果，而且严重阻碍了我国国家/区域性医院感染监控平台的建设。因此，迫切需要发布并定期更新完善国家《医院感染监测基本数据集》《医院感染监测指标体系及指标细则》，使各级质控中心和各级各类医院监测指标的统计方法同质化。

5. 利用医院感染信息化监测数据，开展精准化感控，为临床感染诊疗提供数据服务

进一步探索基于医院感染信息化平台的国家或区域性质控中心工作模式，推进信息化数据采集、实时反馈，国家或区域性质控中心专家带着数据有针对性的现场督导，开展精准化感控指导工作。

（刘运喜）

第六章

我国基层医疗机构医院感染管理预防与控制展望

基层医疗卫生机构是指社区卫生服务中心（站）、诊所、乡镇卫生院、村卫生室等基层医疗机构。它跟群众的联系最直接，其主要工作是向本机构服务区域的居民提供医疗服务。基层医疗卫生机构是提供公共卫生与基本医疗服务的重要载体，在为城乡居民提供安全、方便、质优、价廉的基本医疗卫生服务方面具有不可替代的作用。

我国卫生行政部门高度重视基层医疗机构的发展，多次发布文件，要求各级卫生行政部门要高度重视基层医疗机构监管工作，健全基层医疗机构监管体系，规范医疗服务行为。2013年颁布《基层医疗机构医院感染管理基本要求》，对基层医疗机构的医院感染管理组织、防控措施的组织实施和人才教育培训提出了具体的要求。作为医疗卫生服务体系的重要组成部分，基层医疗机构医院感染控制关系到广大群众的切实利益，提高基层医疗机构的医院感染水平仍是我国医院感染控制工作的重中之重。

一、基层医疗机构医院感染预防与控制现状

我国的医院感染预防与控制工作相较临床其他学科而言起步晚，但发展较快。从1986年卫生部医政司成立医院感染监控研究协调小组至今的30年里，医院感染管理在组织建设、法规的颁布、工作水平、科研能力、学科发展等方面都有了长足进步，大大缩短了与国际先进水平的差距。基层医疗卫生服务体系的投入力度也逐年提高，从硬件建设到日常服务能力都得到了大幅度提升。部分基层医疗机构设立了专业的医院感染管理小组，开展了医院感染监测、手卫生管理、消毒供应中心改造、消毒隔离监测等工作，在保证基层患者身体健康、减少院内交叉感染方面做出了巨大的贡献。

但与我国发达城市的综合医院相比，基层医疗机构在医院感染管理方面仍需进一步改善，例如，监督工作不到位、组织系统不完善、人员技术不精湛、医院感染监测体系及方法不完备等均是基层医疗机构医院感染防控与管理工作中存在的问题。李燕等2014年对广州市所属区县及社区和乡镇基层医疗机构医院感染管理现状和存在的问题进行调查，共调查广州市所属基层医疗机构25家，发现设有医院感染管理专职或兼职人员的机构占84.00%，虽然基层医疗机构消毒药械和手卫生装置配备基本到位，但44.00%的基层医疗机构没有医疗污水处理设备或有设备而不能正常运行。25家基层医疗机构消毒监测结果总合格率为83.94%。在2016年对全国5个省份95家基层医疗机构进行的问卷调查或现场走访中发现，基层医疗机构医院感染在医院感染组织管理、相关知识的人员培训、手卫生管理、医疗机构消毒隔离、医疗废物管理、医院感染管理监测情况等方面仍然存在很多问题。在调查的5个省份95家基层医疗机构中，建立医院感染管理小组的为82家（86.32%）；在本单位进行手卫生相关知识进行全员培训的为79家（83.16%）；有医院感染预防与控制措施制度的为79家（83.16%）；有一次性无菌医疗器械管理制度的为87家（91.56%）；医院感染管理专职人员接受国家级培训为4次（4.21%），接受省级培训为37次（38.95%），接受地市级培训为61次（64.21%）；有医疗废物集中处置的为90家（94.74%），有污水处理设施，并设专（兼）职人员负责的为46家（48.42%）；开展医院感染监测的为16家（16.84%）。调查结果显示我国现在的基层医

疗机构医院感染管理依然落后，尤其是诊所和村卫生室更是令人忧心，存在着医院感染的隐患。

二、基层医疗机构医院感染管理工作发展趋势及提升策略

（一）发展趋势

1. 根据国家医疗发展规划，基层医疗机构将承载更多的医疗任务

根据国家卫计委"十三五"发展纲要，国家将大力调整医疗资源布局，坚持引导多元化办医模式，促进上下转诊，引导患者在上级综合医院和基层医疗机构之间的双向流动。在坚持非营利性医疗机构为主体、营利性医疗机构为补充，公立医疗机构为主导、非公立医疗机构共同发展的办医原则指引下，医院性质多元化模式将会改变人们的就医习惯。同时在国家大力发展农村医疗卫生服务体系的政策指导下，农村基层医疗机构的建设与完善将进入快速增长期，在当地就医的患者将会越来越多，基层医疗机构收治患者的压力将会增加，不可避免地会增加医院感染防控压力。

2. 人民群众对基层医疗机构的医疗安全期望增加

多元化就医模式要求基层医疗机构进一步提升医院感染防控能力。患者一方面想就近就医，一方面想保证医疗安全，这就要求基层医疗机构在医疗、护理、医院感染管理方面提高医疗质量，这将对基层医疗机构医院感染管理提出新的挑战，也将促进医院感染管理工作的发展。目前正在逐步实行的双向转诊模式会给基层医疗机构带来输入性的医院感染病例，客观要求转入机构必须加强感染控制能力，防止感染扩散。

3. 公开报告医源性感染聚集事件的警示作用

近年来，我国医院感染聚集事件时有发生，如基层医疗机构血液透析感染丙肝聚集事件等，对此我国政府加强了对此类事件的通报，对基层医疗机构产生巨大的警示作用。在国际上，一些西方国家和我国台湾都以不同形式将医疗机构的医院感染发生率向公众公开，不排除将来我国也采用类似的方式公布感染的发生率，这也将迫使基层医疗机构更加重视感染防控工作。

（二）提升基层医疗机构医院感染管理的防控策略

1. 建立健全基层医疗机构医院感染管理宏观组织架构，实现区域内层级质控

完善的医院感染管理组织架构，是实现医院感染控制目标的基础。加强基层医疗机构之间的横向合作，建立健全以县级（区级）医院为龙头、乡镇卫生院为骨干、村卫生室（社区卫生服务中心）为基础的三级医院感染管理网络，是实现宏观管理，加强层级质控的有效方式。不同层级职责明确，县级（区级）医院作为县（区）域内的医疗卫生中心，主要负责医源性感染病例聚集事件的上报及处置，并承担对乡村卫生机构的医院感染管理指导和乡村卫生人员的进修培训；乡镇卫生院负责对村卫生室进行医院感染管理指导工作，负责收集村卫生室上报的医源性感染病例并上报至县医院；村卫生室承担医源性感染病例

的收集和上报等工作。

各个基层医疗机构应成立医院感染管理委员会或领导小组，由基层医疗机构法定代表人担任主任委员或小组组长；由主任委员或小组组长、医院感染管理部门（办公室或主管部门）、临床及医技科室负责人、监控医师和监控护士组成院内三级管理组织体系；按照医疗机构的规模，配备符合《医院感染管理办法》要求的专（兼）职人员，隶属主任委员或小组组长领导，承担本单位医院感染管理理论和业务技术培训、指导、咨询工作；医院感染管理委员会或领导小组研究、协调和解决本单位有关医院感染管理工作具体事宜；并结合本单位实际制定医院感染管理相关的工作制度、措施、流程。贯彻执行医疗机构间及医疗机构内的三级医院感染管理网络建设至关重要，但需要国家或者各级卫生行政部门进行顶层设计，并组织实施，以尽早发现医源性感染病例，采取干预阻断措施，做到早发现、早干预、早阻断，避免医源性感染病例聚集事件的发生。

2. 改善基层医疗机构基础设施

近年来随着医院感染管理相关法律法规的出台，基层医疗机构设施设备的配置逐渐向规范要求靠拢，但是距感染控制的要求尚有一定距离。基层医疗机构在手术室设置、消毒供应、清洗灭菌设施上投入不足，临床可选择的消毒灭菌手段有限，存在一定的感染隐患。在经济状况较差、基础设施薄弱、人才短缺，特别是牵涉公共健康的医院感染管理、传染病防治及公共卫生方面，卫生行政部门乃至政府的行政和财力支持至关重要，政府应给予一定的政策倾斜和资金、技术的扶持。政府部门可统一配备部分基础设施，同时建立二、三级医院对口帮扶的长效机制，实现防控技术、医院感染设备设施的资源共享。除了医院自身加大投入外，基层医疗机构还应积极寻求上级医院的支持，在卫生行政部门的大力支持下建立三级医院结对二级医院、二级医院结对一级医院的感控结对帮扶模式，综合性大医院既要帮扶地方医院技术，也要帮扶其硬件，既要输出专家人才，也要输出管理方法，才能全面解决基层医疗机构因财力和物力不足造成的感染控制能力不足的现状。

3. 加强基层医疗机构医护人员手卫生管理

医务人员的手污染是交叉感染的重要传播途径。据报道，由于医务人员洗手不彻底，导致病原菌传播而造成的医院感染占30%。手卫生是预防和控制医院感染最重要、最简单、最有效、最经济的措施。基层医疗机构要高度重视手卫生知识宣传教育，强调手卫生的重要性，在重点科室和关键环节均应配置有效、便捷的手卫生设备和设施，如快速手消毒剂、非手触式水龙头、洗手液、干手物品等。在全员培训医务人员手卫生规范的基础上，严格按照洗手指征，正确的手卫生方法实施手卫生，并按照质控标准对医务人员手卫生依从性进行监管，对重点部门执行手卫生消毒效果进行监测，促进基层机构《医务人员手卫生规范》的落实。

4. 建立区域性消毒供应中心，保证可重复使用医疗器械的消毒灭菌效果，加强对一次性医疗用品的监管

在县级（区级）医院建立区域性消毒供应中心，负责本辖区内基层医疗机构可重复使用医疗器械的清洗、消毒、灭菌、下收上送工作，以保证可重复使用医疗器械的消毒灭菌效果，实现资源共享，改变基层医疗机构消毒供应中心投入不足的现状。

同时加强一次性使用无菌医疗用品、消毒器械的管理，由本单位统一集中采购，医院感染管理专（兼）职人员对其进行审核，产品符合国家相关法律法规要求。根据《医院感染管理规范》《医院消毒技术规范》《医院隔离技术规范》的相关要求，并结合社区医疗点的实际，制定消毒隔离、一次性医疗用品使用制度，医院感染管理专（兼）职人员加强监管，杜绝由于一次性物品复用、消毒器械使用不当导致的医院感染聚集事件。

5. 建立基层医疗机构医务人员感染防控规范化培训和教育体系，提高医院感染预防与控制意识

国家应支持基层医疗机构医院感染管理培训的工作，鼓励或扶持基层医疗机构医院感染管理人员参加国家级、省级、市级等相关医院感染管理的继续教育项目、法律法规、学术会议等培训工作。从国家的层面普及医院感染管理的教育工作，把医院感染管理作为一门学科纳入医学生的课程中，为医学生进入临床工作储备医院感染管理相关知识。

在现阶段，建立以县级（区级）医院为龙头、乡镇卫生院为骨干、村卫生室（社区卫生服务中心）为基础的三级医院感控培训和教育体系，是可操作性强、培训效果明显的举措。县级（区级）医院作为县（区）域内的医疗卫生中心，主要负责对乡村卫生机构的医院感染管理知识培训和教育；乡镇卫生院负责对村卫生室进行医院感染管理知识培训和教育，层层传帮带，使每个人掌握与本职工作相关的医院感染预防与控制知识。定期组织上级医院医院感染管理专业人员去地方基层办讲座，并现场解决相关问题，同时也要积极派遣基层医务人员去上级医院进修学习，双方之间实现有效的互动和交流。

同时加强医院感染管理制度宣传力度，向基层医疗机构医疗工作人员印发国家相关的文件，如《基层医疗机构医院感染管理基本要求》等，定期组织学习或专项会议，并以考核的形式检验相关工作人员的学习成果。

6. 加强重点科室、重点环节、重点人群的医院感染管理工作

加强重点部门如 ICU、手术室、内镜室、血液透析、人流室和新生儿室等医院感染预防与控制管理工作，建立健全各重点部门医院感染管理相关制度，规范流程；加强对重点部门的手卫生、物体表面、环境空气、多重耐药菌、导尿管、呼吸机、血管相关导管、手术部位等重点环节、重点人群的管理；加强对重点部门的人员及设施配备管理，如重点部门专职人员配备，手卫生设施配备，医疗废物管理设施配备。重点部门、重点环节、重点人群应按照卫生部《医院感染监测规范》的要求，规范开展医院感染目标性监测，对重点部门医院感染率、器械相关医院感染率、多重耐药菌医院感染率等指标进行监测和统计分析，分配专职人员管理监督，及时进行培训指导、督导检查、分析反馈，并实施改进措施，防范医院感染不良事件的发生。

7. 建立区域性医疗废物处置中心，加强基层医疗机构医疗废物的规范化管理

基层医疗机构医疗废物产生量比较多，相对而言规范处理医疗废物的人力、物力投入较大，应建立区域性医疗废物处置中心，负责本辖区内基层医疗机构医疗废物的收集、处置工作。配置专用封闭转运车或周转箱（标示规范、防遗撒、防渗漏），统一对多家基层医疗机构的医疗废物进行分类收集、转运、登记和交接工作，在节约资源的同时实现医疗废

物的规范管理。

　　自 2013 年国家卫生计生委颁布了《基层医疗机构医院感染管理工作基本要求》后，我国基层医疗机构医院感染管理更加规范，医院感染防控工作日益走上正轨。随着科学技术的进一步发展和普及，相信在不久的将来，我国的基层医疗机构医院感染管理工作将会逐步与省级、市级等大医院接轨，为全面提高基层公共卫生事业的医疗质量，保障广大人民群众的医疗安全做出更大的贡献。

（文建国）

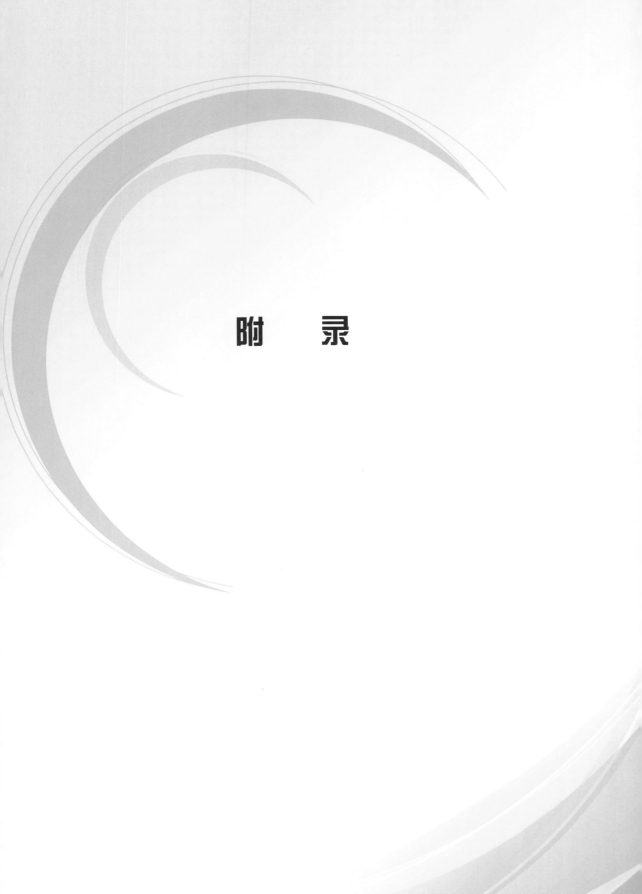

附　　录

附录一

我国医院感染管理相关法律、法规、规范颁布情况

一、法律

中华人民共和国传染病防治法
（主席令〔2004〕17 号，2004 年 08 月 28 日发布，2004 年 12 月 01 日起实施）
中华人民共和国职业病防治法
（主席令〔2011〕52 号，2011 年 12 月 31 日发布并实施）

二、法规

突发公共卫生事件应急条例
（国务院令第 376 号，2003 年 05 月 09 日发布并实施）
医疗废物管理条例
（国务院令〔2003〕380 号，2003 年 06 月 16 日发布并实施）
病原微生物实验室生物安全管理条例
（国务院令第 424 号，2004 年 11 月 12 日发布并实施）
艾滋病防治条例
（国务院令第 457 号，2006 年 01 月 29 日发布并实施）
中国人民解放军传染病防治条例
（军发〔2008〕43 号，2008 年 10 月 19 日发布，2008 年 11 月 01 日起实施）
医疗器械监督管理条例
（国务院令第 276 号，2000 年 01 月 04 日发布，2014 年 06 月 01 日起实施）

三、规章（管理办法）

医疗器械生产企业质量体系考核办法
（国务院令第 22 号，2000 年 07 月 01 日发布并实施）
一次性使用无菌医疗器械监督管理办法
（国药监令第 24 号，2000 年 10 月 13 日发布并实施）
消毒管理办法
（卫生部令〔2002〕第 27 号，2002 年 03 月 28 日发布，2002 年 07 月 01 日起实施）
军队应急处理突发公共卫生事件规定
（〔2003〕后字第 1 号，2003 年 08 月 27 日发布并实施）

医疗卫生机构医疗废物管理办法

（卫生部令〔2003〕36 号，2003 年 10 月 15 日发布并实施）

突发公共卫生事件与传染病疫情监测信息报告管理办法

（卫生部令〔2003〕37 号，2003 年 11 月 07 日发布并实施）

军队医院感染管理规定

（总后勤部〔2003〕后字第 5 号，2003 年 12 月 18 日起实施）

医疗废物管理行政处罚办法（试行）

（卫生部和国家环境保护总局令〔2004〕21 号，2004 年 05 月 27 日发布并实施）

医疗器械说明书、标签和包装标识管理规定

（国药监令第 10 号，2004 年 07 月 08 日发布并实施）

医疗机构传染病预检分诊管理办法

（卫生部令〔2004〕41 号，2004 年 12 月 16 日发布，2005 年 02 月 28 日起实施）

可感染人类的高致病性病原微生物菌（毒）种或样本运输管理规定

（卫生部令第 45 号，2005 年 11 月 24 日发布，2006 年 02 月 01 日期实施）

公共场所集中空调通风系统卫生管理办法

（卫监督局发〔2006〕53 号，2006 年 02 月 10 日发布，2006 年 03 月 01 日起实施）

血液透析和相关治疗用水

（国药监 YY0572-2005，2005 年 07 月 18 日发布，2006 年 06 月 01 日起实施）

人间传染的高致病性病原微生物实验室和实验活动生物安全审批管理办法

（卫生部令第 50 号，2006 年 08 月 15 日发布并实施）

医院感染管理办法

（卫生部令〔2006〕第 48 号，2006 年 07 月 06 日发布，2006 年 09 月 01 日起实施）

人间传染的病原微生物菌（毒）种保藏机构管理办法

（卫生部令第 68 号，2009 年 07 月 16 日发布，2006 年 10 月 01 日起实施）

医疗废物专用包装物、容器标准和警示标识规定

（国家环境保护局和卫生部联合发布 HJ-2008，2008 年 02 月 27 日发布，2008 年 04 月 01 日起实施）

血液净化标准操作规程

（卫医管发〔2010〕15 号，2010 年 01 月 25 日发布并实施）

医疗机构临床用血管理办法

（卫生部令第 85 号，2012 年 06 月 07 日发布并实施）

抗菌药物临床应用管理办法

（卫生部令〔2012〕84 号，2012 年 04 月 24 日发布，2012 年 08 月 01 日起实施）

性病防治管理办法

（卫生部令第 89 号，2012 年 11 月 23 日发布，2013 年 01 月 01 日起实施）

结核病防治管理办法

（卫生部令第 92 号，2013 年 01 月 09 日发布，2013 年 03 月 24 日起实施）

国家卫生和计划生育委员会主要职责内设机构和人员编制规定

（国办发〔2013〕14 号，2013 年 06 月 09 日发布）

消毒产品卫生安全评价规定

（国卫监督发〔2014〕36 号，2014 年 06 月 27 日发布并实施）

丙型病毒性肝炎筛查及管理

（国卫办医发 WS/T 453-2014，2014 年 07 月 03 日发布，2014 年 12 月 15 日起实施）

洗涤服务机构消毒卫生要求

（报批稿）

四、标准（规范）

医院消毒供应室验收标准（试行）

（卫医字〔88〕6 号，1989 年 2 月 10 日发布）

一次性使用医永用品卫生标准

（国家（质量）技术监督局和卫生部（GB15980-1995），1996 年 01 月 23 日发布，1996 年 07 月 01 日起实施）

医院感染管理规范（试行）

（卫医发〔2000〕第 431 号，2000 年 12 月 06 日发布并实施）

医院感染诊断标准（试行）

（卫医发〔2001〕2 号，2001 年 01 月 03 日发布并实施）

军队医院感染管理技术规范

（总后勤部卫生部发 WSB46-2001，2001 年 04 月 02 日发布，2001 年 08 月 01 日起实施）

一次性使用卫生用品卫生标准

（国家（质量）技术监督局和卫生部（GB15797-2002），2002 年 03 月 05 日发布，2002 年 09 月 01 日起实施）

消毒技术规范

（卫监发〔2002〕282 号，2002 年 11 月 15 日发布，2003 年 04 月 01 日实施）

医疗废物集中处置技术规范（试行）

（国家环境保护总局发〔2003〕206 号，2003 年 12 月 26 日发布并实施）

医务人员艾滋病病毒职业暴露防护工作指导原则（试行）

（卫医发〔2004〕108 号，2004 年 04 月 06 日发布并实施）

内镜清洗消毒技术操作规范

（卫医发〔2004〕100 号，2004 年 04 月 01 日发布，2004 年 06 月 01 日起实施）

医疗机构口腔诊疗器械消毒技术操作规范

（卫医发〔2005〕73 号，2005 年 03 月 03 日发布，2005 年 05 月 01 日起实施）

血液透析器复用操作规范

（卫生部令〔2005〕330 号，2005 年 08 月 11 日发布并实施）

临床实验室安全准则

（卫生部令 WS/T251-2005，2005 年 05 月 08 日发布，2005 年 12 月 01 日起实施）

医疗机构水污染物排放标准

（国家环境保护总局和国家质量监督检验检疫局联合发布 GB18466-2005，2005 年 07 月 27 日发布，2006 年 01 月 01 日起实施）

消毒产品标签说明书管理规范

（卫监督发〔2005〕426 号，2005 年 11 月 04 日发布，2006 年 05 月 01 日起实施）

临床实验室废物处理原则

（卫生部令 WS/T249-2005，2005 年 05 月 08 日发布，2005 年 12 月 01 日实施）

血源性病原体职业接触防护导则

（卫生部 GBZ/T213-2008，2009 年 03 月 02 日发布，2009 年 09 月 01 日实施）

血源性病原体职业接触防护导则

（卫生部令〔2009〕4 号，2009 年 03 月 02 日发布，2009 年 09 月 01 日起实施）

医院感染暴发报告及处置管理规范

（卫医政发〔2009〕73 号，2009 年 07 月 24 日发布，2009 年 10 月 01 日起实施）

医院感染监测规范

（卫生部令 WS/T312-2009，2009 年 04 月 01 日发布，2009 年 12 月 01 日起实施）

医务人员手卫生规范

（卫生部令 WS/T313-2009，2009 年 04 月 01 日发布，2009 年 12 月 01 日起实施）

医院隔离技术规范

（卫生部令 WS/T311-2009，2009 年 04 月 01 日发布，2009 年 12 月 01 日起实施）

医院消毒供应中心

（卫生部令 WS/T 310.1、2、3-2009，2009 年 04 月 01 日发布，2009 年 12 月 01 日起实施）

医院手术部（室）管理规范（试行）

（卫医政发〔2009〕90 号，2009 年 09 月 21 日发布，2010 年 01 月 01 日起实施）

医疗器械临床使用安全管理规范（试行）

（卫医管发〔2010〕4 号，2010 年 01 月 18 日发布并实施）

医疗机构血液透析室基本标准（试行）

（卫医政发〔2010〕32 号 2010 年 03 月 12 日发布并实施）

洁净室施工及验收规范（附条文说明）

（住房城乡建设部和国家质量监督检验检疫总局联合发布 GB 50591-2010，2010 年 07 月 15 日发布，2011 年 02 月 01 日起实施）

人间传染的病原微生物菌（毒）种保藏机构设置技术规范

（卫生部令 WS315-2015，2010 年 04 月 13 日发布，2010 年 11 月 01 日起实施）

医疗机构消毒技术规范

（卫生行业标准 WS/T367-2012，2012 年 04 月 05 日发布，2012 年 08 月 01 日实施）

医院空气净化管理规范

（卫生部令 WS/T368-2012，2012 年 04 月 05 日发布，2012 年 08 月 01 日起实施）

医院消毒卫生标准

（国家质量监督检验检疫局和国家标准化管理委员会联合发布 GB15982-2012，2012 年 06 月 29 日发布，2012 年 11 月 01 日起实施）

公共场所集中空调通风系统卫生规范

（卫生部令 WS 394-2012，2012 年 09 月 19 日发布，2013 年 04 月 01 日起实施）

公共场所集中空调通风系统卫生学评价规范

（卫生部令 WS/T 395-2012，2012 年 09 月 19 日发布，2013 年 04 月 01 日起实施）

公共场所集中空调通风系统清洗消毒规范

（卫生部令 WS/T396-2012，2012 年 09 月 19 日发布，2013 年 04 月 01 日起实施）

呼吸机临床应用

（卫生部令 WS392-2012，2012 年 09 月 04 日发布，2013 年 04 月 01 日起实施）

手术部位感染预防控制指南

（中国人民解放军总后勤部 GJB 7480-2012，2012 年 10 月 08 日发布，2012 年 11 月 01 日起实施）

北京市医疗机构环境清洁卫生技术与管理规范

（京卫发〔2013〕192 号，2013 年 11 月 20 日发布并实施）

基层医疗机构医院感染管理基本要求

（国卫办医发〔2013〕40 号，2013 年 12 月 23 日发布并实施）

医院洁净手术部建筑技术规范

（住房城乡建设部和国家质量监督检验检疫总局联合发布 GB50333-2013，2013 年 11 月 29 日发布，2014 年 06 月 01 日起实施）

消毒产品卫生监督工作规范

（国卫监督发〔2014〕40 号，2014 年 07 月 03 日发布并实施）

临床实验室生物安全指南

（卫生部令 WS/T 442-2014，2014 年 07 月 03 日发布，2014 年 12 月 15 日起实施）

传染病医院建筑设计规范

（住房城乡建设部和国家质量监督检验检疫总局联合发布 GB 50489-2014，2015 年 05 月 01 日起实施）

医疗卫生用品辐射灭菌、消毒质量控制标准

（国家（质量）技术监督局和卫生部（GB16383-2014），2014 年 12 月 22 日发布，2015 年 07 月 01 日起实施）

抗菌药物临床应用指导原则

（国卫办医发〔2015〕43 号，2015 年 07 月 24 日发布并实施）

综合医院建筑设计规范

（住房城乡建设部发 GB51039-2014，2015 年 08 月 01 日起实施）

传染病信息报告管理规范

（国卫办疾控发〔2015〕53号，2015年10月29日发布，2016年01月01日起实施）

医疗器械分类规则

（国药监令第15号，2015年07月14日发布，2016年01月01日起实施）

呼吸机相关肺炎（VAP）预防与控制规范

（征求意见稿）

软式内镜清洗消毒技术规范

（报批稿）

可重复使用医用织物洗涤消毒技术规范

（送审稿）

医疗机构环境表面清洁与消毒管理规范

（送审讨论稿）

五、指南

重症医学科建设与管理指南（试行）

（卫办医政发〔2009〕23号，2009年02月13日发布并试行）

新生儿病室建设与管理指南（试行）

（卫办医政发〔2009〕123号，2009年12月25日发布并试行）

导管相关血流感染预防与控制技术指南（试行）

（卫办医政发〔2010〕187号，2010年11月29日发布并试行）

外科手术部位感染预防与控制技术指南（试行）

（卫办医政发〔2010〕187号，2010年11月29日发布并试行）

导尿管相关尿路感染预防与控制技术指南（试行）

（卫办医政发〔2010〕187号，2011年11月29日发布并试行）

多重耐药菌医院感染预防与控制技术指南（试行）

（卫办医政发〔2011〕5号，2011年01月17日发布并试行）

血管内导管相关感染的预防与治疗指南（2007）

（中华医学会重症医学分会）

艾滋病诊疗指南

（中华医学会感染病学分会艾滋病学组，2011年更新）

中国丙型病毒性肝炎医院感染防控指南

（中华预防医学会医院感染控制分会，2012年07月01日发布并实施）

医院感染暴发控制指南

（卫生部令 WS/T524-2016，2016年08月02日发布，2017年01月15日起实施）

医院感染管理专业人员培训指南

（卫生部令 WS/T525-2016，2016年08月02日发布，2017年1月15日起实施）

六、专家共识

医疗废物分类目录

（卫医发〔2003〕287 号，2003 年 10 月 10 日发布并实施）

消毒专业名词术语

（国卫办医发 WS/T 466-2014，2014 年 08 月 25 日发布，2015 年 02 月 01 日起实施）

医院感染管理质量控制指标（2015 年版）

（国卫办医函〔2015〕252 号，2015 年 03 月 31 日发布并实施）

七、文件

卫生部关于印发《关于发送"医院感染监测、控制研究计划"的通知》

（卫医司字〔87〕9 号，1987 年 02 月发布）

卫生部关于印发《卫生部关于推广使用一次性塑料注射器、输液、输血管、针的通知》

（卫医司字〔87〕3 号，1987 年 02 月 23 日发布并执行）

卫生部发布《卫生部关于实施"医院分级管理（试行草案）"的通知》

（卫医司字〔87〕25 号，1989 年 11 月 29 日发布）

卫生部关于印发《建立健全医院感染管理组织的暂行办法》的通知

（卫医司字〔87〕39 号，1988 年 11 月 30 日发布）

卫生部发布《关于进一步加强医院感染管理工作的紧急通知》

（1994 年 01 月 04 日发布）

卫生部《关于二级以上综合医院感染性疾病科建设的通知》

（卫医发〔2004〕292 号，2004 年 09 月 03 日发布并实施）

卫生部办公厅关于印发《二级以上综合医院感染性疾病科工作制度和工作人员职责》和

《感染性疾病病人就诊流程》的通知

（卫办医发〔2004〕166 号，2004 年 10 月 19 日发布）

关于明确医疗废物分类有关问题的通知

（卫办医发〔2005〕292 号，2005 年 12 月 28 日发布）

卫生部关于印发《人感染高致病性禽流感应急预案》的通知

（卫应急发〔2006〕197 号，2006 年 05 月 26 日发布）

卫生部关于印发《群体性不明原因疾病应急处置方案》（试行）的通知

（卫应急发〔2007〕21 号，2007 年 01 月 16 日发布）

卫生部办公厅《关于进一步加强抗菌药物临床应用管理的通知》

（卫办医发〔2008〕48 号，2008 年 03 月 19 日发布并实施）

卫生部办公厅关于加强多重耐药菌医院感染控制工作的通知

（卫办医发〔2008〕130 号，2008 年 06 月 27 日发布）

卫生部办公厅《关于抗菌药物临床应用管理有关问题的通知》

（卫办医发〔2009〕38号，2009年03月23日发布并实施）

卫生部办公厅关于印发《人感染猪禽流感预防控制技术指南（试行）》的通知

（卫发明电〔2009〕54号，2009年04月29日发布）

卫生部办公厅关于印发《甲型H1N1流感医院感染控制技术指南（2009年修订版）》的通知

（卫发明电〔2009〕124号，2009年07月10日发布）

卫生部关于印发《狂犬病暴露预防处置工作规范（2009年版）》的通知

（卫疾控发〔2009〕118号，2009年12月11日发布）

卫生部关于印发《医疗机构血液透析室管理规范》的通知

（卫医司字〔2010〕35号，2010年03月23日发布）

卫生部办公厅关于印发《手足口病诊疗指南（2010年版）》的通知

（卫发明电〔2010〕38号，2010年04月20日发布）

卫生部办公厅关于加强非结核分枝杆菌医院感染预防与控制工作的通知

（卫办医政发〔2010〕187号，2010年05月22日发布）

关于印发《产NDM-1泛耐药肠杆菌科细菌感染诊疗指南（试行版）》的通知

（卫办医政发〔2010〕161号，2010年09月28日发布）

卫生部关于印发《医疗卫生机构医学装备管理办法》的通知

（卫规财发〔2011〕24号，2011年03月24日发布）

卫生部关于印发《关于做好全国抗菌药物临床应用专项整治活动的通知》

（2011年04月发布）

卫生部印发《2011年抗菌药物临床应用专项整治活动方案》

（卫办医政发〔2011〕56号，2011年04月发布）

卫生部关于印发《三级综合医院评审标准（2011年版）》的通知

（卫医管发〔2011〕33号，2011年04月18日发布）

卫生部办公厅关于印发《三级综合医院评审标准实施细则（2011年版）》的通知（节选）

（卫办医管发〔2011〕148号，2011年11月25日发布）

2012年全国抗菌药物临床应用专项整治活动方案

（卫办医政发〔2012〕32号，2012年03月25日发布并实施）

卫生部办公厅关于认真贯彻落实医院感染管理相关技术标准的通知

（卫办医政发〔2012〕70号，2012年06月01日发布）

卫生部办公厅关于印发《手足口病聚集性和暴发疫情处置工作规范（2012年版）》的通知

（卫办疾控发〔2012〕80号，2012年06月21日发布）

关于印发《人感染H7N9禽流感医院感染预防与控制技术指南（2013年版）》的通知

（国卫发明电〔2013〕6号，2013年04月02日发布）

国家卫生计生委印发《关于进一步开展全国抗菌药物临床应用专项整治活动的通知》

（卫办医发〔2013〕37号，2013年05月06日发布并实施）

2013年全国抗菌药物临床应用专项整治活动方案

（卫办医政发〔2013〕37号，2013年05月06日发布并实施）

国家卫生计生委办公厅关于加强医疗机构卫生间管理工作的通知

（国卫办医发〔2013〕7号，2013年07月12日发布）

国家卫生计生委办公厅关于加强植入性医疗器械临床使用监管工作的通知

（国卫办医函〔2013〕61号，2013年07月15日发布）

关于进一步加强医疗废物管理工作的通知

（国卫办医发〔2013〕45号，2013年12月27日发布）

国家卫生计生委办公厅印发《消毒产品卫生安全评价规定》的通知

（国卫监督发〔2014〕36号，2014年06月27日发布）

国家卫生计生委办公厅印发《消毒产品卫生监督工作规范》的通知

（国卫监督发〔2014〕40号，2014年07月03日发布）

关于印发埃博拉出血热医院感染预防与控制技术指南（第一版）的通知

（国卫发明电〔2014〕57号，2014年08月27日发布）

预防与控制医院感染行动计划（2012~2015年）

（卫医政发〔2012〕63号，2012年09月25日发布并实施）

国家突发公共卫生事件应急预案

（卫生部发，2006年02月28日发布并实施）

国家卫生计生委办公厅和总后勤部下发《关于开展医院感染信息化监测试点工作的通知》

（国卫办医函〔2015〕1007号，2015年08月发布）

国家卫计委发布《关于加强医疗机构医用织物洗涤消毒管理工作的通知》

（国卫办医函〔2015〕708号，2015年08月19日发布）

（李海峰　左　玥　于力娜整理）

附录二

我国医院感染管理书刊文献回顾及出版情况汇总

一、SARS 之前的医院感染书刊文献回顾

1986 年是中国有组织开展医院感染控制工作的元年，至今已经 30 周年。在开展医院感染控制的初期，我国的医院感染控制工作者在这个全新的领域中不断探索，出版了各种手册、专著以帮助广大专职人员开展工作。2003 年抗击 SARS 以后，从国家、卫生部到各级医疗机构对医院感染控制工作逐步重视，目前已经提高到一个新的水平。本文以抗击 SARS 为分界点，回顾了在此之前我国出版的医院感染书籍状况。

1 医院感染的历史回顾

1.1 医院感染的历史概要

医院感染的历史伴随着医院的出现而存在，医院感染已经成为当代医学研究上的一项重大问题，它具有跨学科的特点，应该作为一门独立的学科进行研究。

1.2 医院感染定义的变迁

世界卫生组织（WHO）于 1978 年在丹麦哥本哈根会议上将医院感染定义为："凡病人因住院、陪诊或医院工作人员因医务、护理工作而被感染所引起的任何临床显示症状的微生物性疾病，不管受害对象在医院期间是否出现症状，均为医院感染。"

美国疾病预防控制中心（CDC）1980 年将医院感染定义为："医院感染是指住院病人发生的感染，而在其入院时尚未发生此感染也为处于此感染的潜伏期，对潜伏期不明的感染，凡发生于入院后皆可列入为医院感染。若病人入院时已发生的感染直接与上次住院有关，亦属于医院感染。"

我国卫生部 1990 年将医院感染定义为："医院感染是指病人在入院时不存在，也不处在潜伏期而在医院内发生的感染，同时也包括在医院内感染而在出院以后才发病者。"

从上述医院感染的定义可以看出，我国 1990 年的医院感染定义未包括医院工作人员在医院内获得的感染。在卫生部 2001 年发布的"医院感染诊断标准"中增加了此项内容。

2 1986 年之前的医院感染书刊文献

2.1 概述

自 20 世纪 80 年代以来，我国医务界对医院感染的认识不断提高并加强了研究，尤其卫生部从 1986 年将医院感染的研究列入重要议事日程和将医院感染的控制列入综合医院分级管理标准的重要指标之一后，医院感染的监测与控制已成为一个医院必须重视和开展的一项任务。

2.2 早期书籍文献的出版发行

1982 年人民卫生出版社出版了"世界卫生组织技术资料译丛"，丛书大约 10 余册，其中包括和医院感染有关的图书。

《医院内感染：实验室方法指南》一书由 M·T·帕克（英）著，吕宝成等译，1982 年 1 月人民卫生出版社出版。主要分八个章节介绍了医院内感染的性质、病原传染源和传播途径、控制医院内感染的组织、医院内感染的监测、实验室方法、医院内感染暴发的调查和控制、控制医院内感染的措施以及教育等。

《医院内感染：预防与监测指南》一书由 G Ducel（德）著，吕宝成等译，1984 年 10 月北京医学院《国外医学·医院管理分册》编辑部出版。该书包括《医院内感染预防使用指南》和《医院内感染的监测、管理和预防》等部分，介绍了流行病学、护理、消毒、隔离、人员的职责和培训、预防、患病率调查及医院内感染的分类标准等。

北京医学院 1984 年 5 月组织相关人员翻译了美国玛利·卡瑟编著的《医院感染管理》，该书主要介绍了美国医院内感染管理的发展史、组织机构、管理人员以及院内感染管理的程序计划、院内感染的流行病学、院内感染的监测，预防和管理的理论和方法。本书作者是美国科罗拉多综合医院的感染管理医师，管理着 350 张病床。这是一本感染管理医师为感染管理医师撰写的书籍。

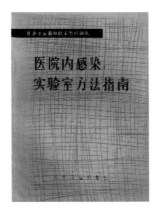
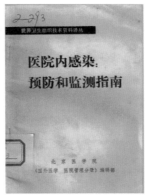
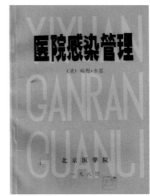

1984 年世界卫生组织在重庆和长沙举办了学习班。1985 年我国医院感染的先驱张邦燮教授受国家卫生部委托，编著了《医院感染》一书，由四川科学技术出版社出版。这是我国学者编著的第一本医院感染的专著，系统介绍了医院感染有关的新理论及预防技术。

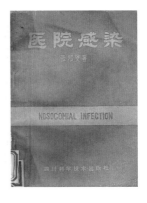

在我国医院感染控制工作起步之前，已经开始出现一些相关的翻译著作，向中国医务界介绍国外医院感染控制工作开展的状况和方法。张邦燮教授的著作说明我国的医学家已经开始关注医院感染控制工作开展的必要性，并且为此做了大量的准备工作，《医院感染》的问世，为我国开展医院感染控制工作打下了基础。

3　SARS 之前的书籍文献

3.1 概述

1986 年 4 月在北京主持召开了全国重点医院关于医院内感染管理工作的研讨会。10 月颁布了《消毒管理办法》。

1987 年 12 月，中华医学会传染病寄生虫病学会和医院管理学会在河北省保定市联合召开了"第一届全国医院内感染管理学术会议"和"全国医院内感染讲习班"。

1988 年 2 月 10 日卫生部为了贯彻《消毒管理办法》，整顿、加强供应室工作，有效防止输液热原反应和院内交叉感染，拟定了《医院消毒供应室验收标准（试行）》［（88）卫医字第 6 号］，力求在两三年内，县和县以上医院都能逐步达到本"标准"的基本要求。

1988 年 11 月 30 日卫生部发布"关于颁发《建立健全医院感染管理组织的暂行办法》的通知"［（88）卫医字第 39 号］，通知对医院感染组织形式、任务、职责、组成人员等作了具体规定。

1989 年 2 月，第七届人大常委会通过了《中华人民共和国传染病防治法》，并于 9 月 1 日开始执行。其中第 15 条明确规定了"医疗保健机构、卫生防疫机构和从事致病性微生物实验的单位，必须严格执行国务院卫生行政部门规定的管理制度、操作规程，防止传染病的医源性感染、医院内感染、实验室感染和致病性微生物的扩散"。《中华人民共和国传染病防治法实施办法》于 1991 年 12 月 6 日发布实施。其中第 14 条规定"医疗保健机构必须按照国务院卫生行政部门的有关规定，严格执行消毒隔离制度，防止医院内感染和医源性感染"。

2001 年 1 月 2 日卫生部颁布了《医院感染诊断标准（试行）》，以加强医院感染管理，提高医院感染诊断水平和监测的准确率。中华医学杂志在 3 月 10 日出版的第五期杂志中转载了标准的全文。

3.2 内部刊行的手册

由王枢群、李六亿等编著的《**医院感染监测指南**》（中国预防医学科学院流行病学微生物学研究所）刊行。该手册包括医院感染监测的目的、类型、监测方法、诊断标准和常用的流行病学调查方法，是我国 100 余所医院组成的全国医院感染监测系统的指导手册。该手册未注明刊行年代，但从前言中"它是在我国已开展了三年全国医院感染监测工作的

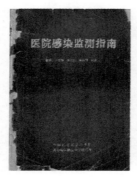
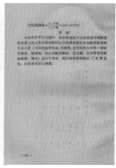
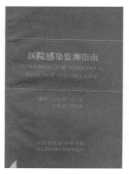
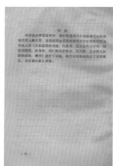

经验基础上，……"推测应该发行于 1989 年。该手册有不同的版本，多次印刷。在封面的设计和致谢页的排版中可以区分。还可以见到地方自行翻印的版本（如四川省监利县第一人民医院）。该手册先后发行数千册，对我国早期开展医院感染监测工作起到了重要的作用。

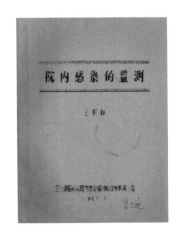

卫生部医政司自 1983 年开始领导全国的医院内感染监测工作，成立了"院内感染监测和控制协调小组"，1987 年 9 月由王枢群教授执笔完成《院内感染的监测》，本书为油印本，印量较少。全书分为四个部分，第一部分：院内感染的存在情况及其造成的危害。我国参加了 WHO 从 1983~1985 年的全球 4 个洲 14 个国家的院内感染患病率调查，平均为 9%，我国为 8.4%。卫生部医政司在 1983 年对 21 家医院的院内感染调查，感染率为 8.4%。院内感染监控小组报告的 1986 年 12 月~1987 年 4 月的 10 家医院（用代码，无医院名称）院内感染现患率为 7.01%（3.4%~14.9%），这是我国第一个现患率调查数据。第二部分：院内感染的监测。介绍了开展监测的方法。从第三部分"院内感染经济损失"和第四部分"细菌实验室在院内感染监控中的作用"中可以看出，在医院感染控制工作开展的初期已经开始重视这两方面的工作，近年来关于医院感染经济学分析和培养微生物思维的趋势逐渐占据主导地位。

由于我国开展医院感染管理工作起步晚，早期关于医院感染管理的专著出版较少。但各地卫生管理部门和医院根据实际工作的需要，编印了各种手册供工作中参考。

《防止医院感染的各种消毒方法》由第四军医大学顾德宏教授编著，1987 年 10 月吉林省卫生防病中心流病所翻印了油印本供各医院在工作中参考执行。本手册经顾德鸿教授和张慧贤教授修订和充实内容后，定名《医院消毒学》，于 1991 年由北京科学技术出版社出版。

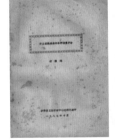
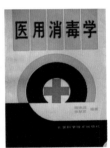

在《消毒管理办法》发布后，全国各地迅速开展学习。北京市卫生局 1988 年 7 月将《消毒管理办法文件汇编》发放到全市各级医疗机构，其中包括经市政府批准施行的"北京市实施《消毒管理办法》的若干规定"，结合北京市实际情况做出了具体规定。

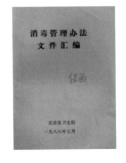

早期开展医院感染监测的医院开始编写院内的医院感染管理制度，如北京天坛医院的《医院感染监控管理职责及制度》和武汉同济医院的《医院感染控制制度及质控指标》等。尤其是在 2001 年《医院感染诊断标准》发布之后，全国各地医院积极组织学习，纷纷自行印制感染诊断标准手册，如

北京大学第一医院的《医院感染管理规范及诊断标准》、四川省绵阳市肿瘤医院的《医院感染制度和质控标准、院感诊断标准》，甘肃省人民医院和上海市卫生局翻印的诊断标准，在上海市翻印的版本中增加了上海市"医院感染诊断标准"补充条款。随着院感工作的深入开展，各个医院都将本院的院感管理制度编辑成册，作者还收集到一些省市医院制定的医院感染管理手册。

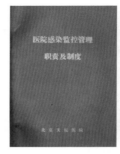
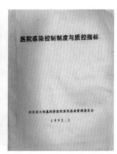

3.3 正式发行的书籍

解放军第三〇四医院供应室经过不断改造，达到当时全国、全军的先进行列，并举办了3届全国、全军消毒供应室护士长学习班。由该院编写的《消毒供应室工作手册》1987年由人民军医出版社出版，是当时各地消毒供应室工作人员的重要参考书。

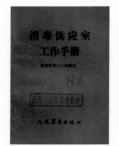

国际著名的《（Bennett & Brachman）医院感染》于1979年出版第一版，我国于2016年由胡必杰教授领衔翻译出版了该书第六版的中文版。

郁庆福教授创建了现代卫生微生物学，在上海医学院首先讲授，主编了高等医药院校教材《卫生微生物学》。他认为医院内感染是卫生微生物学的一个组成部分，鉴于医院内感染日益严重，国家已经开始这方面的研究，决定开设"医院获得性感染"的新课程，主编了《医院获得性感染》作为教材，1988年11月由上海科学技术出版社出版。该书由上海医科大学14位作者编写，重点描述了引起医院内各种微生物感染的特点，人体各系统的感染、医院内特殊场合的获得性感染、耐药菌感染和医院环境的清洁与消毒。从卫生微生物学的角度阐述了医院获得性感染的基本理论。为了进一步推广"医院获得性感染"的理念，他还举办了全国医感师资班、医院院长医感进修班、护士长护理部主任医感进修班，对我国医院内感染早期研究和推广工作起到了促进作用。

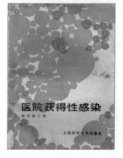

1989年11月科学出版社出版了刘振声主编的《医院内感染及其管理》，是我国第一部系统地讨论医院内感染与管理的专著。"本书既可作为医院内感染与管理的入门读物，或为在职人员提供医院内感染知识更新参考，又可选用为医院内感染管理专职人员的培训教材（前言语）。"内容涉及医院内感染管理简史、管理组织、建筑设计、微生物学、微生物实验室、流行病学、消毒隔离、护理管理、手部卫生、抗生素合理使用、重点科室管理和常见医院内感染及其预防等，图标资料多引自美国《Hospital Infection》（1986年第二版），内容全面，为我国开展医院内感染管理工作提供了指导。

我国第一部《医院感染学》出版于1990年10月（科学技术文献出版社重庆分社出版），由王枢群和张邦燮教授主编，前卫生部部长钱信忠题写书名，卫生部部长陈敏章作序。著作从医院感染的研究历史、病原学、流行病学、临床疾病学及预防控制管理等方面，对我国

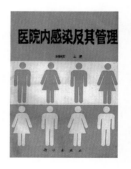

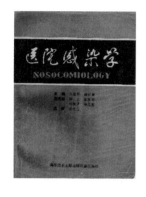

当时医院感染的监测与控制做了全面系统的阐述。"本书吸收了国际国内的研究成果，在国际上首次提出了医院感染学，对于医院感染的研究和教学也是一个很好的参考书和教科书。（前言语）"该书是我国医院感染学和医院感染管理学的开山之作，对后来专业书刊的出版发行起到了重要的引领作用。

由中国医院协会医院感染管理专业委员会前主任委员朱士俊教授和第三、第一军医大学专家撰写的《实用医院内感染学》由中国人民解放军总医院于 1992 年翻印。1994 年，该书作者增加了新的研究成果，对全书重新构思和编排，于 1994 年出版了《新编实用医院感染学》。该书由山西科学技术出版社出版。解放军总医院从 1987 年建立医院感染管理委员会，经过 10 年的努力医院感染率有了显著下降。他们将工作中的体会和研究成果总结出版了《现代医院感染学》，1998 年 9 月由人民军医出版社出版。书中提出医院感染学大致可分为医院感染监测学（包括医院感染流行病学）、医院感染管理学和医院感染控制学，三方面相辅相成，共同提高。该系列书籍内容全面，涉及医院感染管理领域的各个方面。从三本图书中可以体现出我国医院感染管理近十年取得的长足进步。

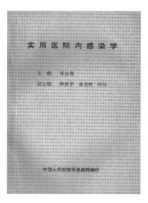
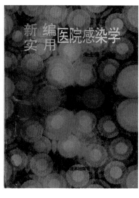
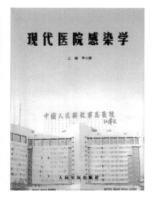

在医院感染管理的早期，护理队伍是一支不可忽视的队伍。大量临床护士积极参与到感染控制工作当中。由钟秀玲和香港程棣妍主编，联合国内多名护理专家共同编写的《现代医院感染护理学》1995 年 10 月由人民军医出版社出版，两位作者是京港两地医院感染护理的先驱，该书从作者长期的护理实践、护理科研及医院感染管理的基础上，结合国内外相关文献编写而成。全书共 17 章，阐述了医院感染的发生与流行机制、医院感染的监测、医院消毒与灭菌、洗手与无菌技术、隔离预防措施、合理使用抗生素。尤其是介绍了基础护理在感染控制中的作用、常见医院感染的预防与护理、医院感染与护理管理和医院感染护理学研究的任务与方法。是中国第一部感染护理学著作。是护士发挥在院感管理中重要作用的重

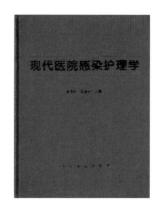

要参考书。

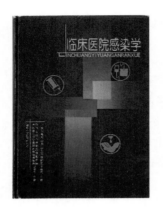

湖南湘雅医院自 1980 年开展医院感染相关研究，1985 年 9 月在全国首家成立了医院感染管理委员会，1989 年被卫生部指定为卫生部医院感染监控管理培训基地。1998 年 10 月，由创始人徐秀华教授及其管理团队结合近二十年的工作经验编写了《**临床医院感染学**》，由湖南科学技术出版社出版。该书系统讲述了医院感染的概念、基础理论、基本特征和医院感染症候群。对临床常见的医院感染疾病详细解读，同时包括医院感染暴发与控制、特殊检验、抗微生物治疗、护理、消毒、灭菌等。最后一章讲述了医院感染管理的经验。

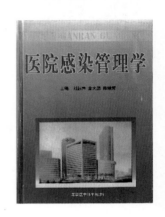

2000 年 3 月军事医学科学出版社出版了《**医院感染管理学**》本书由刘振声、金大鹏、陈增辉联合主编，是在《医院内感染及其管理》一书的基础上，由北京医科大学、上海医科大学、同济医科大学、湖南医科大学、河北医科大学、中国人民解放军总医院及卫生部等几十名专家、学者共同编写。本书分为 7 篇 55 章，全面系统的介绍我国医院感染控制的最新进展。包括医院感染管理、医院感染病原学、流行病学、抗菌药物合理应用、消毒灭菌与隔离技术、临床医院感染和重点科室部门的医院感染管理。

虽然目前医学院校尚未将医院感染学或医院感染管理作为医学教育的必修课，但是各地专家在总结我国医院感染管理经验的同时，也开始了医院感染学的教学探索。由北京宣武医院王力红教授编写的《**医院感染学**》一书就是在首都医科大学开设的三年教学课程的基础上，对试用讲义进行修订而出版的第一部教材。该书注重理论与临床实践相结合，反映了医院感染的发展史、流行病学、病原学、抗菌药物合理使用、感染疾病学、消毒隔离以及医院感染的管理、预防和控制等的全面内容。让医学生在理论学习阶段感受院感，对推进我国的医院感染教学工作起到了积极的推进作用。在此以后，各地医学院校纷纷开展医院感染教学方面的探索，逐步出版了大量的教材。

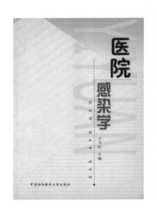

在出版"大部头"著作的同时，各地医院感染管理工作者也编写了各种书籍，如辽宁省专家编写的《医院感染管理规范标准与操作》（1995），山东青岛专家编写的《医院感染》（1997）。还有综合管理手册类，如《医院内感染-监控与管理》（1990）、《医院内感染控制理论与实践》（王志明，1991）、《实用医院感

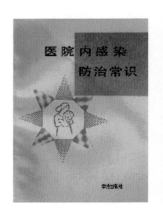

染管理手册》（刘胜文，1992）。专题手册类，如《基层实用消毒工作手册》（方友春，1991）、《消毒隔离管理》（赵静轩，1991）、**《医院内感染防治常识》**（武迎宏，1993）、《医院感染监测方法》（栾文民，1993）、《医用消毒供应专业知识问答》（王华生，1998）等。

4　专业杂志的出版发行

4.1　医院内感染与管理杂志

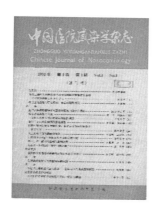

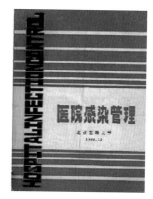

1986 年 12 月出版第一期，刊名《医院感染管理》，由北京医科大学《医院感染管理》研究所编辑出版，是我国最早的刊登医院感染管理的专业期刊，当时为内部期刊，没有刊号。1987 年 12 月出版《医院感染管理（2）》，1988 年出版 2 期。1989 年使用刊名《医院内感染与管理杂志》，为季刊，由卫生部医政司、北京医科大学和医院内感染与管理杂志编辑部编辑出版。准印刷号：北京市新闻出版局 891086。1989 年仍为季刊，1990 年 6 月第 10 期后改用《中华医院管理杂志》"医院感染管理"专栏发表有关文章。是《中国医院感染学杂志》的前身。编辑部由北京医科大学迁入中国人民解放军总医院。

4.2　中华医院感染学杂志

原刊名《中国医院感染学杂志》，1994 年改用现名。创刊于 1991 年 8 月创刊，是我国第一本医院感染管理的专业期刊。

4.3　中华预防医学杂志

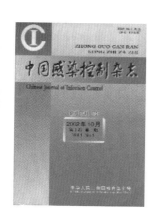

原刊名《中国卫生杂志》，1990 年改用现名。创刊于 1954 年 1 月，现为月刊。是中华预防医学会的会刊。《中国卫生杂志》办刊初期，杂志设置血吸虫病、工矿卫生、妇幼卫生、环境卫生、食品卫生、流行病学等栏目，同时设置了"消毒"栏目。在 1954 年第二号上刊登了前苏联专家的"飞沫传染病的消毒"。

4.4　中华消毒学杂志

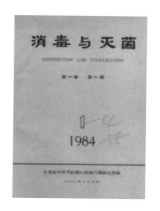

原刊名《消毒与灭菌》，1990 年改用现名。创刊于 1984 年 3 月，现为月刊。是由军事医学科学院主管，军事医学科学院疾病预防控制所和中华预防医学会联合主办的消毒学理论与应用性杂志。介绍国内外有关消毒

与灭菌的科研成果、工作经验和理论知识。

4.5 中国感染控制杂志

2002年10月创刊。为我国的医院感染研究增添了新的阵地。

（张越巍）

二、我国医院感染管理专著的出版情况汇总

序 号	书 名	主 编 主 译	出版社	出版日期
1	医院内感染：实验室方法指南	M·T·帕克（英）著 吕宝成 孟宗达 张鲁芝 译	人民卫生出版社	1982年1月
2	医院感染管理	玛利·卡瑟（美）著 李炳章 李燕华 刘振声 陈培元 陈婉芬 胡德康 张孔来 李 竹 译	北京医学院印刷	1984年5月
3	医院内感染：预防与监测指南	G Ducel（德）著 吕宝成 张鲁芝 高岷译	北京医学院《国外医学·医院管理分分册》编辑部	1984年10月
4	医院感染	张邦燮	四川科学技术出版社	1985年11月
5	院内感染的监测	王枢群	卫生部医政司院内感染监测和控制协调小组	1987年9月
6	防止医院感染的各种消毒方法	顾德宏	吉林省卫生防病中心	1987年10月
7	消毒供应室工作手册	解放军第三〇四医院 编者：崔亚菲 李爱秀 高丽平 杜秀春	人民军医出版社	1987年12月
8	消毒管理办法文件汇编	北京市卫生局	内部印刷	1988年7月
9	医院获得性感染	郁庆福	上海科学技术出版社	1988年11月
10	医院内感染及其管理	刘振声	科学出版社	1989年11月
11	医院感染监测指南	王枢群 李六亿 李秋丽 巩志业	中国预防医学科学院流行病学微生物学研究所	1989年12月
12	医院感染学	王枢群 张邦燮	科学技术文献出版社重庆分社	1990年1月
13	医院内感染监控与管理	贾辅忠	江苏科学技术出版社	1990年11月
14	医院感染预防控制规范	徐秀华	湖南科学技术出版社	1991年1月
15	医用消毒学	顾德宏 张慧贤	北京科学技术出版社	1991年1月
16	医院内感染控制理论与实践	王志明 彭剑平	科学普及出版社	1991年9月
17	基层实用消毒工作手册	方友春	中国环境科学出版社	1991年12月

序　号	书　名	主　编　主　译	出版社	出版日期
18	消毒隔离管理	赵静轩　秦力君　朱士俊	北京医科大学中国协和医科大学联合出版社	1991 年 12 月
19	实用医院感染管理手册	刘胜文	北京医科大学中国协和医科大学联合出版社	1992 年 1 月
20	医院内感染防治常识	武迎宏　刘荣　凌广花	学苑出版社	1993 年 10 月
21	医院感染监测方法	栾文民	中国医药科技出版社	1993 年 10 月
22	新编实用医院感染学	朱士俊	山西科学技术出版社	1994 年 8 月
23	医院感染基本理论与研究方法	胡东升　范秋萍	河南人民出版社	1994 年 8 月
24	医院感染管理规范标准与操作	张树德　牛秀成　王德年	辽宁大学出版社	1995 年 3 月
25	实用医院感染管理	安徽省卫生厅	安徽科学技术出版社	1995 年 4 月
26	医院感染管理实用手册	张海荣	中国中医药出版社	1995 年 8 月
27	现代医院感染护理学	钟秀玲　程棣妍	人民军医出版社	1995 年 10 月
28	消毒及医院感染知识问答	莫世华	浙江科学技术出版社	1996 年 3 月
29	医院感染	郑名新　高绪文	人民卫生出版社	1997 年 2 月
30	医院感染专业知识问答	王常卿　付玲	青岛出版社	1997 年 4 月
31	实用医院感染管理手册	陈洁	新疆科技卫生出版社	1997 年 7 月
32	简明医院感染学	王范茗　宋顺鹏	大连出版社	1997 年 8 月
33	现代空气微生物学及采检鉴技术	于玺华　车凤翔	军事医学科学出版社	1998 年 1 月
34	医院感染与护理管理规范	金长生	黑龙江教育出版社	1998 年 3 月
35	医用消毒供应专业知识问答	王华生　张志君	北京科学技术出版社	1998 年 3 月
36	现代医院感染学	朱士俊	人民军医出版社	1998 年 9 月
37	临床医院感染学	于宗河	湖南科学技术出版社	1998 年 10 月
38	口腔医院感染控制的原则与措施	徐岩英	北京医科大学中国协和医科大学联合出版社	1998 年 10 月
39	临床感染病学	田庚善　贾辅忠	江苏科学技术出版社	1998 年 11 月
40	医院感染学应试指南	魏华	人民军医出版社	2000 年 1 月
41	医院感染管理学	刘振声　金大鹏　陈增辉	军事医学科学出版社	2000 年 3 月
42	临床袖珍手册抗感染化学治疗	何礼贤　徐元钊　胡必杰　瞿介明	上海医科大学出版社	2000 年 4 月
43	真菌感染学	陈世平	辽宁科学技术出版社	2000 年 11 月
44	现代医院感染管理手册（第二版）	刘胜文	北京医科大学出版社	2000 年 12 月

续　表

序号	书　名	主编主译	出版社	出版日期
45	医院感染管理与控制	肖雪琴	湖北科学技术出版社	2001年6月
46	医院感染管理手册	唐维新	江苏科学技术出版社	2002年2月
47	医院感染学	王力红	中国协和医科大学出版社	2002年7月
48	医院感染学教程	陈　萍　陈　伟　刘　丁	人民卫生出版社	2003年3月
49	临床消毒灭菌手册	肖雪琴	湖北科学技术出版社	2003年4月
50	医院消毒供应中心的管理理论与实践（第三版）	钟秀玲　李金华	化学工业出版社	2003年10月
51	医务人员医院感染的预防与控制	黄　勋	湖南科学技术出版社	2003年10月
52	传染性非典型肺炎医院感染控制指南	郭玥华	第四军医大学出版社	2003年10月
53	突发公共卫生事件应急工作手册-传染性非典型肺炎专辑	梁万年	中国协和医科大学出版社	2003年11月
54	医院感染及消毒学问答	肖雪琴	中国科学技术出版社	2004年2月
55	医院感染预防与控制实用指南（第2版）	世界卫生组织编写 卫生部医政司组织编译		2004年3月
56	洁净手术部建设实施指南	许钟麟	科学出版社	2004年3月
57	实用医院感染管理学	刘灿兰　秦元玲	中国科学技术出版社	2004年4月
58	传染性非典型性肺炎医院感染防控指南	易　滨	人民军医出版社	2004年5月
59	免疫低下与感染	翟介明　何礼贤　胡必杰	上海科学技术文献出版社	2004年5月
60	临床感染病学	宋诗铎	天津科学技术出版社	2004年7月
61	医院感染管理实用指南	秦小平	北京大学医学出版社	2004年8月
62	医院感染管理与预防控制指南	钟秀玲　郭　黄	化学工业出版社	2005年3月
63	医院职业暴露与防护	肖　平	人民卫生出版社	2004年12月
64	医院内感染的预防与控制（第4版）	Richard P. Wenzel 主译：李德淳　汤乃军 李　云	天津科技翻译出版公司	2005年5月
65	临床医院感染学（修订版）	徐秀华	湖南科学技术出版社	2005年8月
66	实用医院感染管理与控制	孙伯英　吴修荣	科学普及出版社	2006年1月
67	消毒供应中心（室）建设管理规范	张镇静　霍孝蓉	东南大学出版社	2006年1月
68	医院感染制度与流程管理	肖雪琴　李元红　李淑芳 倪　荣　吴克梅	湖北科学技术出版社	2006年5月

序　号	书　名	主　编　主　译	出版社	出版日期
69	医院感染管理办法释义及适用指南	王　羽	中国法制出版社	2006 年 7 月
70	医院感染学	居丽雯　胡必杰	复旦大学出版社	2006 年 8 月
71	医院感染管理、监督、指导与预防控制指南	许　力	黑龙江人民出版社	2006 年 8 月
72	医院供应室的管理与技术（第 2 版）	钟秀玲　郭燕红	中国协和医科大学出版社	2006 年 10 月
73	医院感染管理办法释义及适用指南	王　羽	中国法制出版社	2006 年 10 月
74	实用医院感染监测方法与技术	任　南	湖南科学技术出版社	2007 年 4 月
75	医院感染病学（上下册）	申正义　田德英	中国医药科技出版社	2007 年 4 月
76	医院感染管理分册	宋钢兵　郭秀芹	军事医学科学出版社	2007 年 5 月
77	医院感染与感染微生态学	高俊发	吉林科学技术出版社	2007 年 6 月
78	医院感染学知识问答 1200 例	宋钢兵	军事医学科学出版社	2007 年 7 月
79	医院感染预防控制与管理	胡禧隆	四川科学技术出版社	2007 年 8 月
80	医院感染案例分析	肖雪琴	湖北科学技术出版社	2007 年 8 月
81	医院感染管理与技术规范	沈延橙	浙江大学出版社	2007 年 12 月
82	医院感染监控与管理	钱培芬　倪语星	军事医学科学出版社	2008 年 1 月
83	2006～2007Mohnarin 细菌耐药监测报告	肖永红　王进	天津科学技术出版社	2008 年 1 月
84	医院手卫生	钟秀玲	化学工业出版社	2008 年 1 月
85	患者安全目标手册（2008）	中国医院协会编	科学技术文献出版社	2008 年 2 月
86	现代护理基础与临床医院感染控制	董凤岐　贾志英	中国科学技术出版社	2008 年 7 月
87	临床医院感染管理与控制（第 2 版）	李武平	第四军医大学出版社	2008 年 10 月
88	口腔医院感染管理制度与职责	曹青芝　金迎春	武汉出版社	2008 年 11 月
89	手术室安全	姜保国　张　俊　段丽萍	北京大学医学出版社	2009 年 1 月
90	感染控制操作手册	姜保国　李六亿　英立平　金　杰	北京大学医学出版社	2009 年 1 月
91	医院感染管理知识 500 问	杨　杰	黄河出版社	2009 年 4 月
92	中国医院感染规范化管理	胡必杰	上海科学技术出版社	2009 年 5 月
93	医院高危区域感染控制	孙伯英　李秀娟　王　峰	科学普及出版社	2009 年 11 月

续 表

序号	书 名	主 编 主 译	出版社	出版日期
94	医院感染管理学	李六亿 刘玉村	北京大学医学出版社	2010 年 4 月
95	感染病学	贾辅忠 李兰娟	江苏科学技术出版社	2010 年 4 月
96	医院感染典型病例分析与防控要点	王力红	人民卫生出版社	2010 年 5 月
97	2008Mohnarin 细菌耐药监测报告	肖永红	天津科学技术出版社	2010 年 5 月
98	医院感染防控指南	李清杰 刘运喜	人民军医出版社	2010 年 9 月
99	医院感染与预防控制手册	李宝珍	科学出版社	2008 年 6 月
100	医院感染控制技术	王 鸣 杨智聪	中国中医药出版社	2008 年 8 月
101	医院感染管理手册	李武平 郭玥华	第四军医大学出版社	2008 年 9 月
102	医院感染与控制工作手册	李素英 黄 春	中国协和医科大学出版社	2008 年 10 月
103	现代医院感染控制与实用消毒技术	郝学安 刘德柱	吉林科学技术出版社	2009 年 7 月
104	传染病及医院感染护理技术	张小来	安徽科学技术出版社	2009 年 9 月
105	临床肺部感染病学	钟南山	广东省出版集团，广东科技出版社	2010 年 9 月
106	现代医院感染管理与控制	郝少君 刘德熙 王灵	人民军医出版社	2010 年 10 月
107	医院感染预防与控制标准操作规程	胡必杰	上海科学技术出版社	2011 年 1 月
108	医院感染管理知识问答	吕 青 刘 珊 王 燕	人民军医出版社	2011 年 3 月
109	实用医院感染管理与质量控制	张 萍 胡安伟 张 莉 于春秀 张丽丽	山东大学出版社	2011 年 5 月
110	医院感染管理执行力：案例分析	胡必杰 索 瑶 王炳花	上海科学技术出版社	2011 年 6 月
111	医院感染管理手册	李居凤	上海交通大学出版社	2011 年 6 月
112	医疗机构医务人员三基训练指南——医院感染管理	张苏明	东南大学出版社	2011 年 6 月
113	医院管理学质量管理分册（第 2 版）	朱士俊 曹荣桂	人民卫生出版社	2011 年 9 月
114	医院感染管理科建设管理规范	姜亦虹	东南大学出版社	2011 年 9 月
115	医院感染管理质量考核评价手册	刘运喜 曹晋桂 田晓丽	人民军医出版社	2012 年 2 月
116	实用医院感染管理指导手册	刘亮宝 朱华云	华中科技大学出版社	2012 年 4 月

序号	书 名	主 编 主 译			出版社	出版日期
117	医院环境物体表面清洁与消毒最佳实践	胡必杰			上海科学技术出版社	2012 年 6 月
118	医务人员血源性病原体职业暴露预防与控制最佳实践	胡必杰 乔 甫	高晓东 刘思远	索 瑶	上海科学技术出版社	2012 年 6 月
119	医疗机构空气净化最佳实践	胡必杰	胡国庆	卢 岩	上海科学技术出版社	2012 年 6 月
120	手卫生最佳实践	胡必杰 陈文森	陆 群	刘 滨	上海科学技术出版社	2012 年 6 月
121	手术部位感染预防与控制最佳实践	胡必杰	葛茂军	关素敏	上海科学技术出版社	2012 年 6 月
122	实验室生物安全最佳实践	胡必杰	邓云峰	周昭彦	上海科学技术出版社	2012 年 6 月
123	呼吸机相关肺炎预防与控制最佳实践	胡必杰	刘荣辉	谢多双	上海科学技术出版社	2012 年 6 月
124	多重耐药菌感染控制最佳实践	胡必杰			上海科学技术出版社	2012 年 6 月
125	医院感染控制	李武平	郑文芳		第四军医大学出版社	2012 年 6 月
126	感染微生态学（第 2 版）	李兰娟			人民卫生出版社	2012 年 10 月
127	中央导管相关血流感染预防与控制最佳实践	胡必杰	刘荣辉	陈玉平	上海科学技术出版社	2012 年 6 月
128	医院感染预防与控制	王 辉	周国清	杨凌辉	人民军医出版社	2012 年 9 月
129	医院感染管理持续改进方法与策略	范书山	张书广	王大伟	人民军医出版社	2012 年 11 月
130	医院感染护理学	李希科	王文生		郑州大学出版社	2013 年 3 月
131	医院感染管理	张风云 徐迎春	郭广英	王秋萍	中国医药科技出版社	2013 年 5 月
132	医院感染学	郑文芳	邢玉斌		江苏科学技术出版社	2013 年 12 月
133	现代医院消毒学（第三版）	杨华明	易 滨		人民军医出版社	2013 年 2 月
134	医院感染预防与控制	陈 燕			中国中医药出版社	2013 年 4 月
135	SIFIC 感染预防与控制临床实践指引	胡必杰			上海科学技术出版社	2013 年 5 月
136	医院消毒供应中心岗位培训教程	刘玉村	梁铭会		人民军医出版社	2013 年 6 月
137	医院感染预防控制工作指南	刘运喜	曹晋桂	邢玉斌	人民军医出版社	2013 年 6 月
138	口腔门诊感染控制操作图谱	俞雪芬	谷志远		人民卫生出版社	2013 年 6 月
139	结核病感染控制与护理	綦迎成	孟桂云		人民军医出版社	2013 年 7 月

续　表

序号	书　名	主　编　主　译	出版社	出版日期
140	医院感染常见病例的诊断和管理	原：［美］Stephen G. Weber, Cassandra Salgado 著. 李　宁　黄　晶　主译	中国协和医科大学出版社	2013 年 8 月
141	《手术部位感染预防控制指南》释义	韩　黎　宋　烽	人民军医出版社	2013 年 8 月
142	医院消毒供应中心的管理理论与实践（第三版）	钟秀玲　郭燕红	中国协和医科大学出版社	2014 年 1 月
143	感染性疾病的理念	宁永忠	化学工业出版社	2014 年 1 月
144	医院感染预防与控制岗位培训教程	杨云海	吉林大学出版社	2014 年 3 月
145	临床医院感染防控与质量管理规范	孟威宏　侯晓娜　韩宏光　刘　珊	辽宁科学技术出版社	2014 年 4 月
146	SIFIC 医院感染防控用品使用指引（2014~2015）	胡必杰	上海科学技术出版社	2014 年 5 月
147	JCI 之医院感染与麻醉手术标准实战解读	刘世华	中国出版集团世界图书出版公司	2014 年 6 月
148	医院感染学	王力红　朱士俊	人民卫生出版社	2014 年 9 月
149	埃博拉出血热医院感染预防与控制实用手册	李六亿　刘运喜　魏　华　孟黎辉　邓明卓　袁晓宁	国家卫生计生委医政医管局	2014 年 9 月
150	医院感染管理与质量考评	张晓培　杨玉荣　韩守雷　吕克梅　刘　倩　林　娜	上海交通大学出版社	2014 年 9 月
151	中国医院感染管理与法律	郭明华　刘运喜	中国协和医科大学出版社	2014 年 10 月
152	内蒙古自治区医疗机构医院感染知识培训教材	刘卫平　孙德俊　周振波	内蒙古人民出版社	2014 年 12 月
153	医院感染法律法规及医院感染病例分析与防控要点	杨云海	吉林大学出版社	2015 年 2 月
154	儿童医院感染管理	秦小平	人民军医出版社	2015 年 1 月
155	医院感染病例分析与管理对策	白晓忠　王　波　李海峰	人民军医出版社	2015 年 4 月
156	实用医院感染预防与控制手册	谢多双	华中科技大学出版社	2015 年 10 月
157	SIFIC 医院感染预防与控制操作图解（精）	胡必杰　刘荣辉　刘　滨　江佳佳	上海科学技术出版社	2015 年 6 月
158	埃博拉诊疗中心感染防控实践	刘　丁　陈　炜　张　波	重庆出版社	2015 年 6 月

序 号	书 名	主 编 主 译	出版社	出版日期
159	医院感染管理文件汇编（1986~2015）	国家卫生计生委医院管理研究所医院感染质量管理与控制中心	人民卫生出版社	2015 年 7 月
160	如何提升医院感染预防与控制能力	李六亿　吴安华　胡必杰	北京大学医学出版社有限公司	2015 年 11 月
161	2015 年国家医疗服务与质量安全报告	《2015 年国家医疗服务与质量安全报告》编写工作组	国家卫生和计划生育委员会医政医管局	2016 年 1 月
162	医院感染病诊断	汪能平	人民卫生出版社	2016 年 3 月
163	医院感染防控与管理（第 2 版）	倪语星　张祎博　糜琛蓉	科学出版社	2016 年 6 月
164	Bennet & Brachmen 医院感染（第 6 版）	William R. Jarvis 著　胡必杰陈文森、高晓东　葛茂军主译	上海科学技术出版社	2016 年 6 月
165	跌宕奋进 30 年——中国感染控制 1986~2016	高晓东　刘思远　钟秀玲胡必杰	上海科学技术出版社	2016 年 6 月
166	医疗机构医务人员三基训练指南——医院感染管理	张苏玥	东南大学出版社	2016 年 6 月
167	医院感染监测基本数据集及质量控制指标集实施指南（2016 版）	付　强　刘运喜	人民卫生出版社	2016 年 8 月
168	传承创新展望–中国医院感染管理卅年（1986~2016）	李六亿　吴安华　付　强刘运喜　李卫光	北京大学医学出版社	2016 年 8 月
169	不忘初心追求卓越–中国医院感染管理卅年（1986~2016）	索继江　李六亿　王力红宗志勇	中国协和医科大学出版社	2016 年 8 月

（梅卫玲　张越巍　毛垚良　毛斐冰　刘　平　索继江整理）

附录三

中国医院协会医院感染管理专业委员会
历届委员会名单

中华医学会医院管理专业委员会医院感染管理学组筹备组名单
（1993 年 3 月 5 日）

组　　长　　陈增辉

副组长　　巩玉秀　　周惠平

成　　员　　（以姓氏笔画为序）

　　　　　王爱霞　　巩玉秀　　朱士俊　　刘胜文　　孙忠民　　何礼贤　　陈增辉

　　　　　周惠平　　钟秀玲　　奕文民　　袁洽劻　　徐秀华　　梅玉文

中华医学会医院管理专业委员会
第一届医院感染管理专业委员会名单
（1994 年 5 月 20 日）

主 任 委 员　　陈增辉

副主任委员　　巩玉秀　　周惠平

委　　　　员　　（以姓氏笔画为序）

　　　　　王　飞　　王者生　　王爱霞　　巩玉秀　　朱士俊　　刘胜文　　孙忠民

　　　　　何礼贤　　陈　拯　　陈增辉　　周惠平　　钟秀玲　　袁洽劻　　徐秀华

　　　　　栾文民　　梅玉文

秘 书 长　　刘胜文

办公室主任　　姚　洪

中华医院管理学会
第二届医院感染管理专业委员会名单
（1995 年 1 月）

主 任 委 员　　陈增辉

副主任委员　　何礼贤　　陈世平　　周惠平　　徐秀华　　黄人健

常 务 委 员　　（以姓氏笔画为序）

　　　　　王正歌　　韦福康　　毛美琴　　申正义　　巩玉秀　　刘胜文　　李　宁

　　　　　何礼贤　　沈延澄　　陈世平　　陈增辉　　罗晓黎　　周惠平　　钟秀玲

	袁洽劻　袁朝森　贾辅忠　徐秀华　高宜秦　黄人健　梅玉文
委　　员	（以姓氏笔画为序）

马以骝　马竹兰　王　飞　王正歌　王世栋　王者生　王育淑
王美容　王爱霞　王鲜平　韦福康　毛亚伦　毛美琴　邓小红
石　岩　申正义　田晓丽　巩玉秀　伍冀湘　任维国　邬长兴
刘胜文　刘莲香　李六亿　李　宁　李永安　李迪英　何文麟
何礼贤　沈延澄　宋福玲　张　伟　张岫英　张贵琛　陈升汶
陈世平　陈增辉　邵丽丽　武迎宏　罗晓黎　周惠平　屈志国
胡东升　钟秀玲　俞月琴　袁洽劻　袁朝森　耿成彬　贾辅忠
夏贵喜　徐秀华　高长元　高宜秦　郭晓东　黄人健　梅玉文

秘　　　书	刘胜文
副 秘 书	李六亿
办公室主任	姚　洪

中华医院管理学会
第三届医院感染管理专业委员会名单
（2001 年 11 月 3 日）

主任委员	朱士俊
副丰任委员	李六亿　周惠平　黄人健　何礼贤　徐秀华　陈世平
常务委员	（以姓氏拼音为序）

陈世平　高雁旭　巩玉秀　何礼贤　黄人健　贾辅忠　李六亿
刘胜文　刘自贵　罗晓黎　梅玉文　邱大龙　申正义　沈延澄
武迎宏　谢　苇　徐秀华　袁朝森　周惠平　朱士俊

委　　　员	（以姓氏拼音为序）

陈升汶　陈世平　戴彦榛　邓小虹　杜渝平　高雁旭　格桑拉姆
巩玉秀　郭晓东　何礼贤　何文麟　胡必杰　胡东生　黄人健
贾辅忠　井玉琦　李六亿　李　宁　李卫光　李永安　刘　辉
刘莲香　刘　强　刘胜文　刘自贵　罗晓黎　马汉武　毛亚伦
梅玉文　邱大龙　屈志国　邵丽丽　申正义　沈延澄　石　岩
唐　卫　田晓丽　王爱霞　王力红　王美容　王锡瑜　王鲜平
王者生　伍冀湘　武迎宏　夏贵喜　谢　苇　徐秀华　易洪仪
俞月琴　袁朝森　袁洽劻　张贵琛　张　俭　张建平　张　伟
张岫英　赵桂华　钟秀玲　周惠平　朱士俊

秘 书 长	武迎宏
副秘书长	索继江　邓明卓
办公室主任	索继江（兼）

中国医院协会
第四届医院感染管理专业委员会名单
（2007 年 9 月 15 日）

顾　　　问　陈增辉　司徒永康

主 任 委 员　朱士俊

常务副主任委员　李六亿

副主任委员　黄人健　巩玉秀　武迎宏　胡必杰　吴安华　王力红

常 务 委 员　（以姓氏拼音为序）

曾晋桂	陈佰义	邓　敏	邓子德	杜渝平	房　彤	巩玉秀
胡必杰	黄人健	李六亿	李卫光	刘运喜	陆　群	吕超英
罗晓黎	马小军	史晨辉	宋诗铎	王力红	魏　华	文建国
吴安华	武迎宏	战　榕	张　俭	张流波	张苏明	赵　炜

委　　　员　（以姓氏拼音为序）

卞雪莲	曹晋桂	陈佰义	陈解语	陈蜀岚	程棣妍	戴彦榛
邓　敏	邓明卓	邓小虹	邓子德	都鹏飞	杜渝平	房　彤
冯　薇	葛　洪	巩玉秀	顾乐平	韩克军	何海武	胡必杰
黄成瑜	黄人健	贾志英	江秉诚	蒋礼恒	李宝全	李六亿
李　宁	李卫光	李玉英	连羡玉	梁皓钧	林锦炎	刘　丁
刘　兰	刘　强	刘秀梅	刘永华	刘运喜	陆　群	吕超英
罗晓黎	罗佑吾	马汉武	马小军	穆锦江	倪语星	屈志国
热衣汗	邵丽丽	沈　芃	沈燕君	盛传伦	石　荔	史晨辉
史利克	宋诗铎	孙伟翔	索继江	索　瑶	覃金爱	田晓丽
王力红	王丽华	王美容	王书会	王鲜平	魏　华	魏瑛琪
文建国	吴安华	伍冀湘	武迎宏	夏贵喜	鲜于舒铭	熊薇
熊　辛	徐英春	徐永刚	杨宝忠	杨　怀	杨　芸	姚青云
易　滨	易洪仪	英立平	于　平	于志臻	战　榕	张敦杰
张　俭	张流波	张　群	张苏明	张秀月	张亚琴	赵　炜
郑丽华	钟秀玲	朱士俊	庄英杰	宗志勇		

名 誉 委 员　何礼贤　陈世平　周惠平　徐秀华　刘胜文　申正义　王爱霞
　　　　　　　袁洽劻　梅玉文　沈延澄

秘 书 长　武迎宏（兼）

副 秘 书 长　索继江　邓明卓

办公室主任　索继江（兼）

第四届医院感染管理专业委员会青年委员名单

（以姓氏拼音为序）

安文洪	白丽霞	曹丽华	曹先伟	查筑红	陈 菁	陈宝敏	陈红平
陈 辉	陈丽芬	陈 琳	陈敏珊	陈仁利	陈修文	程 曦	邓云峰
邓 珍	丁丽丽	丁 汀	杜龙敏	杜 荣	范珊红	范书山	费春楠
冯柳芳	冯忠军	付秋冰	甘永江	高 斌	高俊发	耿贺梅	郭彩林
郭 剑	郭金凤	郭 蕾	郭晓华	贺买宏	洪锦兰	侯春玲	侯铁英
胡建强	胡贤军	胡雪勇	黄辉萍	黄前川	黄新玲	黄 勋	贾会学
贾俐萍	江应安	蒋景华	颉建玲	金凤玲	金晓冰	雷小航	李 超
李 丹	李芳萍	李建军	李 娇	李临平	李时敏	李晓红	李 昕
李元晖	林 璇	刘 馨	刘 滨	刘 江	刘 坤	刘曼丽	刘荣辉
刘卫平	刘运喜	柳晓丹	卢 岩	鲁卫平	马士恒	祁文涛	乔 宏
邵文博	沈 毅	施 茜	孙迪迪	孙宏莉	孙立新	孙明洁	孙树梅
孙 焱	陶西萍	腾铁楠	田芳英	童德军	王彩霞	王 芳	王洪波
王晶晶	王庆丰	王 湘	王燕（甘肃）		王燕（新疆）		王玉宝
王 悦	王智卿	韦志福	温志国	吴红梅	吴 睿	吴淑梅	吴旭琴
吴艳艳	夏 云	肖树文	肖雪琴	谢多双	邢玉斌	徐 华	徐丽英
徐 敏	徐 权	徐艳娥	薛凌波	薛文龙	薛文英	薛 媛	严继承
阎丽娟	杨春玲	杨金花	杨雪松	杨宇红	尹维佳	袁小琴	袁晓宁
翟 锐	张祠兴	张 峰	张浩军	张虹妍	张慧恩	张俊瑕	张卫红
张 霞	张 新	张亚英	张越巍	赵 静	赵 云	周 璇	朱 琪
邹俊宁							

中国医院协会

第五届医院感染管理专业委员会名单

（2012 年 9 月 15 日）

顾　　　问　黄人健　巩玉秀

名誉主任委员　朱士俊

主 任 委 员　李六亿

副主任委员　刘运喜　武迎宏　胡必杰　吴安华　王力红　李秀华　马小军
　　　　　　　邓子德　文建国　陈佰义　李卫光

常 务 委 员　（以姓氏拼音为序）
　　　　　　　曹晋桂　陈佰义　陈 辉　陈 静　陈蜀岚　邓 敏　邓铭卓
　　　　　　　邓子德　付 强　侯铁英　胡必杰　姜亦虹　李六亿　李卫光

李秀华　刘　丁　刘运喜　陆　群　马小军　倪语星　任　南

史晨辉　索继江　王力红　魏　华　文建国　吴安华　武迎宏

徐迎春　徐永刚　杨　怀　杨雪松　杨　芸　战　榕　张流波

张文福

委　　员　（以姓氏拼音为序）

卜雪莲　曹晋桂　曹先伟　查筑红　陈佰义　陈宝敏　陈　辉

陈解语　陈　静　陈　琳　陈蜀岚　戴彦榛　邓　敏　邓明卓

邓子德　丁丽丽　都鹏飞　杜渝平　范珊红　付　强　高凤莉

高晓东　韩克军　何海武　侯铁英　胡必杰　胡又专　黄　勋

贾会学　贾志英　江秉诚　姜亦虹　蒋礼恒　金凤玲　李宝全

李六亿　李卫光　李秀华　李玉英　连羡玉　梁皓钧　梁建生

林锦炎　林　玲　刘　丁　刘　坤　刘　强　刘卫平　刘运喜

陆　群　吕维红　马汉武　马红秋　马小军　穆锦江　倪语星

秦小平　屈志国　任　南　沈　苋　盛传伦　石　荔　史晨辉

史利克　索继江　索　瑶　覃金爱　田晓丽　佟　颖　王　辉

王力红　工丽华　王美容　王　平　王书会　王鲜平　王亚霞

王志刚　魏　华　文建国　吴安华　吴　睿　吴迎红　鲜于舒铭

熊　辛　徐英春　徐永刚　薛文英　杨宝忠　杨　怀　杨　薇

杨雪松　杨　芸　姚青云　易　滨　于志臻　站　榕　张富玉

张浩军　张辉文　张京利　张流波　张　群　张淑敏　张苏明

张卫红　张文福　张小康　张秀月　张越巍　郑丽华　周海林

庄英杰　宗志勇

名誉委员　（以姓氏拼音为序）

程棣妍　房　彤　李　宁　罗晓黎　热衣汗　宋诗铎　伍冀湘

夏贵喜　张　俭　钟秀玲

秘　书　长　索继江

副秘书长　邓明卓　贾会学

办公室主任　贾会学（兼）

办公室副主任　赵秀莉

第五届医院感染管理专业委员会青年委员名单

（以姓氏拼音为序）

安文洪　白丽霞　蔡晓伟　曾邦伟　陈红平　陈宏斌　陈建森　陈锦峰

陈　菁　陈　炜　陈文森　陈修文　陈玉平　崔　琢　邓云川　邓云峰

丁　汀　杜进兵　杜　荣　范书山　方　旭　费春楠　付秋冰　甘泳江

高　斌　高俊发　高　姗　高　伟　葛茂军　耿贺梅　关玉莹　郭　华

郭　剑　　郭金凤　　郭向东　　郭　渊　　郝小红　　何文英　　贺买宏　　侯春玲
胡同平　　黄辉萍　　黄　娟　　黄丽菊　　黄　巍　　江　敏　　蒋景华　　颉建玲
雷小航　　李春凤　　李春辉　　李　丹　　李　芳　　李凤容　　李福太　　李海峰
李　静　　李莉莉　　李刘泉　　临　平　　李　昕　　李欣影　　李英松　　李　瑛
李元晖　　梁德玲　　林红燕　　林　雯　　林　璇　　林　臻　　刘　滨　　刘彩红
刘翠梅　　刘大钺　　刘海鹏　　刘海涛　　刘俊志　　刘曼丽　　刘荣辉　　刘　馨
刘　燕　　卢联合　　卢　岩　　鲁卫平　　陆　坚　　陆　烨　　禄韶英　　罗光英
吕　华　　马春华　　马桂霞　　毛晓红　　茅一萍　　梅卫玲　　孟黎辉　　孟　灵
牟　霞　　潘虹霞　　彭燕琼　　蒲　丹　　祁文涛　　乔　甫　　乔　宏　　秦　文
秦　颖　　邱隆敏　　饶思友　　邵文博　　邵宜波　　申俊萍　　沈　晖　　史皆然
宋世会　　宋子晶　　孙迪迪　　孙宏莉　　孙吉花　　孙立新　　孙丽萍　　孙明洁
孙庆芬　　孙树梅　　谭　庆　　谭小红　　陶西萍　　滕铁楠　　田庆锷　　童德军
汪宁宁　　汪　平　　王　芳　　王　芳　　王芳云　　王洪波　　王晋梅　　王　黎
王　丽　　王　露　　王庆奎　　王琼书　　王　湘　　王新军　　王　燕　　王玉宝
王　悦　　韦志福　　魏　方　　吴红梅　　吴　伟　　吴晓琴　　吴晓英　　吴旭琴
吴艳艳　　伍　平　　席晓凤　　咸本松　　县锦春　　向　钱　　谢多双　　邢玉斌
徐峰倩　　徐光琴　　徐　华　　徐丽英　　徐　敏　　徐　权　　徐亚青　　徐　艳
徐艳凤　　许　林　　薛凌波　　薛世萍　　薛文龙　　严继承　　严清华　　阎丽娟
杨春玲　　杨海涛　　杨会志　　杨荣兴　　杨锡瑶　　杨晓丽　　杨　怡　　姚新宝
于　礼　　余　虹　　俞海峰　　喻玲丽　　袁晓宁　　袁玉华　　翟　锐　　张　锋
张慧恩　　张静萍　　张俊瑕　　张莉莉　　张　林　　张生琴　　张世阳　　张文丽
张　新　　张亚英　　张友平　　张　宇　　赵丹洋　　赵文斌　　郑洁芳　　支成斌
钟振峰　　周　斌　　周春莲　　周宏东　　周　莎　　周晓平　　周学军　　周艳华
周云飞　　周昭彦　　朱　琪　　朱　熠　　朱　英　　邹俊宁　　邹　平　　邹　毅

附录四

中华预防医学会医院感染控制分会历届委员会名单

中华预防医学会医院感染控制分会
第一届委员会名单

主 任 委 员	王枢群						
副主任委员	栾文民	张邦燮					
委　　　员	刘育京	刘胜文	朱士俊	袁洽劻	严渭然	李六亿	宋诗铎
	汪复	吕善庆	冷太俊	郭鸣凤	庄荣欢	赵广福	载德生
	林治富	王介录	贾辅忠	张大有	周绍聪	顾玉兰	单玉凤
	申正义	徐秀华	汪能平	肖秀云	徐翠霞	陈志明	彭有源
	尹伯约						
秘　　　书	巩志业						

中华预防医学会医院感染控制分会
第二届委员会名单

名誉主任委员	王枢群						
名 誉 委 员	栾文民	刘育京	袁洽劻	刘胜文	严渭然	汪复	吕善庆
	张邦燮	冷太俊	庄荣欢	越广福	戴德生	林治富	王介录
	贾辅忠	张大有	周绍聪	顾玉兰	单玉凤	徐秀华	肖秀云
	陈启明	彭有源	尹伯约				
主 任 委 员	申正义						
副主任委员	朱士俊	宋诗铎	府伟灵				
常 务 委 员	府伟灵	胡必杰	李兰娟	卢金星	宋诗铎	申正义	吴安华
	汪能平	朱士俊					
委　　　员	董齐	李光辉	李兰娟	邹宝波	杨静	卓光生	罗晓黎
	杜宗玫	路志顺	葛洪	姜家莹	吴安华	汪能平	王丽萍
	曾顺贞	徐翠霞	郑越平	张伟	郭天康	吴世政	王炜
	易洪仪	胡东生	张远春	杨大国	徐英春	高凤莉	韩黎
	戴彦榛	王建业	魏华	卢金星	李六亿	伍冀湘	张文福
	杨芸	骆欣	胡必杰				
秘　　　书	孙自镛						

中华预防医学会医院感染控制分会
第三届委员会名单

名誉主任委员	申正义					
顾　　　问	李兰娟	司徒永康	薛博仁			
名 誉 委 员	汪能平	朱士俊	李仲兴			
主 任 委 员	胡必杰					
副主任委员	宁　琴	卢金星	宋诗铎	吴安华	府伟灵	
常 务 委 员	冯秀兰	肖永红	张流波	陈佰义	赵　炜	钟秀玲	倪语星
	熊　薇	魏　华				
委　　　员	董齐	朱英	葛洪	刘旭	韩黎	徐潜	张文福
	吴明	徐英春	马小军	杨又力	贾志英	陈素良	杨芸
	于志臻	徐建鸣	沈伟	李光辉	张苏明	倪晓平	俞云松
	陆群	左改珍	卓光生	张拥军	程慧健	崔树玉	朱其凤
	李卫光	范秋萍	胡东升	靳桂明	刘荣辉	邓敏	任南
	杨大国	邓子德	王丽萍	何海武	覃金爱	卢杰	范红
	杨锦玲	刘丁	索瑶	巴莉	易洪仪	王玉宝	杜宗玫
	罗晓黎	蔡绍曦					

中华预防医学会医院感染控制分会
第四届委员会名单

主 任 委 员	胡必杰					
副主任委员	陈佰义	府伟灵	卢金星	宁　琴	吴安华	肖永红
常 务 委 员	冯秀兰	付　强	高晓东	侯铁英	李光辉	李六亿	李卫光
	刘运喜	陆群	马小军	倪晓平	倪语星	索瑶	王辉
	武迎宏	熊薇	徐英春	俞云松	张流波	张卫红	赵根明
	宗志勇						
委　　　员	卞雪莲	蔡绍曦	吴佳玉	陈修文	崔树玉	邓敏	邓子德
	杜龙敏	张丽	李福琴	傅小芳	关素敏	韩克军	韩黎
	胡国庆	黄新玲	贾志英	姜亦虹	林玲	刘丁	刘荣辉
	刘卫平	刘旭	刘永华	卢杰	马红秋	钱黎	任南
	任淑华	孙树梅	覃金爱	汤灵玲	王玉宝	吴明	鲜于舒铭
	熊辛	徐潜	杨芸	杨怀	杨环	杨又力	杨云海
	姚青云	于志臻	战榕	张群	张斌	张浩军	张淑敏
	乔美珍	张秀月	张拥军	张越巍	朱仁义	卓超	杨会志
	牛建军	丁丽丽	范红	巴莉			

中华预防医学会医院感染控制分会
第四届委员会青年委员会名单

主 任 委 员	高晓东					
副主任委员	陈文森	程　颖	张　波	袁玉华	黄　勋	
委　　　员	曾邦伟	陈　辉	陈　勇	范珊红	傅建国	葛茂军	耿贺梅
	顾　兵	郭　威	韩　颖	黄丽菊	荚恒敏	李春辉	刘　滨
	卢　岩	陆　烨	马嘉睿	乔　甫	饶思友	邵宜波	孙宏莉
	孙丽萍	童德军	王炳花	王　莉	王　湘	王　燕	王　悦
	吴晓英	夏　涵	邢亚威	徐　虹	徐　华	徐　艳	徐子琴
	翟红岩	张静萍	张俊瑕	张明霞	张生琴	张神博	赵　静
	赵　岚	秦　文	周晓平	周志慧	朱　熠		

附录五

中华预防医学会消毒分会历届委员会成员名单

中华预防医学会第一届消毒分会成员名单
（1988～1992 年）

主 任 委 员	陈宁庆					
副主任委员	刘育京	王有森	胡善联			
常　　　委	王有森	刘育京	陈宁庆	陈鸿民	李志刚	李荣芬	周瑞英
	张锦屏	张惠贤	胡善联	袁洽劻	高鸿烈	耿精忠	涂　赢
	薛广波						
名 誉 委 员	顾德鸿						
委　　　员	王天吉	王云峰	尹广源	白竟玉	刘希真	纪奎斌	陈金秋
	李对开	李雪英	吴联喜	宋清林	苗书敏	林丽珊	孟兆赫
	周光甫	周淑玉	张朝武	张寒冬	赵时溪	夏立人	聂兆宏
	徐有庆	袁朝森	晁福寰	黄书琴	黄重安	谢星辉	
秘　　　书	李荣芬	袁朝森					
挂 靠 单 位	军事医学科学院疾病预防控制中心						

中华预防医学会第二届消毒分会成员名单
（1992～1999 年）

主 任 委 员	刘育京					
副主任委员	王有森	李荣芬	袁洽劻			
常 务 委 员	陈宁庆	陈金秋	陈鸿民	李雪英	周瑞英	张朝武	张慧贤
	胡善联	袁朝森	高鸿烈	耿精忠	涂　瀛	薛广波	
名 誉 委 员	李志刚	张锦屏					
委　　　员	王云峰	王传璧	王宪普	孙吉昌	刘希真	李队开	李水清
	沈定荣	宋清林	陈瑶君	岳木生	武经纬	张　厘	孟昭赫
	杨筱华	祝庆荃	赵时溪	郭素敏	段燕文	夏立人	聂兆宏
	袁青春	钱辅仁	黄书琴	黄铭西	梁增辉	葛凤翔	谢星辉
	戴振威						
秘　　　书	李荣芬	袁朝森					
挂 靠 单 位	军事医学科学院疾病预防控制中心						

中华预防医学会第三届消毒分会成员名单

（1999~2007 年）

主 任 委 员　沈德林

副主任委员　王有森　张朝武　袁洽匡　袁朝森

常 务 委 员　王太星　许金波　李雪英　沈芃　沈伟　张流波　林锦炎
　　　　　　　钱辅仁　高哲平　顾健　黄铭西　薛广波

补 选 常 委　李新武　张文福　姚楚水

名誉主任委员　刘育京　陈宁庆

名 誉 委 员　李荣芬　陈金秋　陈鸿民　张慧贤　孟昭赫　胡善联　高鸿烈
　　　　　　　耿精忠　涂瀛　黄书琴

委　　　员　王传壁　邓小虹　田实　叶庆临　孙吉昌　刘希真　牟亚男
　　　　　　　李爱斌　陈贵春　苏刚　吴乐　张聿为　张爱荣　岳木生
　　　　　　　杨筱华　林立旺　周宗灿　胡庆生　胡国庆　姜庆五　袁青春
　　　　　　　梁建生　谢立青　蓝才燕　熊鸿燕　魏明远

补 选 委 员　杨华明　杨宁　林玲　徐燕　张瑞雪　陈素良　陈贵秋
　　　　　　　战威

秘　　　书　王太星　杨华明

挂 靠 单 位　军事医学科学院疾病预防控制中心

中华预防医学会第四届消毒分会成员名单

（2007~2012 年）

主 任 委 员　张流波

副主任委员　张文福　沈伟　顾健　叶庆临

常 务 委 员　张流波　李新武　沈伟　张文福　顾健　叶庆临　姚楚水
　　　　　　　许金波　王太星　顾春英　徐燕　林玲　林立旺　袁青春
　　　　　　　陈顺兰　唐非　熊鸿燕　陈素良　陆婉英　李爱斌　林锦炎

名誉主任委员　沈德林

名 誉 委 员　王有森　袁洽劻　张朝武　袁朝森　薛广波

委　　　员　张流波　沈伟　张文福　顾健　叶庆临　李新武　姚楚水
　　　　　　　许金波　王太星　顾春英　徐燕　林玲　林立旺　袁青春
　　　　　　　陈顺兰　唐非　熊鸿燕　陈素良　陆婉英　李爱斌　林锦炎
　　　　　　　崔树玉　岳木生　沈开成　赵斌秀　孙守红　佟颖　张青
　　　　　　　杨华明　费春楠　乔玫　张聿为　方赤光　黄新宇　肖萍

	周　密	孙吉昌	胡国庆	徐庆华	梁建生	陈贵秋	吴安华
	廖如燕	朱子犁	蓝才燕	李书建	杨　宁	刘衡川	李秀安
	张志成	于　平	魏明远	张顺合	邢书霞	曹子晶	陈昭斌

秘　　　书　　李新武　姚楚水
挂 靠 单 位　　中国疾病预防控制中心环境所

中华预防医学会第五届消毒分会成员名单

（2012～　）

主 任 委 员	张流波						
副主任委员	李新武	张文福	顾　健	陈素良	徐　燕	林锦炎	
常 务 委 员	陈素良	崔树玉	方　英	顾　健	韩艳淑	胡国庆	黄靖雄
	黄仙钟	李爱斌	李新武	梁建生	林锦炎	林立旺	林　玲
	刘运喜	陆婉英	沈开成	索　瑶	唐　非	佟　颖	魏明远
	熊鸿燕	徐庆华	徐　燕	袁青春	岳木生	张流波	张文福
	朱仁义						
顾　　　问	王有森	沈德林	薛广波	张朝武			
名 誉 委 员	沈　伟	叶庆临	姚楚水				
委　　　员	敖志雄	曹子晶	肖　辉	陈贵秋	陈丽霞	陈素良	陈昭斌
	崔树玉	戴彦臻	邓　兵	段亚波	方　英	费春楠	高振邦
	葛忆琳	顾　健	郭　鹏	韩艳淑	胡国庆	黄靖雄	黄仙钟
	霍　烽	蓝才燕	李爱斌	李　华	李　俐	李　平	李　涛
	李新武	梁建生	廖　俊	廖如燕	林锦炎	林立旺	林　玲
	刘成伟	刘衡川	刘吉起	刘　南	刘晓杰	刘运喜	陆婉英
	乔　玫	沈开成	孙启华	索　瑶	谈　智	谭伟龙	唐　非
	唐小兰	特　孟	佟　颖	王国庆	王　林	魏兰芬	魏明远
	魏秋华	熊鸿燕	徐庆华	徐　燕	严清华	杨广岚	杨洪彩
	杨　宁	银　燕	吴惠中	袁青春	岳木生	张　帆	张　锋
	张流波	张清文	张文福	张聿为	张志成	赵斌秀	周晓梅
	朱仁义	朱子犁	庄英杰	邹　钦			

秘 书 长　　李　涛
副秘书长　　沈　瑾　班海群
挂 靠 单 位　　中国疾病预防控制中心环境所

中华预防医学会第五届消毒分会青年委员会成员名单

（2012~　　）

主 任 委 员　张流波

常务副主任委员　胡国庆

副主任委员　孙守红　张　青　陈昭斌　江永忠　熊莉娟　陈贵秋　卢　杰

秘　　　书　班海群　陆　烨

青 年 委 员　班海群　陆　烨　何俊美　贾会学　刘国栋　沈　瑾　苏裕心

　　　　　　武雪冰　于溟雪　张　宇　黄辉萍　韩佳音　李应顺　邱　侠

　　　　　　王继梅　王　玲　吴　岗　孙印旗　张玉勤　曹　原　彭明军

　　　　　　周　琦　付陈超　李世康　郭建华　吴晓松　张一凡　杨　彬

　　　　　　田　靓　赵晓蔚　周晓鹏　乔　甫　向　钱　张正焘　杨祖顺

　　　　　　方　英　林军明　史绍毅　袁玉华　魏　源

附录六

中国老年医学学会感染管理质量控制分会第一届委员会成员名单

第一届感染管理质量控制分会成员名单

顾　　问	付小兵	曹务春	巩玉秀				
名誉会长	李六亿	张流波	胡必杰	邱海波			
会　　长	刘运喜						
副 会 长	王力红	吴安华	李卫光	曹晋桂	索继江	陆　群	宗志勇
	侯铁英	索　瑶	蔡　虹				
总 干 事	邢玉斌						
副总干事	林　玲	张卫红	刘　丁	李海峰	梅卫玲		

常务委员 （以姓氏拼音为序）

卞雪莲	曹先伟	车峰远	陈解语	陈黎明	戴彦榛	邓　敏
邓子德	董　亮	杜龙敏	胡国庆	黄新玲	黄　怡	姜亦虹
蒋军广	解立新	李光辉	李天志	刘卫平	马红秋	马小军
任　南	史皆然	史利克	王　芳	王金燕	王志刚	魏　畅
魏　华	魏秋华	武迎宏	鲜于舒铭	熊辛	邢亚威	徐英春
杨　怀	杨　环	杨慧宁	杨雪松	杨又力	杨云海	杨　芸
战　榕	张　波	张浩军	张秀月	赵　敏	周飞虎	

委　　员 （以姓氏拼音为序）

曹俊敏	曾　华	曾　敏	常　虹	陈　红	陈宏民	陈　虹
陈　琳	陈孟莉	陈淑贤	陈　炜	陈　燕	程文琴	崔荣辉
崔树玉	邓明卓	邓启文	丁丽丽	丁子啸	杜明梅	杜武华
段滨红	范珊红	范晓云	方向群	付宝生	高德伟	高晓东
高延新	高玉华	耿　燕	关素敏	郭　华	韩明锋	何　丽
胡继华	黄丽菊	黄　勋	霍　瑞	蒋　伟	蒋雪松	李法琦
李菊香	李　娟	李满祥	李　薇	李晓予	李旭红	李　彦
李彦华	李玉英	连羡玉	林　璇	刘承云	刘国焰	刘焕兵
刘俊峰	刘　茜	刘学军	柳　达	卢联合	陆敏秋	罗爱武
罗　曼	罗善高	茅一萍	孟黎辉	孟庆兰	牟　霞	潘丽杰
亓　晨	秦恩强	秦　文	邱隆敏	冉素平	商临萍	沈嘉琳
石　桦	石艳清	苏　静	孙吉花	孙明洁	孙仁华	唐　莉
陶秀彬	田碧文	田伟盟	王　红	王　红	王建军	王　凯
王　丽	王　琦	王琼书	王晓璐	王效雷	王亚霞	王　宇

王玉宝　魏莲花　吴红梅　吴佳玉　吴　睿　伍秋霞　肖鹏云
谢多双　谢少清　邢　伟　熊莉娟　熊　薇　徐海燕　徐晓莉
徐亚青　徐　艳　薛红新　薛文英　闫中强　杨　婧　杨秋萍
杨文杰　尹　清　尹新华　于丽萍　于苏国　于晓波　虞意华
袁　力　翟红岩　翟艳坤　张金萍　张　玲　张　群　张淑敏
张卫红　张新玲　张艳敏　张越巍　赵　卉　赵秀莉　赵勇军
郑洪柱　郑丽华　钟征翔　周国清　周苏明　庄英杰

中国老年医学学会感染管理质量控制分会
第一届青年委员会名单

主 任 委 员　刘运喜
副主任委员　黄　勋　闫中强　高晓东　袁晓宁　茅一萍　曾邦伟　徐　艳
秘 书 长　杜明梅
副秘书长　祝丙华　秦　文　夏　娴　刘　波
委　　　员　（以姓氏拼音为序）

白艳玲　蔡继明　蔡雅卫　陈建森　陈　迈　陈晓婷　陈　云
程丽峰　程莉莉　池淑红　丁　凡　董　慈　范吉辉　耿　婕
古艳云　顾翔宇　管　频　郭学光　何扬利　黄　敏　黄文治
纪　灏　冀　蓁　贾风娟　蹇蔚红　姜倩倩　柯天秀　孔晓明
匡季秋　郎静芳　郎耀雄　李冠华　李　鹏　李晓青　李子尧
梁志欣　林　鹏　刘朝阳　刘翠梅　刘若卓　刘　燕　刘　奕
龙盛双　吕庆排　吕　宇　毛　琴　米春玲　欧莉梅　亓　民
任　慧　荣青峰　沈　瑾　石宇雄　孙　薇　孙　伟　谭　昆
唐　军　唐　晟　王军运　汪宁宁　王红娜　王　辉　王俊锋
王青霞　王伟勇　王　燕　王智吴　温剑艺　吴春霖　吴　镝
吴　媛　肖红菊　肖佳庆　谢　辉　熊　晶　徐　海　徐　华
薛世萍　薛　媛　闫志刚　杨　波　杨　旻　杨智晖　张华楠
张世阳　张岩东　张　焱　张永栋　张　宇　赵金秋　赵　霞
郑永科　钟振锋　朱海燕

附录七

中国卫生监督协会消毒与感染控制专业委员会
第一届委员会成员名单

主任委员	张流波					
副主任委员	卞雪莲	戴彦榛	顾　健	韩　洁	胡国庆	黄留玉	季冬凌
	李六亿	骆艳燕	彭　飞	屈道银	吴　岗	徐宏震	徐庆华
	徐　燕	杨桂海	袁青春	张　帆	张　青		
常　委	敖志雄	班海群	陈贵秋	陈　辉	高振邦	郭春林	韩　辉
	韩艳淑	黄志坚	蒋　岚	李　涛	李应顺	梁道宝	林　玲
	刘吉起	刘运喜	卢　杰	陆　群	罗炳灿	吕　波	秦国祥
	史绍毅	宋恒志	宋　瑾	宋　猛	苏　静	孙启华	索　瑶
	佟　颖	魏秋华	王海森	王　志	王忠权	熊莉娟	杨洪彩
	杨　权	杨文敏	姚卓娅	于志臻	俞　汀	翟红岩	张清文
	张　艳	张志成	周　玉	朱汉泉	朱仁义	邹晨星	
顾　问	高贵凡	巩玉秀	李新武	孟德山	孙守红	杨华明	姚楚水
秘书长	班海群	魏秋华					
秘　书	孙惠惠	段弘扬	王妍彦				
委　员	敖志雄	班海群	卞雪莲	曹生宏	曹艳红	曹永章	曹　原
	常桂秋	陈定山	陈　芳	陈贵秋	陈　辉	陈会军	陈　琳
	戴彦榛	邓建军	杜龙敏	杜武华	高景晖	高　雪	高振邦
	高振中	顾　健	郭春林	韩　辉	韩　洁	韩景文	韩艳淑
	郝小易	郝学安	何东平	何建云	胡国庆	胡晓宁	黄留玉
	黄　伟	黄志坚	季冬凌	姜天华	蒋　岚	蒋士龙	赖发伟
	李　闯	李海峰	李六亿	李　涛	李　文	李文森	李　炎
	李英春	李应顺	梁道宝	廖如燕	林春桥	林　玲	刘大钺
	刘浩然	刘吉起	刘　雷	刘荣新	刘　霞	刘晓源	刘延杰
	刘运喜	卢　杰	陆　群	陆　烨	陆　中	罗炳灿	罗正一
	骆艳燕	吕　波	马红秋	马建华	马学平	梅卫玲	莫关根
	彭　飞	钱　军	乔　玫	秦国祥	邱　侠	屈道银	沈　瑾
	沈开成	沈　元	史绍毅	宋恒志	宋　瑾	宋　猛	宋迎红
	苏　静	苏炫魁	孙建生	孙启华	孙　雯	索　瑶	汤　利
	佟　颖	汪志强	王海森	王　健	王金强	王俊起	王邵鑫
	王　志	王忠权	魏秋华	文　珊	翁端益	吴　岗	吴　磊
	吴晓松	吴晓熙	夏信群	向　钱	肖佳庆	肖　潇	熊莉娟

徐宏震　徐庆华　徐卫峰　徐文龙　徐亚青　徐　燕　晏　军
杨桂海　杨洪彩　杨建刚　杨　权　杨文敏　杨祖顺　姚卓娅
于建水　于志臻　余　书　俞　汀　袁青春　袁中良　翟红岩
张　川　张　帆　张　剑　张流波　张　青　张清文　张天宝
张　艳　张一凡　张迎增　张玉霞　张志成　钟昱文　周宝晖
周　玉　周治任　朱汉泉　朱仁义

附录八

中华护理学会医院感染护理专业委员会

第二十四届医院感染护理专业委员会
（2004~2010 年）

主 任 委 员　李秀华
副主任委员　高凤莉　任五爱
委　　　员　李艳玲　支文艳　苏　静　张桂花　董宝坤

第二十五届医院感染护理专业委员会
（2010~2015 年）

主 任 委 员　李秀华
副主任委员　高凤莉　任五爱
委　　　员　高　岩　李艳玲　支文艳　苏　静　张桂花　董宝坤　周立华
　　　　　　刘秋云　陈爱萍　潘淑琴

第二十六届医院感染护理专业委员会成员名单
（2015~　）

主 任 委 员　蔡　虹
副主任委员　贺爱兰　高　岩
秘　　　书　董宝坤　苏　静
委　　　员　郑荣坤　马红梅　杨　丽　王　真　陈丽芬　陈伟菊　马续威
　　　　　　殷艳玲　吕艳萍　张安琴　石贞仙　陈　萍　杨　薇　潘颖丽
　　　　　　应玉瑛　李金娜　沈　燕　潘丽杰　周燕平　吴蓓雯　范秋萍
　　　　　　王根妹　解　晨　来　颖　刘庆芬　李亚玲　王芹华　周立华
　　　　　　李银雪　邓海波　应文娟　袁晓宁　刘　坤　杨　琳
青年委员会：
组　　　长　郭新荣
副　组　长　张艳华　赵惠芬　盛俐君　赵建江　杨秀华
秘　　　书　王惠平　马晶淼

青 年 委 员　左雪峰　牟成华　陶胜茹　赵　莹　宋凌霞　罗香香　李亚妹
　　　　　　　孙明洁　吴忠辉　徐　敏　王　颖　王玉倩　孙龙凤　赵俊萍
　　　　　　　王晓娟　安　晶　韩玉萍　杜　巧　孙晓敏　谢彩霞　席建宏
　　　　　　　何蔚楹

附录九

中国人民解放军医学科学技术委员会
医院感染学专业委员会历届委员会名单

第一届全军医院感染专业委员会

（1996～2000 年）

主 任 委 员　陈世平
副主任委员　府伟灵　张延霞
常 务 委 员　赵　炜　邬长兴　古东东　王正歌　王鲜平　汪能平
委　　　员　宋吟兰　尹家惠　仇奎璧　刘振邦　金　均　胡安建　吴学贵
　　　　　　郑玉明　杨　哲　刘香塔　董淑亭　曹国松　王章立　康根良
　　　　　　丁文明　黄伟灿　张英志　魏　华　于玺华　易　滨
秘 书 长　魏　华
挂 靠 单 位　中国人民解放军总医院

第二届全军医院感染专业委员会

（2001～2005 年）

主 任 委 员　陈世平
副主任委员　张延霞　赵　炜　府伟灵
顾　　　问　朱士俊
常 务 委 员　邢红霞　邬长兴　张建平　古东东　高雁旭　曹晋桂　王鲜平
　　　　　　钟晓祝　项耀均　郭明华　易　滨
委　　　员　韩同喜　贾　氢　张玉强　张　玲　徐自力　靳桂明　朱会英
　　　　　　吴金京　吴学贵　姜合作　张豫生　陈志中　陈进清　陈　伟
　　　　　　郭文虎　余绍明　魏　华　张晓云　周先志　吴　明
秘　　　书　邢玉斌
挂 靠 单 位　中国人民解放军总医院

第三届全军医院感染学专业委员会

（2006～2010 年）

主 任 委 员　赵　炜

副主任委员	府伟灵	易　滨	肖　海	曹晋桂	靳桂明	庄英杰	
常务委员	田晓丽	韩同喜	王志刚	张玉强	张　玲	王鲜平	项耀均
	袁云娥	刘运喜	张文福	王业东			
委　　员	苗　宁	张晓东	叶高峰	章复湘	李静玫	周　宁	贾　氢
	龚志术	董茂生	张皖瑜	吴爱平	朱会英	卢小莲	李　箭
	何　锋	张友植	赵铮民	沈　锋	夏培元	张克斌	刘　丁
	李武平	陈　琳	张亚庆	魏　华	吴　明	张晓云	翟红岩
秘书长	田晓丽						
挂靠单位	中国人民解放军第二〇二医院						

第四届全军医院感染学专业委员会

（2011~2015 年）

主任委员	刘运喜					
副主任委员	庄英杰	白晓忠	时利民	肖　海	靳桂明	曹晋桂
顾　　问	易　滨					
常务委员	项耀钧	刘　丁	李武平	韩　黎	王志刚	张　玲	王鲜平
	邢玉斌						
委　　员	蔡剑飞	程传苗	夏培元	张克斌	范珊红	贺建军	丁志平
	吴　明	翟红岩	施建飞	陆　辉	李静玫	尹　亚	张新玲
	李慧铭	韩雪玲	肖鹏云	周国清	李　平	张皖瑜	冯青青
	朱会英	卢小莲	邓成玉	张晓东	叶高峰	章复湘	王　芳
	冉素平	陈　燕					
秘书长	邢玉斌						
挂靠单位	中国人民解放军总医院						

第四届全军医院感染学专业委员会青年委员会

主任委员	刘运喜					
副主任委员	张　群	张　波				
委　　员	李海峰	刘　姗	夏　娴	李　薇	李菊莲	李莉莉	高延新
	王长海	王　辉	杨　杰	曾　华	梅卫玲	罗金光	温朝阳
	王琼书	张　彦	邓　波	何晓锋	贾　宁	王韶辉	张艳茹
	程文琴	陈翠敏	赵继英	吕　辉	韩雪琳		

第五届全军医院感染学专业委员会

（2016~　　）

主任委员	曹晋桂

副主任委员	王志刚	时利民	黄　怡	刘运喜	韩　黎		
常务委员	白晓忠	李慧铭	凌小明	罗爱武	张　玲	王　芳	张　波
	史皆然	庄英杰	杨慧宁				
委　员	孟激光	孙瑞珍	何晓锋	叶高锋	程文琴	杨　婧	王红英
	李　薇	陆　辉	张新玲	严志刚	肖鹏云	姚惠辉	周国清
	徐晓莉	梅卫玲	王琼书	廖小平	邓成玉	张　彦	邓美玉
	蔡剑飞	张　群	张克斌	刘　丁	范珊红	张　铭	邢玉斌
	蒋　伟	翟红岩	冉素平	陈　燕	刘学宁		

秘　书　长　何晓锋（兼）

主要学术活动：

1996 年 4 月，组成（全军科委会文件）

1996 年 5 月，召开成立大会暨首届全军医院感染管理学术研讨会

1999 年 8 月，第二届全军医院感染管理学术研讨会

1999 年 10 月，与世界卫生组织联合举办感染菌株耐药检测质控第三期骨干培训班

2001 年 11 月，第二届全军全国"医院感染监测技术"培训班

2002 年 8 月，第三届全军医院感染管理学术研讨会

2003 年 8 月，全国医院感染专业人员抗击 SARS 先进表彰会（与中华医院管理学会医院感染管理专业委员会、中华医院感染学杂志和北京健之素医药科技有限公司联合举办）

2003 年 9 月，全军医院感染管理高级培训班暨 SARS 防治研讨会

2004 年 8 月，2004 全军医院感染管理专题研讨会

2005 年 9 月，第四届全军医院感染管理学术研讨会

2006 年 6 月，2006 全军医院感染管理骨干培训班

2007 年 6 月，2007 全军医院感染学专题研讨会

2009 年 4 月，第五届全军医院感染管理学术研讨会

2010 年 4 月，全军医院感染管理培训班（两期，委员会专家授课）

2011 年 6 月，2011 全军医院感染管理专题研讨会暨高级培训班

2012 年 7 月，第六届全军医院感染管理学术研讨会暨高级培训班，并组织全军医院统一安装医院感染实时监控系统

2013 年 4 月，2013 全军医院感染管理专题研讨会暨高级培训班

2014 年 8 月，2014 全军医院感染管理专题研讨会暨高级培训班

2015 年 6 月，第七届全军医院感染管理学术研讨会暨高级培训班

从 2009 年开始，与中国医院协会医院感染管理专业委员联合举办"中国医院感染-院长高峰论坛"，至 2016 年 3 月已举办了七届

附录十

各省协（学）会医院感染管理相关分会或专业委员会基本情况

省份	学会名称	成立时间	2013年5月	主任委员	刘卫平	副主任委员	孙德俊、于　勤、张亚军、岳桂琴、韩林所、刘自英	挂靠单位	内蒙古自治区人民医院
内蒙古	内蒙古预防医学会医院感染控制专业委员会	刘卫平2008年深入汶川大地震救援工作，获"赴川抗震救灾医疗队英雄称号"、"自治区三八红旗手"荣誉称号； 2012年中国医院协会授予"全国医院感染管理优秀青年学者"； 2012由卫生部全国医院感染培训基地评为"全国医院感染横断面调查先进个人"； 2013年中国医院协会授予"全国优秀医院感染管理者"； 2014年内蒙古自治区首届医院感染知识竞赛荣获"个人突出贡献奖"； 2015年入选内蒙古自治区人力资源和社会保障厅"新世纪321人才工程"； 获得内蒙古自治区人民医院2015年"学术地位奖""学术论文奖""优秀职工"；2013年度"科研优秀个人二等奖""学术论文奖"；2012年度"学术著作奖"；2008年、2009年、2010年度"爱岗敬业突出贡献奖"。 刘卫平组织开展科研工作获得多项奖励： 2014年由内蒙古自治区科学技术协会、内蒙古自治区人力资源和社会保障厅授予"内蒙古自治区科技工作者"荣誉称号； 2015年由中共内蒙古自治区党委组织部、内蒙古自治区人力资源和社会保障厅、内蒙古自治区科学技术协会评为"第十届内蒙古自治区青年科技奖"； 2015年中国医院协会评为"全国医院感染管理优秀学术论文三等奖"； 2016年获全国老年感染管理质量控制学术年会优秀论文三等奖。 刘卫平主持科研课题6项，2项分别获得2014年、2015年"内蒙古自治区医学会科技进步三等奖"： 2012年中美新发和再发传染病合作项目《内蒙古医疗机构呼吸道传染病医院感染防控研究》； 2012年内蒙古自治区人民医院院内基金项目《内蒙古自治区医院感染管理现状调查与分析》； 2013年内蒙古自治区医疗卫生科研计划项目《内蒙古自治区医院感染管理现状研究》； 2014年内蒙古自然基金项目《内蒙古自治区三级综合医院ICU目标性监测分析与干预效果评价》； 2014年内蒙古自治区科技计划项目《内蒙古自治区医院重点部门医院感染管理现状调查与分析》； 2015年中国医院协会项目《内蒙古地区医院感染管理工作回顾与展望》。 2013年5月举办全区院感培训会议暨内蒙古预防医学会医院感染控制专业委员会第一届会议。 2014年1月举办全区首届医院感染知识竞赛。 2016年4月举办内蒙古自治区预防医学会全区医院感染预防与控制学术年会。 评比2015年全区医院感染目标性监测先进单位、全区医院感染横断面调查先进单位。 2010~2016年承担自治区级继续教育项目7项：外科手术部位感染预防和控制；多重耐药菌医院感染预防与控制；导管相关血流感染的医院感染预防与控制；脊髓灰质炎的医院感染预防与控制；埃博拉出血热医院感染预防与控制；中东呼吸综合征（MERS）医院感染预防与控制；《医疗机构消毒技术规范》（2012版）解读。 2016年承担国家级继续教育项目2项：2016年内蒙古自治区医院感染管理培训会议、基层医疗机构医院感染管理。 2014、2016年两人分别获得中华预防医学会感染控制分会"第一届百佳青年感控之星""第三届百佳青年感控之星"。

		成立时间	2015 年 11 月	主任委员	刘卫平	副主任委员	于 勤、郭丽君、郭淑荣	挂靠单位	内蒙古自治区人民医院
内蒙古	中国微生物学会临床微生物专业委员会医院感染学组委员会	\multicolumn{9}{c}{2015 年 11 月 27 日召开中国微生物学会临床微生物学专业委员会医院感染学组委员会成立会议}							

中国微生物学会临床微生物专业委员会医院感染学组委员会

成立时间	2015 年 11 月	主任委员	刘卫平	副主任委员	于 勤、郭丽君、郭淑荣	挂靠单位	内蒙古自治区人民医院

2015 年 11 月 27 日召开中国微生物学会临床微生物学专业委员会医院感染学组委员会成立会议

内蒙古自治区医院感染管理质量控制中心

成立时间	2009 年 12 月	主任委员	刘卫平	副主任委员	韩林所、于 勤、刘自英	挂靠单位	内蒙古自治区人民医院

2010~2015 年举办内蒙古自治区医院感染管理培训会议。

2011 年建立内蒙古自治区医院感染监控网。

2014 年刘卫平主编出版院感专著 3 部：《内蒙古自治区医疗机构医院感染知识培训教材》《内蒙古自治区医院消毒供应中心岗位培训教程》《内蒙古自治区医院感染基础知识训练习题集》。

2010~2016 年更新、修订 7 版《医院感染相关法律法规文件汇编》。

2010~2015 年制定多项全区医院感染管理评价标准和专项检查标准：

2010 年制定《内蒙古自治区医院感染管理质量控制评价标准》《内蒙古自治区医院 CSSD 考核评估标准》；

2012 年制定《内蒙古自治区三级综合医院评审手册》中院感部分内容、《内蒙古自治区关于预防与控制医院感染行动计划（2012~2015 年）实施方案》；

2013 年制定《内蒙古自治区消毒供应中心示范基地标准》；

2014 年制定《全区医疗机构质量安全检查细则》《口腔种植技术准入标准》《内镜技术准入标准》中院感部分内容；

2015 年制定《血液透析技术准入标准》中院感部分内容。

2014 年、2015 年参与全区医疗机构质量安全检查、三级综合医院的初评、终评工作。

2016 年中国优秀感控专家与团队巡礼：刘卫平教授与内蒙古自治区人民医院医院感染控制科

——探索中前进，挑战与奋斗中快速成长的感控团队。

对 H_7N_9、H_1N_1、EBLA、MERS 等进行全区医院感染预防控制培训及专项督导检查。

对盟市医院的疑似医院感染暴发进行调查与指导。对全区各医院的医院感染管理工作进行督导检查。

内蒙古自治区医院感染管理综合培训基地

成立时间	2014 年 1 月	主任委员	刘卫平	副主任委员		挂靠单位	内蒙古自治区人民医院

2014 年 3 月举办内蒙古自治区医院感染管理培训会议暨内蒙古自治区医院感染管理综合培训基地启动大会。

2014 年内蒙古自治区成立了 4 个消毒供应中心实践基地，医院感染管理综合培训基地负责实践基地培训工作的组织、实施与管理。

每年接收全区各级医院人员的培训进修。

山西省医院协会医院感染管理专业委员会

成立时间	2006 年 12 月	主任委员	杨芸	副主任委员	李 斗、李江营、赵东蔼、冯笑峰	挂靠单位	山西医科大学第一医院
换届时间	2013 年 11 月	主任委员	杨芸	副主任委员	李 斗、李 红、李临平、商临萍、王郁英、张宪明、赵东蔼、郑文芳	挂靠单位	山西大医院

续　表

山西										
	2006 年 12 月，召开山西省医院管理协会感染管理专业委员会成立大会暨医院感染培训班 2012 年 9 月，参加中国医院协会院感专业委员会组织的"医院感染预防与控制能力建设"合作项目 2013 年 11 月 30 日，举办山西省医院协会第二届医院感染管理专业委员会换届暨培训班 2014 年 4 月 18~21 日，承办中国医院协会医院感染管理专业委员第二届医院感染管理科主任论坛 2014 年 6 月，参与录制中国医院协会医院感染管理专业委员主办的《基层医疗机构医院感染管理网络视频培训》 2014 年 11 月 17~21 日，举办山西省医院重点部门医院感染预防控制培训班									
山西省预防医学会医院感染控制分会	成立时间	2000 年 6 月	主任委员	杨芸	副主任委员	冯笑峰、陈海刚、彭桂香、张香莲		挂靠单位	山西医科大学第一医院
	换届时间	2006 年 1 月	主任委员	杨芸	副主任委员	李斗、李江营、赵东蔼、冯笑峰		挂靠单位	山西医科大学第一医院
	换届时间	2013 年 12 月	主任委员	杨芸	副主任委员	李斗、李红、李临平、商临萍、王郁英、张宪明、赵东蔼、郑文芳		挂靠单位	山西大医院
	2000 年 6 月，召开山西省预防医学会医院感染管理专业委员会成立大会 2006 年 1 月，召开山西省预防医学会第二届医院感染管理专业委员会预备会议 2013 年 12 月 1 日，举办山西省预防医学会第三届医院感染管理专业委员会换届暨培训班 2015 年 3 月 13~16 日，举办山西省医院感染管理与流行病学暨医院感染暴发报告与处置培训班 2015 年 11 月 10 日~12 月 25 日，连续组织多场社区健康大讲堂（艾滋病院感防控培训）培训活动 2015 年 11 月 19~22 日，举办山西省艾滋病医院感染预防与控制培训班 2016 年 2 月 26 日，召开山西省预防医学会医院感染控制分会医用织物消毒管理研讨会									
山西省医师协会感染管理专业委员会	成立时间	2015 年	主任委员	李临平	副主任委员	李斗、杨芸、赵东蔼、彭芳辰、商临萍、李红、郭丽珍、闫荔、张鉴		挂靠单位	山西省人民医院
	2015 年举办成立大会暨首届感控医师论坛 2016 年举办山西省医师协会第二届感染管理医师大会暨医院感染监测技能培训班									
山西省卫生厅医疗质量控制中心医院感染管理质量控制部	成立时间	2010 年	主任委员	杨芸	副主任委员	李斗、李江营、郭壮		挂靠单位	山西医科大学第一医院
	换届时间	2013 年 11 月	主任委员	杨芸	副主任委员	李斗、李红、李临平、商临萍、赵东蔼		挂靠单位	山西大医院
	2010 年 3 月，山西省卫生厅医疗质量控制中心医院感染管理质量控制部成立暨培训会议 2011 年 12 月，山西省医院感染管理人员岗位培训班 2012 年 4 月，山西省医院感染管理培训班 2013 年 6 月 27 日，山西省院感感染管理质量控制培训班 2014 年 11 月 20 日，山西省医院感染管理及质量控制培训班 2014 年 4 月 8~10 日，山西省院感质控承办《全省基层医疗机构医院感染管理基本要求师资培训班》 2014 年 9 月 9~13 日，9 月 15~19 日，山西省院感质控部组织两期四个班的全省乡镇卫生院医院感染管理知识培训 2015 年 3 月，山西省医院感染管理指导评价专家培训班									

续　表

山西	山西护理学会医院感染专业委员会							

2015 年 3 月，配合山西省卫计委举办《省城社会办医疗机构医院感染管理培训班》
2015 年 10 月 21 日，山西省医院感染管理质量控制培训会暨医院感染管理人员岗位培训班
2016 年 5 月 13~14 日，山西省县级医院院感管理质控培训
连续六年在全省开展医院感染现患率调查工作

	成立时间	2009 年	主任委员	石贞仙	副主任委员	薛　平、商临萍	挂靠单位	山西省人民医院
	换届时间	2012 年	主任委员	石贞仙	副主任委员	薛　平、商临萍、张晓红	挂靠单位	山西省人民医院

2013 年~2015 年每年举办一次全省范围内的医院感染专业学术年会
2013 年 3 月举办"全省消毒灭菌效果监测学术会议暨院感、消毒供应专业委员会工作会议"
2013 年 4 月参加上海国际医院感染控制论坛
2013 年 12 月参加北京召开的"中华护理学会全国医院感染护理新进展研讨会"
2014 年组织"手卫生及安全注射行动计划"护理专家讨论会
2014 年 10 月参加长沙召开的"中国医院协会第 21 届全国医院感染管理学术年会"
2015 年 9 月 16 日参与中华护理学会组织的分级静脉问卷调查
2015 年 7 月参加上海召开的"中华护理学会全国医院感染护理新进展研讨会"
2015 年 7 月根据中华护理学会通知，积极组织全省各医院参与关于医疗机构护理人员落实重点部位医院感染预防与控制临床实践调查，全省共有 7 所医院的 201 个科室符合条件并参与院感调查
2015 年 11 月 6 日成立山西省护理学会院感专业委员会消化内镜护理学组
2016 年 5 月编辑出版了护士用《院感知识便携手册》
2016 年 7 月 1 日我省选手张晓玲在参加中华护理学会举办的第一届全国"医院感染防控最佳临床护理实践"讲课比赛中荣获优秀奖
2016 年 3 月 17 日、6 月 24 日、7 月 13 日连续举办三期"山西省十二指肠镜清洗消毒及配合规范化操作培训班"，并多次下地市医院进行临床现场指导
2016 年 7 月 1 日我省选手刘丽萍参加在内蒙古呼和浩特市举办的"中华护理学会全国门诊护理学术 2016 内镜清洗消毒视频比赛"荣获视频制作一等奖、最佳视频奖、网络人气奖

河北	河北省医院协会医院感染控制专业委员会							
	成立时间	2001 年 7 月	主任委员	李慎乐	副主任委员	李仲兴	挂靠单位	河北医科大学第二医院
	换届时间	2011 年 11 月	主任委员	李慎乐	副主任委员	李仲兴、刘云冬、李拥军、陈　刚、史利克、贾志英	挂靠单位	河北医科大学第二医院
	换届时间	2015 年 11 月	主任委员	史利克	副主任委员	邢亚威、冯忠军、王庆丰、张卫红、陈大华、孙立新、王　悦	挂靠单位	河北医科大学第二医院

河北省医院感染管理与质量控制中心								

每年举办河北省医院协会医院感染控制专业委员会学术年会；
2014 年承办了全国基层医疗机构医院感染防控基础知识培训河北省试讲班；
2015 年协办了中国老年医学学会第二届全国老年感染管理质量控制学术年会

	成立时间	2003 年 8 月	主任	李建国	副主任	刘建新、王兴中、贾志英、史利克	挂靠单位	河北医科大学第四医院

每年举办河北省医院感染防控知识培训班

续　表

河北	河北省预防医学会消毒与医院感染控制专业委员会	成立时间	2007年8月	主任委员	陈素良	副主任委员	刘永占、宋光耀、石汉文、刘殿武、韩艳淑	挂靠单位	河北省疾病预防控制中心
		换届时间	2012年10月	主任委员	陈素良	副主任委员	贾志英、孙印旗、韩艳淑、刘永占、张志坤、冯忠军、周吉坤、于建水、王占国、史利克	挂靠单位	河北省疾病预防控制中心
	多次协办中华预防医学会医院感染控制分会消毒分会与中国卫生监督协会消毒与感染控制专业委员会学术年会								
北京	北京市预防医学会感染控制专业委员会	成立时间	1991年	主任委员	刘胜文	副主任委员	陈世平、许鸿云	挂靠单位	北京医科大学第三医院
		换届时间	1995年	主任委员	刘胜文	副主任委员	陈世平、许鸿云	挂靠单位	北京医科大学第三医院
		换届时间	2000年	主任委员	魏华	副主任委员	伍冀湘	挂靠单位	中国人民解放军总医院
		换届时间	2005年	主任委员	邓小虹	副主任委员	魏华、王力红、伍冀湘	挂靠单位	北京市疾控中心
		换届时间	2009年	主任委员	王力红	副主任委员	邓小虹、魏华	挂靠单位	首都医科大学宣武医院
		换届时间	2014年	主任委员	王力红	副主任委员	魏华、佟颖	挂靠单位	首都医科大学宣武医院
	2010年5月举办"第二届全国药物性损害与安全用药学术会议——抗感染药物不良反应与临床安全应用专题研讨会" 2010年8月举办"利康杯"医院感染防控学术论文交流会暨2010年北京医院感染预防与控制会议。 2011年6月举办"抗菌药物合理使用宣传周"活动。 2011年6月举办"2011年北京抗感染治疗高峰论坛"。 2011年11月举办北京预防医学会医院感染控制专业委员会学术年会。 2012年2月举办抗菌药物合理使用培训活动。 2012年4月举办第三届北京医院感染控制国际论坛。 2012年6月举办北京药理学会抗感染专业委员会2012学术年会暨第四届北京抗感染治疗高峰论坛。 2012年11月举办北京预防医学会医院感染控制专业委员会2012年学术年会。 2013年6月举办促进抗菌药物临床合理应用宣传周活动。 2013年6月举办"运用管理工具开展工作，提升医院感染管理水平"经验交流会。 2013年6月举办促进正确清洁与消毒工作仿真现场专项培训。 2014年10月开展区县级继续教育项目：医院感染防控主题培训。 2015年参加北京市医管局对医院进行绩效考核考评细则的制定工作。 2015年对北京市三级医院中心消毒供应工作及内镜清洗消毒工作进行了专项督导。 2015年区县级继续教育项目：重点部门医院感染防控专题讲座								

辽宁	辽宁省预防医学会医院感染控制专业委员会	成立时间	1988 年	主任委员	戴德生	副主任委员	无	挂靠单位	辽宁省卫生防疫站
		换届时间	2003 年	主任委员	王者生	副主任委员	董　齐	挂靠单位	辽宁省人民医院
		换届时间	2007 年	主任委员	董　齐	副主任委员	董　武	挂靠单位	辽宁省人民医院
		换届时间	2013 年	主任委员	董　齐	副主任委员	韩克军、张秀月	挂靠单位	辽宁省人民医院

2003 年召开现代医院感染管理专题讲座及学术交流会，分享 SARS 期间工作体会
2006 年举办《全国医院感染管理新规范与消毒质量控制培训班》
2007 年启动"六五"世界环境日大型宣传活动
2007 年、2008 年、2010 年举办"医院感染预防控制和治疗"学习班
2008 年 辽宁院感医疗队队长张秀月、队员韩克军参与汶川大地震救援
2008 年召开辽宁省预防医学会医院感染控制专业委员会全体委员会议暨学术会议
2008 年、2009 年、2010 年 召开医院感染管理学术交流及专题讲座会议
2009 年参加 H1N1 的会诊和防控工作，编印《呼吸道传染病防治知识手册》
2012~2014 年 中国医院协会医院感染预防与控制能力建设项目，CAUTI 子项目负责人，项目专家。
2015~2016 年《如何提升医院感染预防与控制能力》副主编、《医院感染质量管理培训教程》编委。

成立时间	2013 年6 月	主任委员	杨云海	副主任委员	牛延军、刘永华、关玉莹、刘晓杰、张文丽、杨江淼、陈　晶、郭　玮、徐艳凤、孙丽萍	挂靠单位	吉林大学第二医院

吉林省预防医学会医院感染控制分会

每年召开全省年会，对全省进行医院感染管理培训
2013 年 7 月 2 日~4 日，召开吉林省预防医学会医院感染控制分会成立大会暨首届学术交流会
2014 年 6 月 18 日~20 日吉林省预防医学会医院感染控制分会第二届学术交流会暨首届东北三省医院感染管理培训班
2015 年 6 月 24 日~26 日，吉林省预防医学会医院感染控制分会第三届医院感染管理培训班
出版教材《医院感染预防与控制岗位培训教程》、《医院感染法律法规及医院感染病例》做为全省感控培训教材
杨云海教授主持课题《医院消毒供应中心卫生行业标准实施情况评价》、《中国医疗废物可持续环境管理项目的子项目——医疗机构医疗废物管理项目》分别获得吉林省公共卫生科学技术三等奖。

成立时间	2015 年1 月	主任委员	殷艳玲	副主任委员	刘艳红、巩越丽、李莉莉、李荣艳、周学颖、昝　涛、郭新荣	挂靠单位	吉林大学第二医院

吉林省护理学会医院感染控制专科分会

2015 年 1 月召开吉林省护理学会感染分会成立大会
2015 年 1 月 24 日举办"感染控制护理规范化培训班"

（吉林 —— 左侧栏标签）

续 表

黑龙江	黑龙江省医院管理协会医院感染管理专业委员会	成立时间	2008 年	主任委员	穆锦江	副主任委员	林 玲、刘 旭、周学军、黄小岭、李桂雪、李英松、曹子晶、王丽萍、徐 菲、吴 艳	挂靠单位	哈尔滨医科大学附属第二医院

2008 年召开黑龙江省医院协会医院感染管理专业委员会成立暨学术会议
2008 年组织全省专家对黑龙江省三级医院医院感染管理工作进行督导检查
2009~2010 年共举办四期全省血液透析标准化管理学习班
成立医院重点部门新建改建结构布局流程设计审核小组
2008 年、2011 年、2014 年举办医院感染预防与控制培训班

江苏	成立时间	2010 年 8 月	主任委员	张苏明	副主任委员	张卫红、张午声、姜亦虹、赵丽霞、谭思源	挂靠单位	江苏省人民医院
	换届时间	2013 年 8 月	主任委员	张苏明	副主任委员	张卫红、姜亦虹、赵丽霞、谭思源、乔美珍	挂靠单位	江苏省人民医院
	换届时间	2016 年 2 月	主任委员	张卫红	副主任委员	张永祥、姜亦虹、乔美珍、谭思源、谢金兰	挂靠单位	江苏省人民医院

江苏省医院协会医院感染管理专业委员会

每年召开学术年会，对征文中评选出的优秀论文予以表彰
举办医院感染管理师资培训班等
赴台湾考察学习
出版江苏省《医疗机构医务人员三基训练指南》（医院感染管理分册）

安徽	成立时间	2005 年	主任委员	都鹏飞	副主任委员	房 彤、孙自敏、周名雄、李茂胜、程树珺、罗宗甫、杨琍琦	挂靠单位	安医大一附院
	换届时间	2009 年	主任委员	都鹏飞	副主任委员	房 彤、凌 斌、赵国海、刘学刚、武义华、戴 晏、杨琍琦	挂靠单位	安医大一附院

安徽医院协会医院感染管理专业委员会

2007 年组织起草制定《安徽省实施<医院感染管理办法>细则》并在全省实施，推进我省院感管理标准化建设
2008 年开始对我省院感管理专职干部实施一个月的岗前培训，分理论和实践两个阶段，至今培训近 800 名
2009 年举办《医院消毒供应中心管理规范》等六项卫生行业标准培训班，规范我省消毒供应中心管理工作
2009 年成立 17 个市级专业委员会，在成立省级专委会基础上，组建覆盖全省 16 个地市 48 家医院组成感染监测监控网络，进一步完善组织管理体系
2009 年成立医院感染重点部门卫生学评价与咨询专家组，迄今为止组织对全省 358 所医院、共计 985 余个重点部门的卫生学审核与评价工作，对规范布局流程、减少医院盲目投资起到重要作用
2010 年组织编写出版《实用医院感染管理教程》，为我省提供实用性、科学性、规范性培训指导用书
2011 年成功举办安徽省医院感染院长论坛，参会院长 200 余名，对科学规范我省感染管理工作起到积极推动作用
2012 年评选"安徽省医院感染管理先进单位及先进个人"，评选出 46 位先进个人和 26 家

安徽		先进集体，并给予表彰 2013 年组织制定并实施《安徽省医院感染预防控制行动计划实施方案（2013~2015 年）》 2013 年组织制定《安徽省医院感染管理专职人员管理办法》，不断提高院感管理专职人员业务素质及管理能力 2013 年组织 19 人的"美国医院感染管理参观考察团"，进行 21 天的理论培训和美国 6 家医院的参观交流 2009 年开始，每年 9 月份收集全省 43 家医院临床标本，进行细菌耐药性监测，了解全省细菌耐药情况，公布耐药信息，指导临床合理使用抗菌药物 每季度收集全省 40 家网络医院感染监控资料，进行统计分析，汇编成《医院感染信息》寄发给卫生主管部门、医院协会和全省县以上医院，发布全省监控信息，至今已编辑 101 期 2010 年开始，每年组织我省各监控网医院进行现患率调查，统一调查方法和内容，汇总统计监测数据并反馈 每年组织全省学术交流活动，加强学术交流，至今举办 10 届；另适时举办各种专题培训和国家规范培训计 5 期 每年确定重点，对全省各级医院的医院感染管理工作进行督查和评估，对血液透析中心、消毒供应中心、内镜中心等现场评价，至今对全省近 600 家医院（含三级医院，二级医院及乡镇/社区卫生院等）进行医院感染管理工作专项调查或现场检查，重在监督和指导，受到基层同行欢迎 2014 年组织起草下发《安徽省"加强手卫生管理"活动方案》，并正式启动全省手卫生管理活动，通过三年活动，成效显著 2015 年对 16 个地市上报的 55 名基层医疗机构医院感染管理师资进行 10 天、39 个专题报告的系统培 加强对外交流，近几年组织省院感管理专家赴北京、华西、江苏、山东、浙江等地参观交流 2016 年制定重症监护室、手术室等七个重点部门质量控制标准，建立质量考核体系；编写《安徽省基层医疗机构医院感染预防控制实施细则》，进一步加强我省基层医疗机构医院感染管理工作							
山东	山东省医学会医院感染管理分会	成立时间	2014 年10 月	主任委员	韩辉	副主任委员	班　博、宁险峰、王俊勤、王丽丽、刘爱华、刘艳华、刘跃进、孙吉花、林兴凤、唐淑云、解　晨	挂靠单位	山东大学齐鲁医院
		2014 年 10 月 31 日召开首届医院感染管理学术会议暨医院感染管理分会成立大会。 2015 年 6 月 27 日举办医学会医院感染管理分会第二次学术会议 2015 年 9 月 5 日举办医院感染管理学术会议暨外科手术部位感染目标监测专项培训会。								
	山东省医学会医院感染管理分会青年委员会	成立时间	2015 年6 月	主任委员	韩辉	副主任委员	张　静、董　辉、赵丽香、曹菲菲	挂靠单位	山东大学齐鲁医院
		2015 年 6 月 27 日举办医院感染管理青年委员会成立大会。								

续　表

山东省预防医学会感控专业委员会	成立时间	2005 年 7 月	主任委员	崔树玉	副主任委员	袁青春、曹金福、李卫光、王书会、赵蓉帧、王 志、胡 晖、于 君、谢啊静、黄大亮、刘光忠	挂靠单位	山东省疾病预防控制中心
	换届时间	2012 年 4 月	主任委员	崔树玉	副主任委员	袁青春、李卫光、胡 晖、赵翠云、王书会、王晓平、肖鹏云、梁 青、孙启华、宫庆月	挂靠单位	山东省疾病预防控制中心
	2005 年 7 月 11 日召开医院感染控制专业委员会成立大会暨学术研讨会。 2012 年 4 月 18 日召开第二届医院感染控制分会换届暨学术交流会。							
山东省医院协会医院感染管理专业委员会	成立时间	2009 年	主任委员	秦成勇	副主任委员	李卫光、王一兵、王书会、赵荣贞、于 君、肖鹏云、张 霞、刘桂芝、宫庆月、刘跃进、胡烨、解晨和魏瑛琪	挂靠单位	山东省立医院
	2009 年召开成立大会，同时举办首届医院感染管理学术会议							
山东省医师协会医院感染管理专业委员会	成立时间	2015 年	主任委员	李卫光	副主任委员	王丽丽、左志文、刘爱华、师建成、李 红、肖鹏云、张 霞、刘淑红、宫庆月、范书山、王桂明、孙吉花、林兴凤和韩辉	挂靠单位	山东省立医院
	2015 年召开成立大会，同时举办首届医院感染管理学术会议							
中国医学装备协会医用洁净装备工程分会医院感染装备专业委员会	成立时间	2016 年	主任委员	李卫光	副主任委员	任 南、高 燕、高晓东、杨 怀、张浩军、鲜于舒明、刘卫平、邢亚威、许小帅和李东兵.	挂靠单位	山东省立医院
	2016 年举办全国第一届医院手术部健康环境与感控安全大会							
天津市预防医学会医院感染控制分会	成立时间	1993 年 5 月	主任委员	宋诗铎	副主任委员	张怀敦	挂靠单位	天津医科大学第二医院
	换届时间	1998 年	主任委员	宋诗铎	副主任委员	张怀敦	挂靠单位	天津医科大学第二医院
	换届时间	2005 年 3 月	主任委员	宋诗铎	副主任委员	巩 路、沈迈旗、阚志超、张之伦	挂靠单位	天津医科大学第二医院
	换届时间	2014 年 7 月	主任委员	张之伦	副主任委员	巩 路、杨又力、张富玉、张 莉	挂靠单位	天津市疾病预防控制中心

左侧合并栏：山东、天津

天津		2008 年以来我市组成医院感染医疗队，参加汶川和甘肃的"抗震救灾"医院感染预防与控制 宋诗铎教授主持《医院多重耐药细菌感染的目标监测及分子流行病学研究》荣获 2013 年度中华预防医学会科技奖三等奖 2015 年 9 月 25 召开了"2015 年天津市新发传染病感染现状与对策学术研讨会暨医院感染控制消毒与抗菌药物合理使用培训班"								
	天津市护理学会医院感染管理专业委员会	换届时间	2012 年	主任委员	杨又力	副主任委员	张富玉、徐晶、马红梅	挂靠单位	护理学会
		换届时间	2015 年	主任委员	张富玉	副主任委员	徐晶、马红梅、郭　颖	挂靠单位	护理学会
	天津市医院协会医院感染专业委员会	换届时间	2006 年	主任委员	陈礼明	副主任委员	张慧芝、王　桐、陈燕、李保全	挂靠单位	武警医院
		换届时间	2014 年 4 月	主任委员	杨又力	副主任委员	付　强、孙志明、徐卫峰、程　斌、李　玲	挂靠单位	天津医科大学总医院
浙江	浙江省医院协会医院感染管理专业委员会	成立时间	2010 年 9 月	主任委员	陆　群	副主任委员	龚方戚、潘景业、邵爱仙、王亚霞、于杭英、任淑华、和陈琳	挂靠单位	浙江大学医学院附属第二医院
		2011 年开始每年举办全省医院感染预防与控制学术交流活动，2013 年开始与浙江省医院感染管理质控中心一起深入基层进行基层医疗医院感染管理知识公益培训，至今已培训 14 个县市。 我省 3 位专家荣获优秀全国医院感染管理青年学者称号。 我省 2 位专家荣获全国医院感染管理先进个人，3 位专家荣获浙江省医院感染管理先进个人。								
江西	江西省医院协会医院感染专业委员会	成立时间	1994 年 9 月	主任委员	温桂华	副主任委员	吴　熙、龚晓敏	挂靠单位	江西省儿童医院
		换届时间	2002 年 6 月	主任委员	罗华国	副主任委员	况　斌、罗晓黎、刘季春、魏云峰、刘中勇、牛佳木、詹志荣	挂靠单位	江西省儿童医院
		换届时间	2010 年 8 月	主任委员	张小康	副主任委员	龚晓敏、罗晓黎、张　伟、霍亚南、李鸣媛	挂靠单位	江西省儿童医院
		1994~2016 年共举办学术交流会议 14 次、举办《非典医院感染防控培训班》16 批次 江西省卫计委授予"先进学会"光荣称号								
福建	福建省医院感染管理质量控制中心	成立时间	2002 年	主任委员	战　榕	副主任委员	王美容、吴建明、郭永建	挂靠单位	福建医科大学附属协和医院
		换届时间	2009 年	主任委员	战榕	副主任委员	王美容、林　璇、郭永建	挂靠单位	福建医科大学附属协和医院

续　表

福建	福建省医院协会医院感染管理专业委员会	成立时间	2004 年	主任委员	战榕	副主任委员	林禾、闫成美、王美容、吴涵珍	挂靠单位	福建医科大学附属协和医院
		换届时间	2015 年 7 月	主任委员	战榕	副主任委员	林璇、陈建森、林雯、张洪惠	挂靠单位	福建医科大学附属协和医院
		每年举办 2~3 场省级、国家级医院感染专业培训班． 2013 年至今，每年举办委员会常委及各地市质控中心培训会 2010 年举办福建省、江苏省医院感染管理质量控制中心交流座谈会							
	福建省预防医学会医院感染控制专业委员会	成立时间	2015 年 12 月	主任委员	牛建军	副主任委员	张世阳、陈建森、林立旺、林璇	挂靠单位	厦门市中山医院
		承办"福建省预防医学会医院感染控制专业委员会成立大会暨会员日活动" 与厦门市医院感染质量控制中心联合举办国家级继续医学教育项目"医院感染新思路研讨班"。 台湾感染管制学会合作，举办海峡感控学术论坛 二人获中华预防医学会感染控制分会"第二届百佳青年感控之星"。 一人获中国医院协会第 22 届全国医院感染管理学术年会优秀学术论文三等奖。							
	厦门市医学医院感染控制分会成立	成立时间	2014 年	主任委员	牛建军	副主任委员	连羡玉、张世阳、王楠、苏成豪、谢彬龄	挂靠单位	厦门大学附属中山医院
		举办国家级培训班 3 场。全国医院感染管理学术年会主持 3 人次，全国医院感染管理学术年会专题报告 4 人次；全国性专业委员会委员 4 人，全国性专业委员会青年委员 4 人，省级专业委员会主委 1 人，副主委 2 人，常务 2 人。							
	厦门市医院感染质控中心的成立	成立时间	2011 年 7 月	主任委员	连羡玉	副主任委员	张世阳、岳蓓	挂靠单位	厦门大学附属第一医院
		换届时间	2015 年 12 月	主任委员	连羡玉	副主任委员	张世阳、傅建国、黄新华	挂靠单位	厦门大学附属第一医院
		2011 年来开展各级培训和学术交流活动 16 场，举办国家级培训班 6 场，承办"2015 中国医院大会医院感染管理分论坛"，全市举办手卫生巡回宣传活动。全国优秀医院感染管理青年学者 1 人，全国百佳青年感控之星 3 人，全国医院感染管理学术年会主持 3 人次，全国医院感染管理学术年会专题报告 4 人次；全国性专业委员会委员 3 人，全国性专业委员会青年委员 4 人，省级专业委员会副主委和常务各 2 人，《中华医院感染学》杂志编委 1 人，《中国抗生素》杂志、《中国全科医学》杂志、《海峡预防医学》杂志审稿专家各 1 人，7 人次获医院感染管理专业委员会学术年优秀论文二、三等奖。1 人参加 2012 年版国家标准《医疗机构消毒技术规范》的编写，2 人参加"医院感染预防和控制最佳实践丛书（第一辑）"的编写							
重庆	重庆市医院协会医院感染管理专委会	成立时间	2013 年 12 月	主任委员	刘丁	副主任委员	张波、陈炜、陈萍、袁喆、郭渊、王荔、杨薇、刘晞照、刘泉、陈春燕	挂靠单位	第三军医大学大坪医院
		2013 年 12 月，第一届重庆市医院感染管理学术会议（暨专委会成立大会） 2015 年 11 月，第二届重庆市医院感染管理学术会议（国家级继续医学教育项目）							

重庆	重庆市护理学会医院感染专业委员会	成立时间	2008 年	主任委员	陈萍	副主任委员	杨　微、邹　英、刘爱知、张卫华、余　冰	挂靠单位	第三军医大学大坪医院
		换届时间	2011 年	主任委员	陈萍	副主任委员	杨　微、邹　英、陶红英、蒋春涛、余　冰	挂靠单位	第三军医大学大坪医院
		换届时间	2014 年	主任委员	陈萍	副主任委员	杨　微、陶红英、蒋春涛、余　冰、李荣琴	挂靠单位	第三军医大学大坪医院
		成立时间	2008 年	主任委员	陈　萍	副主任委员	杨　微、邹　英、刘爱知、张卫华、余　冰	挂靠单位	第三军医大学大坪医院
		换届时间	2011 年	主任委员	陈　萍	副主任委员	杨　微、邹　英、刘爱知、张卫华、余　冰	挂靠单位	第三军医大学大坪医院
		换届时间	2014 年	主任委员	陈　萍	副主任委员	杨　微、陶红英、蒋春涛、余　冰、李荣琴	挂靠单位	第三军医大学大坪医院

2008 年，重庆市护理学会医院感染专业委员成立暨首届重庆市医院感染学术研讨会

2009 年，举办第二届重庆市护理学会医院感染控制学术会

2010 年，举办第三届重庆市护理学会医院感染培训班

2011 年，举办重庆市护理学会首届医院感染知识竞赛

2012 年，举办第四届重庆市护理学会医院感染控制研讨会暨第一届长寿区医院感染控制研讨会

2013 年，举办第五届重庆市护理学会医院感染控制研讨会暨首届合川区医院感染控制研讨会

2014 年，举办第六届重庆市护理学会医院感染控制学术会

2015 年，举办国家继续教育项目-重庆市护理学会三届一次医院感染控制学术会议暨綦江区第一届医院感染学术会议

2016 年，举办国家继续教育项目-重庆市护理学会三届二次医院感染控制学术会议暨南川区第一届医院感染学术会议

湖南	湖南省预防医学会医院感染控制专业委员会	成立时间	1993 年	主任委员	旷正家	副主任委员	易霞云、谭竞华	挂靠单位	中南大学湘雅医院
		换届时间	1997 年	主任委员	郑先杰	副主任委员	徐秀华、安昆利	挂靠单位	中南大学湘雅医院
		换届时间	2012 年	主任委员	任　南	副主任委员	郭健君、徐放明、王东欣、陈贵秋、潘慧琼	挂靠单位	中南大学湘雅医院
	湖南省护理学会医院感染管理专业委员会	成立时间	1994 年	主任委员	蒋冬梅	副主任委员	邓宪平	挂靠单位	中南大学湘雅医院
		换届时间	2000 年	主任委员	蒋冬梅	副主任委员	安如俊	挂靠单位	中南大学湘雅医院
		换届时间	2004 年	主任委员	蒋冬梅	副主任委员	刘跃晖、易新娥	挂靠单位	中南大学湘雅医院
		换届时间	2008 年	主任委员	蒋冬梅	副主任委员	刘跃晖、印爱珍、吴丽玲	挂靠单位	中南大学湘雅医院
		换届时间	2012 年	主任委员	王曙红	副主任委员	刘跃晖、印爱珍、石艳姣	挂靠单位	中南大学湘雅医院

2016 年 7 月湖南省护理学会院感学组获中华护理学会第一届全国"医院感染防控最佳临床护理实践"讲课比赛"最佳组织单位"

续　表

		成立时间	1999年8月	主任委员	徐秀华	副主任委员	周娴君、胡炳强、吴安华、张小青、谢冰玲、方亦兵	挂靠单位	中南大学湘雅医院
		换届时间	2005年	主任委员	徐秀华	副主任委员	吴安华、周晓、高纪平、顾乐平、梁晓曼、任南	挂靠单位	中南大学湘雅医院
		换届时间	2010年10月	主任委员	吴安华	副主任委员	胡又专、梁剑平、肖政辉、任南、童德军、贺光明、谢元林、蒲丹	挂靠单位	中南大学湘雅医院
		换届时间	2015年8月	主任委员	吴安华	副主任委员	胡又专、王静、肖政辉、任南、童德军、谢元林、蒲丹、吴志坚	挂靠单位	中南大学湘雅医院
湖南	湖南省医院协会医院感染管理专业委员会	第一届委员会组织了4届湖南省医院感染学术年会；协助组织了3次中南地区医院感染学术交流会。受卫生厅委派，到全省进行督导检查，指导"非典"防治工作；被中华医院管理学会评为全国医院感染管理系统抗击"非典"先进集体。 第二届委员会组织了3次湖南省医院感染学术年会；负责组织了1次中南地区医院感染学术交流会；每年举办了专业委员会学术年会1次；修订了《湖南省医院感染管理质量控制与评价标准》、《湖南省医疗机构重点部门医院感染考评标准》；在四川地震灾害中，吴安华副主任委员和会员童德军医生赴四川地震一线参加抗震救灾工作，工作出色，受到好评。制定下发了《湖南省四川地震伤员医院感染管理办法》，中南大学湘雅医院和湖南省人民医院获得中国医院协会医院感染管理先进集体，徐秀华教授和吴安华教授获得突出贡献奖，梁晓曼、吕一欣、任南等3人获得先进个人奖。 第三届委员会每年联合湖南省预防医学会医院感染控制专业委员会、湖南省预防医学会微生态学会联合主办学术年会，国内首次将医院感染辩论赛、青年论坛、读书报告会、品管圈比赛等各种新颖的学术形式进行推广；2014年10月，由中国医院协会医院感染管理专业委员会主办、北京大学第一医院和中南大学湘雅医院联合承办的"第21届全国医院感染管理学术年会"在湖南长沙召开。 第四届委员会负责了全省埃博拉防疫的医院感染培训，派遣医院感染专家任南、龚瑞娥等2名参加西非疫情现场医院感染防控工作。							
		成立时间	1998年6月	主任委员	范学工	副主任委员	罗靖兮、高仕英、吴安华	挂靠单位	中南大学湘雅医院
	湖南省预防医学会微生态学专业委员会	换届时间	2002年6月	主任委员	范学工	副主任委员	吴安华、高仕英、舒明星、唐晓鹏	挂靠单位	中南大学湘雅医院
		换届时间	2006年11月	主任委员	吴安华	副主任委员	鲁猛厚、唐晓鹏、谢元林、陈焱	挂靠单位	中南大学湘雅医院
		换届时间	2013年12月	主任委员	吴安华	副主任委员	唐晓鹏、谢元林、黄勋、桂培根、陈利玉	挂靠单位	中南大学湘雅医院
		2013年12月在岳阳召开湖南省预防医学会微生态专业委员会第四届委员会换届暨学术年会							
	湖南省中医药学会院感专业委员会	成立时间	2015年11月	主任委员	陈青	副主任委员	戴飞跃、谢小兵、朱晓玲、张铁燕、文芳、刘雪娥、罗运花	挂靠单位	湖南中医药大学第一附属医院

	2015 年 11 月在长沙召开湖南省中医药学会院感专业委员会成立大会暨第一届学术年会； 2016 年 6 月在长沙召开湖南省中医药学会院感专业委员会第二届学术年会暨基层中医院感预防与控制培训班，同时举行医院感染法律法规知识抢答赛 2016 年参与制订湖南省中医医院院感督查评价细则							
湖北	湖北省医院协会医院感染管理专业委员会	成立时间	2004 年 10 月	主任委员	邓敏	副主任委员	向 清、熊 薇、魏爱华、孙代艳	挂靠单位	同济医科大学附属协和医院
		换届时间	2012 年 12 月	主任委员	邓 敏	副主任委员	何 辉、熊 薇、成于珈、孙代艳、靳桂明、曹青芝、徐润琳	挂靠单位	华中科技大学同济医学院附属协和医院
		1993 年武汉同济医院感染管理理论与实践培训 1998 年 10 月主办湖北省医院感染管理培训班 1998 年 9 月 WHO 细菌耐药监测培训在武汉主办 2008 年协办中国医院协会医院感染管理专业委员会第十五届全国医院感染管理学术年会 2008 年 5 月邓敏教授，熊薇主任受卫生部指派前往汶川地震灾区救援 2009 年 7 月湖北省医院协会医院感染管理专业委员会主办首届海峡两岸学术会 2010 年 8 月湖北省医院协会医院感染管理专业委员会主办医院感染管理院长高峰论坛 2011 年 10 月湖北省医院协会医院感染管理专业委员会主办医院感染管理科主任论坛 2012 年 5 月协办第十七届全国医院感染高级研讨会 2016 年 4 月协办第四届全国医院感染管理科主任论坛 2004 年 10 月召开医院感染管理专业委员会暨学术研讨会 2014 年 12 月召开湖北省医院感染学术年会暨"感控十年"工作会 2006 年 9 月在贵阳召开的全国医院感染学术年会上申正义教授获突出贡献奖、邓敏教授、魏爱华教授、靳桂明主任、徐润琳主任、曹青芝主任分别荣获医院感染管理先进个人。 2004 年 10 月邓敏教授、申正义教授分别荣获"全国抗击非典型肺炎（SARS）先进个人" 2005 年湖北省丹江口市第一医院荣获全国医院感染管理基层先进集体 2008 年 11 月邓敏教授荣获"全国人文医学奖" 2013 年 11 月邓敏教授、靳桂明主任、熊薇主任荣获中国医院协会第一届"全国医院感染管理先进个人" 2013 年 2 月湖北省医院协会医院感染管理专业委员会荣获"2012 年度先进专业委员会"，邓敏主任委员荣获"湖北省卫生行业社会团体进行个人"							
	湖北省医院协会医院感染管理专业委员会青年委员会	成立时间	2014 年 10 月	主任委员	邓敏（兼）	副主任委员	王琼书、谢多双、徐亚青、徐 敏、宋世会、吴艳艳、刘小丽、罗万军、范红莉	挂靠单位	华中科技大学同济医学院附属协和医院
		2014 年 12 月召开湖北省医院协会医院感染管理专业委员会青年委员会成立大会 2014.8.10. 湖北省医院协会医院感染管理专业委员会青年委员会分别组织青年专家送医送药下基层 2015.2. 湖北省医院协会医院感染管理专业委员会青年委员会组织青年专家进行"医院感染新进展培训班"巡讲（十堰市、随州市、襄阳市、武汉市等）							

续 表

湖北		吴艳艳博士、谢多双博士、徐亚青博士分别荣获"第二届、第三届、第四届全国医院感染优秀青年管理学者" 吴艳艳博士牵头组织成立湖北省医院感染青年委员国外文献翻译小组，主要从事外文《Infection control and Hospital Epidemiology》，每人每月翻译一篇摘要，使我省医院感染管理专职人员及时获取国外先进知识和理念。							
	湖北省预防医学会消杀控专业委员会	成立时间	1989年12月	主任委员	徐博钊	副主任委员	岳木生、黄铭西、吴克慧	挂靠单位	湖北省疾控中心传染病防治研究所
		换届时间	1995年6月	主任委员	徐博钊	副主任委员	岳木生、黄铭西、吴克慧	挂靠单位	湖北省疾控中心传染病防治研究所
		换届时间	2001年	主任委员	岳木生	副主任委员	黄铭西、杨明发、吴克慧	挂靠单位	湖北省疾控中心传染病防治研究所
		换届时间	2005年6月	主任委员	岳木生	副主任委员	邓 敏、李 建、杨明发、陈顺兰、聂绍发、梁建生	挂靠单位	湖北省疾控中心传染病防治研究所
		换届时间	2010年5月	主任委员	岳木生	副主任委员	聂绍发、唐 非、邓 敏、陈顺兰、杨明发、梁建生、江永忠、张令要	挂靠单位	湖北省疾控中心传染病防治研究所
		2010年5月，在华中师范大学召开了第四届消杀控专业委员会换届会议 2014年湖北省消毒管理与医院感染控制专业年会							
	湖北省预防医学会消杀控分会青年委员会	成立时间	2014年8月	主任委员	岳木生（兼）	副主任委员	江永忠、张天宝、戴彦榛、宋世会、范红莉、徐 敏、吴艳艳、陈晓敏	挂靠单位	湖北省疾控中心传染病防治研究所
		2015年湖北省预防医学会"长江脉消毒领域科研创新"科研基金 组织专业人员参加中华预防医学会消毒分会、中国卫生监督协会、中华医院感染协会等学术团体组织的全国各类学术交流 2015年11月，消杀控分会在武汉市举办了"口腔综合治疗台用水微生物污染与控制方法研讨会" 参与东方之星号轮船翻沉事件卫生应急救援、H7N9禽流感、埃博拉出血热、霍乱等重大传染病疫情处置等，获得多项政府表彰。 2014年CCTV-10《走近科学》栏目录制播放的专题"防蚊妙招"。 省预防医学会消毒领域科研创新专项约计30项次，预防医学科学技术奖项约10项次							
河南	河南省医学科普学会感染预防与控制专业委员会	成立时间	2014年7月	主任委员	蒋雪松	副主任委员	孙明洁、赵 霞、王 珂、宋 清、张付华、杨金莲、耿丽娜、王 俊、李瑞红、刘彩霞	挂靠单位	河南中医药大学第一附属医院
		2014年7月29日召开河南省科普学会感染预防与控制专业委员会成立大会。							

河南省预防医学会消毒与医院感染控制专业委员会	成立时间	2015 年 9 月	主任委员	刘吉起	副主任委员	孙明洁、齐振文、宋恒志、李克伟、李福琴、赵霞、梁道宝、蒋雪松	挂靠单位	河南省疾病预防控制中心
	2015 年 9 月河南省预防医学会消毒与医院感染控制专业委员会成立大会 2015 年 9 月 8 日举办消毒与医院感染控制专业委员会学术交流会							
河南省护理学会医院感染管理专业委员会	成立时间	2007 年 7 月	主任委员	范秋萍	副主任委员	张亚琴、苏富萍、赵玉芳、蒋雪松、孙红旗	挂靠单位	
	换届时间	2011 年	主任委员	范秋萍	副主任委员	吴睿、孙明洁、苏富萍、蒋雪松、赵霞	挂靠单位	
	换届时间	2014 年	主任委员	李福琴	副主任委员	孙明洁、吴睿、苏富萍、蒋雪松、赵霞、梁进娟、王珂、杨金莲	挂靠单位	
	自 2007 年开始每年举办一次研讨会。 第一届：2007 年 7 月举办"河南省医院感染护理管理高级研修班暨学术会议" 第二届：2012 年 3 月举办"河南省宣传贯彻执行新规范　确保医疗安全研讨会"。 第三届：2015 年 3 月及 2016 年 4 月分别在郑州市召开"医院感染监测与控制新进展学术会"。							
河南省口腔医学会医院感染管理专业委员会	成立时间	2015 年 6 月	主任委员	王俊辉	副主任委员	程爽、李迎君、高云、田莉萍、李冬、和鲁予	挂靠单位	河南省口腔医院
	2015 年 12 月 25 日在河南省口腔医院召开了医院感染管理委员会第一届第一次常务委员会议。 2016 年 11 月召开医院感染管理专业委员会国家级继教项目暨第一次学术会议。							
河南省医院协会医院感染管理专业委员会	成立时间	1998 年 3 月	主任委员	常同钦	副主任委员	王秀萍、范秋萍、沙玉兰、张雅琴、赵玉芳、胡东升	挂靠单位	河南省医院协会
	换届时间	2005 年 6 月	主任委员	文建国	副主任委员	王秀萍、范秋萍、张雅琴、马培志、胡东升、贾玉红、吴睿	挂靠单位	河南省医院协会
	换届时间	2013 年 7 月	主任委员	文建国	副主任委员	王秀萍、王瑞丽、孙明洁、吴睿、张莉霞、张祎捷、李福琴、李胜云、杨达胜、苏富平、赵霞、郭凤玲、陶亚菲、寇学斌、梁进娟、蒋雪松	挂靠单位	河南省医院协会
	自 2005 年开始每年举办一次研讨会。 2005 年 9 月召开"河南省医院感染管理专业委员会换届改选"暨"河南省医院感染管理高级学术研讨会" 2013 年 7 月协助中国医院协会医院感染管理专业委员会举办全国医院感染管理科主任论坛 2014 年 8 月组织召开了"医院感染重点环节、重要部位和高危因素防控策略"研讨会 2015 年 4 月召开河南省医院协会医院感染管理学术年会（主题：医院感控大发展，基层管理是关键） 2015 年 9 月承办中国医院协会第 22 届全国医院感染管理学术年会							

河南

续　表

广东省预防医学会感染控制专业委员会	成立时间	1993年	主任委员	汪能平	副主任委员	王　飞、邓子德、蔡绍曦、孙树梅、章小缓、钟晓祝	挂靠单位	南方医院
	换届时间	1999年	主任委员	汪能平	副主任委员	王　飞、邓子德、蔡绍曦、孙树梅、章小缓、钟晓祝	挂靠单位	南方医院
	换届时间	2005年	主任委员	汪能平	副主任委员	王　飞、邓子德、蔡绍曦、孙树梅、章小缓、钟晓祝	挂靠单位	南方医院
	换届时间	2011年	主任委员	蔡绍曦	副主任委员	孙树梅、邓子德、章小缓、钟晓祝、陆　坚、杨云滨、郑少瑜、朱会英、冯秀兰、侯铁英	挂靠单位	南方医院
	换届时间	2016年	主任委员	孙树梅	副主任委员	蔡绍曦、邓子德、章小缓、钟晓祝、陆　坚、郑少瑜、吴　斌、邹晓妮、侯铁英、刘大钺、冯秀兰、徐凤琴	挂靠单位	南方医院

2001年11月承办"首届海峡两岸医院感染控制学术交流会议"。
2001年翻译《世界卫生组织遏制抗微生物药物耐药性的全球战略》。
2003年在参加抗击"非典"工作中获中华预防医学会颁发的"优秀省学会"称号。
2008年在汶川地震救灾工作中，孙树梅获"广东省抗震救灾先进个人"荣誉称号。
2013年召开当年委员会学术年会暨"全国医院感染控制、消毒管理研讨——规范内镜清洗消毒及消毒技术新进展学习班及全国医院感染控制信息化与医院感染管理新理论、新技术培训班"。
2014年召开委员会学术年会暨"医院感染管理新进展与内镜清洗消毒技术论坛及感染性疾病优化治疗与抗菌药物规范应用论坛"联合会议。
2015年召开委员会学术年会、湛江市医学会呼吸病学分会学术年会暨"医院感染管理新进展与感染性疾病优化治疗与抗菌药物合理应用专题培训班"。
2015年广东省医院协会医院感染管理专业委员会授予孙树梅"抗击MERS勇士"
2016年召开委员会学术年会暨"2016医院感染诊治及管理技能提升培训班"。

广东省医院协会医院感染管理专业委员会	成立时间	1997年	主任委员	田玉兰	副主任委员	王锡瑜、邓子德、刘天琪、芦　森、沈怀亮	挂靠单位	广东省医院管理学会
	换届时间	2002年	主任委员	王锡瑜	副主任委员	邓子德、彭丹心、沈怀亮、钟晓祝、朱凤珍	挂靠单位	广州市第二人民医院
	换届时间	2007年	主任委员	邓子德	副主任委员	钟晓祝、彭丹心、沈怀亮、朱会英、杨　湛、苏汝好、黄少宏、侯铁英	挂靠单位	中山大学附属第三医院
	换届时间	2013年	主任委员	邓子德	副主任委员	钟晓祝、刘大钺、林红燕、朱会英、黄丽芬、孙树梅、黄少宏、侯铁英、赵擎宇	挂靠单位	中山大学附属第三医院

2007年创办"医院感染管理岭南春秋论坛"学术会议品牌。
2012年9月协办中国医院协会第十九届全国医院感染管理学术年会。
2012年9月邓子德当选新一届中国医院协会医院感染管理专业委员会副主任委员。
2013年邓子德、侯铁英、孙树梅被中国医院协会评选为第一届医院感染管理先进个人。
2013年成立广东省医院协会医院感染管理专业委员会青年委员会。

（左侧合并单元格：广东）

广西医师协会医院感染管理分会	成立时间	2007年12月	会长	曾志羽	副会长	覃金爱、韦志福、陈解语、李玉英、黄妮妮、蒋述科、廖小平、卢小莲、文 珊、王慕云	挂靠单位	广西医科大学第一附属医院
	2007年12月~2008年1月在南宁召开成立大会暨学术交流会； 2008年12月在南宁召开第二次学术会议； 2010年12月在柳州召开第三次学术会议； 2011年9月在南宁召开第四次学术会议暨广西医疗机构锐器伤基线调查培训班							
广西医学会医院感染管理分会	成立时间	2015年12月	主任委员	陈解语	副主任委员	唐玉梅、覃金爱、李玉英、李春凤、韦中盛、邬佩云	挂靠单位	广西壮族自治区人民医院
	2015年12月17日召开广西医学会医院感染管理学分会成立大会暨第一届学术年会							
广西预防医学会医院感染控制分会	成立时间	2001年5月	主任委员	莫 云	副主任委员	周 诺、曾顺贞、蓝才燕、胡晓桦、覃金爱、李玉英	挂靠单位	广西卫生计生委
	换届时间	2006年6月	主任委员	莫 云	副主任委员	周 诺、蓝才燕、陈解语、李玉英、韦志福	挂靠单位	广西卫生计生委
	换届时间	2011年8月	主任委员	莫 云	副主任委员	陈文霞、陈解语、李玉英、蓝才燕、唐小兰、廖小平、覃金爱、文 珊、王慕云、魏 明、黄妮妮	挂靠单位	广西卫生计生委
	2001年在南宁市召开成立大会暨医院感染控制学术会议 2003年在抗击"非典"工作中发挥了重要指导作用，协助广西卫生厅举办"非典"防控培训班 2004年协助广西卫生厅制定广西《抗菌药物合理应用管理规范》 2005年在桂平市召开医院感染管理学术会议 2006年在北海市召开医院感染管理学术年会 2008年李玉英、韦志福等人参加汶川地震救灾工作，获"抗震救灾先进个人"荣誉称号 2009年协助广西卫生厅制定《广西医院感染管理质量控制标准》并于2014年重新修订 2011年在桂林市召开多重耐药菌感染诊断与控制学术会议 2014年在南宁市召开医院感染学术年会 2005年至今每年协助并参与广西卫生厅组织的医院管理年院感督查标准的制定和检查工作，广泛指导各级各类医疗机构，对促进广西医院感染管理工作的发展发挥了重要作用							

（此处"广西"为纵向合并单元格）

贵州省医院协会医院感染管理专业委员会（贵州省医院感染管理培训基地）	成立时间	2014年2月18日	主任委员	杨怀	副主任委员	查筑红、邱隆敏、李 芳、杨 怡	挂靠单位	贵州省人民医院
	2014年2月18日 贵州省医院协会医院感染管理专业委员会成立大会及第一届学术年会暨2014年基层医疗机构医院感染管理师资培训班 2016年6月28日 贵州省医院协会医院感染管理专业委员会第二届学术年会暨医院感染横断面调查和第九期全省医院感染岗位培训班							

续 表

		第一届 成立 时间	2008 年8月	主任 委员	杨锦玲	副主任 委员	杨 怀、邱隆敏、 王 平	挂靠单位	贵州省人民 医院
贵州省	贵州省医学会医院感染管理学分会（贵州省医院感染管理培训基地）	换届 时间	2012年 7月	主任 委员	杨怀	副主任 委员	查筑红、邱隆敏、 牟 霞、王平	挂靠单位	贵州省人民 医院

2008年8月贵州省医学会医院感染管理学分会成立大会及第一届学术年会

2008年3月计算机技术在医院感染管理中的应用培训班（第4期岗位培训班）

2008年5月贵州省医院感染管理与持续改进提高班（第4期管理提高班）

2009年9月贵州省医学会医院感染管理学分会第二届学术年会暨第一届院感论坛

2009年7月贵州省医院感染管理专（兼）职人员岗位培训班（第5期岗位培训班）

2009年10月贵州省医院消毒技术与多重耐药菌监控提高班（第5期管理提高班）

2010年8月贵州省医学会医院感染管理学分会第三届学术年会暨第二届院感论坛

2010年3月贵州省医院感染管理与多重耐药菌预防与控制培训班（第6期管理提高班）

2010年8月贵州省二级以上综合医院医院感染横断面调查培训班（第6期岗位培训班）

2010年12月贵州省医疗机构压力蒸汽灭菌器消毒技术岗位培训班（第一届消毒员岗位班）

2011年9月贵州省医学会医院感染管理学分会第四届学术年会暨第三届院感论坛

2011年5月贵州省医疗机构重点科室医院感染防控提高班（第7期管理提高班）

2011年8月贵州省医院感染目标性监测与直报系统培训班（第7期岗位培训班）

2012年10月贵州省医院感染管理学分会第五届年会暨第二届委员大会

2012年4月贵州省临床医院感染预防与控制岗位培训班（第8期岗位培训班）

2012年7月贵州省医院感染管理专职人员岗位暨医院感染横断面调查培训班（第8期管理提高班）

2012年2月贵州省医疗机构压力蒸汽灭菌器消毒灭菌技术执业资格培训班（第二届消毒员岗位班）

2013年12月贵州省医院感染管理学分会第六届年会暨第四届院感论坛

2013年4月贵州省医院感染横断面调查表彰大会暨贵州省医院感染管理提高班（第9期管理提高班）

2013年9月贵州省临床医院感染预防与控制岗位培训班（第9期岗位培训班）

2014年3月贵州省医院协会医院感染管理专业委员会成立大会暨全省基层医疗机构院感防控培训班

2014年8月贵州省医院感染横断面调查暨反歧视艾滋病相关知识培训班（第10期岗位培训班）

2014年9月临床医院感染重点科室防控提高班（第10期管理提高班）

2015年4月与北大第一医院共同承办全国第三届医院感染管理科主任论坛

2015年12月贵州省医院感染管理学分会第七届学术年会暨全国院染防控能力建设培训班（第五届院感论坛）

2015年6月贵州省临床医院感染控制岗位培训班（第11期岗位培训班）

2015年9月贵州省基层医疗机构院感防控师资提高班暨反歧视艾滋病相关知识培训班（第11期管理提高班）

2015年8月贵州省医疗机构压力蒸汽灭菌器消毒灭菌技术执业资格培训班（第三届消毒员岗位班）

续 表

	2016 年 6 月 27 日 贵州省医院协会医院感染管理专业委员会第二届学术年会暨医院感染横断面调查和第九期全省医院感染岗位培训班（第六届院感论坛）（第 12 期管理提高班） 2016 年 6 月 30 日 贵州省医疗机构压力蒸汽灭菌器消毒技术岗位培训班暨反歧视艾滋病相关知识培训班（第四届消毒员岗位班-01 期） 2016 年 7 月 8 日 贵州省医疗机构压力蒸汽灭菌器消毒技术岗位培训班暨反歧视艾滋病相关知识培训班（第四届消毒员岗位班-02 期）								
四川	四川省护理学会医院感染专委会	成立时间	1997 年	主任委员	陈蜀岚	副主任委员	佘纯玲、周永蜀、马章淳、丁玉贞、刘宝华	挂靠单位	四川省医疗卫生服务指导中心
		换届时间	2002 年	主任委员	张安琴	副主任委员	宋锦平、向明芳、陈玉琴	挂靠单位	四川省医疗卫生服务指导中心
		换届时间	2006 年	主任委员	张安琴	副主任委员	宋锦平、向明芳、陈玉琴	挂靠单位	四川省医疗卫生服务指导中心
		换届时间	2010 年	主任委员	张安琴	副主任委员	宋锦平、向明芳、陈玉琴	挂靠单位	四川省医疗卫生服务指导中心
	一年举办一次学术会议活动和一次专题培训 2016 年 4 月 29 日举行第一届"医院感染防控最佳临床护理实践"讲课比赛								
	四川省预防医学会医院感染管理分会	成立时间	1996 年 3 月	主任委员	韦福康	副主任委员	王敦志、叶庆临、张朝武	挂靠单位	四川大学华西医院
		换届时间	2002 年 8 月	主任委员	黄德嘉	副主任委员	方 勇、叶庆临、刘衡川、王敦志	挂靠单位	四川大学华西医院
		换届时间	2010 年	主任委员	宗志勇	副主任委员	方 勇、陈蜀岚、叶庆临、刘衡川	挂靠单位	四川大学华西医院
	一年举办一次全省年会，开展专题培训 2015 年全省学术年会暨西部医院感染管理学术研讨会								
	四川省卫生监督协会消毒与感染控制专业委员会	成立时间	2015 年 12 月	主任委员	邓建军	副主任委员	雷 敏、任小兵、刘 竹、黄 浩、卢 杰	挂靠单位	四川大学华西第二医院
	2015 年 10 月四川省卫生监督协会消毒与感染控制专业委员会成立大会暨学术会								
云南	云南省医院协会医院感染管理专业委员会	成立时间	2002 年	主任委员	赵桂华	副主任委员	熊 辛、程 曦、刘 兰、张嗣兴、赵 云、任福祥	挂靠单位	云南省第一人民医院
		换届时间	2014 年 4 月	主任委员	程 曦	副主任委员	方 旭、曹兰芳、孙 焱、张嗣兴、赵 云、施 茜、李丽娟、李美香、朱娇阳	挂靠单位	昆明医科大学第二附属医院

续　表

云南	2015 年云南省民营医院医院感染管理培训班
	2015 年 10 月 30 日至 11 月 3 日召开《耐药菌和医院感染控制临床新技术暨 2015 年云南省医院感染管理学术年会》
	2015 年 6 月由云南省医院协会颁发"2014 年云南省医院协会分支机构工作考评先进专委会二等奖"。

陕西	陕西省预防医学会医院感染管理专业委员会	成立时间	1997 年 12 月 18 日	主任委员	彭有源	副主任委员	丁会文、张　伟、杨筱华、贾淑梅、蒋冬玲、刘治平	挂靠单位	原陕西省卫生防疫站
		换届时间	2004 年 12 月 18 日	主任委员	郭　孔	副主任委员	王敬军、贺西京、张　剑、李　东、徐永刚、冯关力、刘建忠、吴强驹、索　瑶、张志成、裴少军	挂靠单位	原陕西省卫生厅医政处
		换届时间	2015 年 1 月 31 日	主任委员	索　瑶	副主任委员	史皆然、范珊红、关素敏、李宝珍、郭　剑、雷晓航、张志成、赵京文、党金雪	挂靠单位	西安交通大学第二附属医院

1997 年 12 月 18 日召开成立大会及学术会议。随后每年组织 1~2 次学术活动。

2004.4 协助中华医学会举办全国培训班 1 次；2004.7 主办全省内镜清洗消毒操作技术规范培训班。2004.10 主办全省医疗废物管理培训班。2004.12　主办陕西省首届医院感染管理高级培训班。

2005.8　主办全省医院感染专职人员培训班；

2006.6~2007.7 与澳大利亚发展署合作一年的时间开展中澳咸阳卫生项目并主办医院感染管理培训班三期（分别为管理班、医生班、护士班），共 15 天；并主编《基层医疗机构医院感染管理控制手册》专著一部。2006.8 主办全省医院感染管理新法规培训班。

2007.5　协办全国"医院感染新规范与消毒质量控制培训班"。2007 年 12 月主办全省医院感染"陕西省医院感染管理相关标准培训班"。

2008.1~2009.1 与澳大利亚发展署合作一年的时间开展西藏卫生支持项目（THSSP），并举办为期 7 天的拉萨市首期基层医疗机构医院感染控制师资培训班。2008 年 7 月本专业委员会成立十大学组。2008 年 12 月主办西北地区第二届医院感染管理学术年会。2008 年 12 月主办全省医院感染管理标准操作规程培训班。2008 年 5 月协办全省 EV71 培训班。2008 年 11 月协办陕西省医院感染管理第一届院长培训班。

2009.5 主办全省医院感染管理重点部门培训班。

2010.10 协办中国医院协会第 17 届全国医院感染管理学术年会暨第九届东亚国际感染预防与控制会议。

2011.5 参与"卫生部医疗安全促进项目-医务人员血源性职业暴露项目"，协办该项目启动会在西安召开并组织全省 70 家试点单位培训。2011.7 主办全省医院感染培训班。2011.7 与中华预防医学会消毒分会联合举办全国消毒培训班。

2011.9.1，开展"全省医院感染管理先进单位及先进个人"评选活动。2011.9 主办全省医院感染管理高级培训班，并对先进个人和先进集体进行表彰。

2012.7.28 协办陕西省医院感染管理第二届院长培训班。7.29~30 主办全省医院感染管理培训班。

2013.1 月，本专业委员会被省预防医学会评为先进单位。2013.11 成功举办"全国医院消毒新标

		准培训班、西北地区第七届医院感染管理学术年会、陕西省医院感染管理高级培训班"。2013.4~2015.4 本专业委员会联合各市卫生局会在汉中、宝鸡、安康、延安、咸阳、铜川、渭南等七市举办了"医院感染管理院长高峰论坛"共7期。 2014.4 主办西北地区"低温灭菌与内镜消毒新技术研讨会"。2014.11 创建"陕西医院感染控制"微信公众平台。 2015.1.31 主办陕西省第三届医院感染管理专业委员会换届暨学术交流会。2015.3 主办西北地区医疗安全与医院感染管理暨职业安全学术交流活动。2015.6 承办由中华预防医学会医院感染控制分会主办的"第24次全国医院感染学术年会暨第11届上海国际医院感染控制论坛（SIF-IC）联合会议"。 2016.5.25 本专业委员会开展了为期20天的"世界手卫生日"评选活动结束，陕西省预防医学会对先进单位进行表彰。6.26 主办陕西省三级医院感染控制及临床微生物高端论坛。7.18 举办"清洁双手 拯救生命——手卫生依从性提高经验征集大赛"。7.22 主办 AMS 抗菌药物科学管理研讨会。7.23，协办陕西省医院感染管理第三届院长培训班。7.24 主办陕西省医院感染管理培训班。							
陕西	陕西省护理学会医院感染控制专业委员会	成立时间	2008 年3 月	主任委员	夏 静	副主任委员	方鸿娣、庄玉梅、李宝珍、刘 冰	挂靠单位	解放军 323 医院
		换届时间	2011 年8 月	主任委员	李金娜	副主任委员	范旭畅、刘 冰、范珊红	挂靠单位	西安交通大学第二附属医院
		2012 年举办"陕西省医院感染预防与控制技术培训班" 2012 年协助举办延安市医学会第一届感染控制专业委员会会议暨学术会议 2013 年参加 WHO 日内瓦国际感控会议 2015 年协助举办"陕西省基层医疗机构医院感染管理师资培训班" 编写《陕西省血液净化县级医院培训班教材》、《陕西省护士三基训练教材》、《陕西省二级、三级医院检查标准（院感部分核心内容）》、《医疗安全大检查院感部分》、《省卫生监督所传染病防控培训班》医院感染部分、《医院感染控制手册》、及延安大学附属医院本科教材 制定《陕西省县级（二级）医疗机构医院感染管理督导检查标准（2015 年版）》、《陕西省基层医疗机构医院感染管理督导检查标准（2015 年版）》 李金娜参加对"镇安县医院血液透析患者丙肝感染事件"的调查及善后处理 建立陕西省医院感染协作网							
甘肃	甘肃省中西医结合学会医院感染管理专业委员会	成立时间	2014 年9 月	主任委员	杨维建	副主任委员	薛世萍、张浩军、金凤铃、薛 媛、孟 灵、张 洁、郭晓青、藤铁楠	挂靠单位	甘肃省中医医院
		2014 年 9 月 27 日召开甘肃省中西医结合学会医院感染管理专业委员会成立大会及感染管理培训班							
宁夏	宁夏医院感染管理质量控制中心	成立时间	2012 年8 月	主任委员	杜龙敏	副主任委员	郑丽华、杨宝忠	挂靠单位	银川市第一人民医院

续　表

宁夏		2012年8月举办全区院感培训会议暨宁夏医院感染管理质量控制中心第一届委员会议 2013年10月举办全区医院感染科学管控高级研修班 2013年11月举办全区基层医疗机构院感培训班 2013年12月举办全区医院感染预防与控制新进展培训班 2014年5月举办全区医院感染管理培训班 2015年8月举办全区医院感染管理持续改进培训班 2015年11月举办全区医院感染防控高级研修班 2016年7月举办西北地区第十届医院感染管理学术年会暨宁夏医院感染管理持续改进研讨会						
	宁夏医院管理协会医院感染管理专业委员会	成立时间	2009年8月	主任委员	祁学祥	副主任委员	杜龙敏、郑丽华、杨宝忠、毛慧珍	挂靠单位	宁夏医科大学附属医院
		2009年举办全区院感会议 2010年举办西北地区第四届医院感染管理学术年会暨全区院感培训班 2011年举办全区院感培训班 2012年举办全区院感培训班						
青海	青海省医院协会院感委员会	成立时间	2006年	主任委员	达　嘎	副主任委员		挂靠单位
		换届时间	2007年	主任委员	姚青云	副主任委员	李运萍	挂靠单位
		换届时间	2008年	主任委员	张永栋	副主任委员	郭　铮、王　凯	挂靠单位
	青海省护理学会院感分会	成立时间		主任委员	潘丽杰	副主任委员	巩月英、赵晓明、饶燕燕	挂靠单位
新疆	新疆医院感染管理质控中心	成立时间	2006年12月	主任委员	热依汗·巴吾东 易洪仪	副主任委员		挂靠单位	新疆医科大学第一附属医院 新疆自治区人民医院
		换届时间	2013年8月	主任委员	丁丽丽 杨　环	副主任委员		挂靠单位	新疆医科大学第一附属医院 新疆自治区人民医院
		一、建立健全疆内相关制度和规范：2007~2013年，新疆院感质控中心在新医大一附院主持下先后起草制定了新疆《医疗机构口腔器械清洗消毒工作医院感染管理评价要点》、《医疗机构内镜清洗消毒工作医院感染管理评价要点》，《脊髓灰质炎医院感染防控指南》，《新疆医院感染监测指标体系》《新疆等级医院评审感染控制评分细则》《新疆消毒供应室医院感染评估细则》、《新疆手术室医院感染评估细则》《新疆基层医疗机构医院感染评估细则》等多个文件。 二、完成突发卫生事件应对方面：2007年以来，在多次应对感染性突发公共卫生事件方面如麻疹、禽流感、甲流等事件中发挥专家指导、培训、督导的作用						

新疆	三、参加各类评审、督导检查：包括"医院管理年"、"百日安全检查""医疗质量万里行""三好一满意""等级医院评审"等多项感控督导检查 四、履行质控中心培训职能：自2008年以来，感染质控中心每年举办1~2期感染控制的全疆培训，举办2届岗前培训班和一届感染知识技能大赛。 五、履行质控中心监测、调研职能：质控中心每两年开展一次全疆的感染现患率调查，2015~2016年期间开展全疆大规模的基层医疗机构的感控督导，配合完成了手卫生、安全注射、感控三十年等大型调研							
	兵团医院感染质量控制中心	成立时间	2006年	主任委员	史晨辉	副主任委员	黄新玲、张淑敏	挂靠单位	石河子大学医学院第一附属医院
		2006年8月史晨辉、黄新玲主编《医院感染预防与控制》 2013年10月在首届全国医院品管圈大赛中获奖。							
武警部队	武警部队医院感染学专业委员会	成立时间	2001年	主任委员	杨造成	副主任委员	王鲜平	挂靠单位	武警总医院
		第二届会议	2005年	主任委员	杨造成	副主任委员	王鲜平	挂靠单位	武警总医院
		第三届会议	2008年	主任委员	王鲜平	副主任委员	刘学宁、韩丽红、陈 燕	挂靠单位	武警总医院
		第四届会议	2012年	主任委员	王鲜平	副主任委员	刘学宁、韩丽红、陈 燕	挂靠单位	武警总医院
		第四届会议	2015年	主任委员	陈燕	副主任委员	刘学宁、韩丽红、杨慧宁	挂靠单位	武警后勤学院附属医院
		武警部队医院感染学专业委员会每三至四年举办一次医院感染管理学术暨培训会议							

致谢： 此表受到全国各地医院感染相关学术组织的大力支持和帮助，在此一并感谢。

（邢 伟 李雨成 王 巍 董 杰 索继江 整理）

附录十一

《中华医院感染学杂志》历届编辑委员会名单

《中国医院感染学杂志》第一届编委会名单

顾　　问　于宗河　李学成
名誉主席　廖文海
总 编 辑　王枢群
副总编辑　张帮燮　朱士俊
编辑委员　（以姓氏笔画为序）

王万水	王介禄	王枢群	申正义	巩玉秀	过豹祥	朱士俊
刘又宁	刘有京	刘胜文	严渭然	李子华	李家泰	杨志媛
冷泰俊	汪 复	张帮燮	陈世平	陈增辉	林治富	金 钧
郑 友	单景生	钟秀玲	姜素椿	娇向前	贾辅中	徐秀华
郭存三	黄恩华	董炳琨	蒋彦永	谭汉君	薛广波	

《中华医院感染学杂志》第二届编委会名单

顾　　问　于宗河　李学成
名誉主席　廖文海
总 编 辑　王枢群
副总编辑　张帮燮　朱士俊
编辑委员　（以姓氏笔画为序）

王万水	王介禄	王枢群	申正义	巩玉秀	过豹祥	朱士俊
刘又宁	刘有京	刘胜文	严渭然	李子华	李家泰	杨志媛
冷泰俊	汪 复	张帮燮	陈世平	陈增辉	林治富	金 钧
郑 友	单景生	钟秀玲	姜素椿	娇向前	贾辅中	徐秀华
郭存三	黄恩华	董炳琨	蒋彦永	谭汉君	薛广波	

《中华医院感染学杂志》第三届编委会名单

名 誉 主 编　王枢群
主 任 委 员　朱士俊

《中华医院感染学杂志》第四届编委会名单

张晓杰　张秀珍　张以梅　张　樱　张越巍　张复湘　赵彩芸

钟秀玲　周建新　周　宁　朱会英　庄英杰　宗志勇

Benoit Schlemmer（法国）　　　程俐妍（中国香港）

Christian Brechot（法国）　　　崔太悦（韩国）

Edward P. Krisiunas（美国）　　Graham COX（英国）

Hago Gaundman（荷兰）　　　　Jerome Robert（法国）

江秉承（中国台湾）　　　　　　柯文谦（中国台湾）

Lan Carter（澳大利亚）　　　　Lra F. Salkkin（美国）

梁皓钧（中国香港）　　　　　　Murphy（美国）

Pascal Astagneau（法国）　　　Richard Holmes（英国）

Sang O Lee（韩国）　　　　　　特艾瑞・拉察（瑞士）

小林宽伊（日本）　　　　　　　小林治（日本）

小田辽太郎（日本）　　　　　　薛博仁（中国台湾）

Vicent Jarlier（法国）

附录十二

《中国感染控制杂志》历届编辑委员会名单

《中国感染控制杂志》第一届编辑委员会成员名单

总　顾　问　殷大奎
荣 誉 顾 问　王枢群　张　铮
顾　　　问　（以姓氏笔画为序）
　　　　　　申正义　何礼贤　汪能平　沈延澄　宋诗铎　张贵琛　陈世平
　　　　　　陈增辉　袁洽劻
主　　　编　徐秀华
副　主　编　吴安华　段燕文　范学工　陈　智　易霞云
编辑部主任　任　南
常 务 编 委　（以姓氏笔画为序）
　　　　　　王选锭　任　南　刘自贵　李六亿　吴安华　陈方平　陈　智
　　　　　　范学工　易霞云　胡必杰　段燕文　徐秀华　黄振宇　舒明星
　　　　　　谭德明
编　　　委　（以姓氏笔画为序）
　　　　　　丁映钦　王丽萍　王选锭　尤家禄　文飞球　邓子德　邓　敏
　　　　　　艾宇航　叶庆临　巩玉秀　吕一钦　任　南　刘自贵　刘　沛
　　　　　　孙维佳　李六亿　杨于嘉　杨　旭　杨志援　吴安华　沈迈旗
　　　　　　张向阳　张苏明　张　怡　张　俭　陈方平　陈　琼　陈　智
　　　　　　范学工　易霞云　胡东升　胡必杰　钟秀玲　段燕文　俞云松
　　　　　　袁贤瑞　聂青和　徐秀华　徐镛男　唐北沙　唐　银　黄　勋
　　　　　　黄振宇　黄靖雄　葛　洪　舒明星　谢景超　谭德明　魏　华

《中国感染控制杂志》第二届编辑委员会成员名单

总　顾　问　殷大奎　戴志澄
荣 誉 顾 问　王枢群　张　铮
顾　　　问　（以姓氏笔画为序）
　　　　　　申正义　何礼贤　汪能平　宋诗铎　张贵琛　陈世平　袁洽劻
主　　　编　徐秀华
副　主　编　吴安华　段燕文　范学工　陈　智　易霞云

编辑部主任　任　南
常 务 编 委　（以姓氏笔画为序）

任　南	孙维佳	李六亿	吴安华	张流波	陈方平	陈　智
范学工	周巧玲	胡必杰	段燕文	徐秀华	黄振宇	舒明星
谭德明						

编　　　委　（以姓氏笔画为序）

丁映钦	王力宏	文飞球	邓　敏	邓子德	艾宇航	叶庆临
巩玉秀	吕一钦	任　南	刘　丁	刘文恩	刘　沛	孙维佳
李卫光	李六亿	李映兰	杨于嘉	杨　旭	吴安华	张向阳
张苏明	张　怡	张　俭	张流波	陆　群	陈方平	陈　敏
陈　智	范学工	范秋萍	易霞云	周巧玲	郑煜煌	胡必杰
胡成平	钟秀玲	段燕文	俞云松	袁贤瑞	热衣汗·巴吾东
聂青和	倪语星	徐秀华	唐北沙	唐　银	黄　勋	黄振宇
黄靖雄	葛　洪	舒明星	谢景超	谭德明	魏　华	

《中国感染控制杂志》第三届编辑委员会成员名单

总 顾 问　殷大奎　戴志澄
荣 誉 顾 问　王枢群　张　铮
顾 　　 问　徐秀华
主 　　 编　吴安华
副 主 编　范学工　陈　智　段燕文　易霞云
编辑部主任　任　南
常 务 编 委　（以姓氏笔画为序）

任　南	孙维佳	李六亿	吴安华	张流波	陈方平	陈　智
范学工	周巧玲	胡必杰	段燕文	徐秀华	黄振宇	谭德明

编　　　委　（以姓氏笔画为序）

丁映钦	王力红	文飞球	邓子德	邓　敏	艾宇航	叶庆临
巩玉秀	吕一欣	任　南	刘　丁	刘文恩	刘　沛	孙维维
李卫光	李六亿	李映兰	杨于嘉	杨　旭	吴安华	张向阳
张苏明	张　怡	张　俭	张流波	陆　群	陈方平	陈　敏
陈　智	范学工	范秋萍	易霞云	周巧玲	郑煜煌	胡东升
胡必杰	胡成平	钟秀玲	段燕文	俞云松	袁贤瑞	
热衣汗·巴吾东	聂青和	倪浯星	徐秀华	唐北沙	唐　银
黄　勋	黄振宇	黄靖雄	葛　洪	谢　韦	谢景超	谭德明
魏　华						

附录十三

学术组织的表彰奖励活动情况

中国医院协会
关于表彰全国医院感染管理20周年先进集体和先进个人的决定

值此我国有组织开展医院感染管理工作20周年之际，大家的共同呼声，就是回顾20年我国医院感染管理事业的发展历程，总结过去的成功经验和寻找不足之处，规划未来医院感染控制与管理的方向和工作重点。20年来，在卫生部医政司和中国医院协会（原中华医院管理学会）的领导下，在广大医院感染管理专业人员的共同努力下，我国的医院感染管理事业取得了长足的进步，可以说从无到有，成绩辉煌。无论是从各级卫生行政部门的重视程度，到各级医院的组织建设，人员配备和物资设备保障；无论是各级领导的支持力度，还是广大医务人员对医院感染管理认知程度，都有了非常明显的增加。一支具有专业技能和管理经验，爱岗敬业的医院感染管理专（兼）职队伍已经形成，他们长期不懈的辛勤耕耘，默默奉献，为有效控制医院感染，提高医疗质量，保障病人安全和医务人员的职业防护等做了大量的工作，为我国医院感染管理事业的进步与发展，做出了突出的贡献。特别是经过2003年抗击突如其来的重大"非典"灾难的锻炼，在祖国、人民最需要的时候，广大医院感染管理专职人员和全国义务人员一起，始终战斗在最危险的第一线，经受住了生与死的考验，恪尽天职，义无反顾，英勇无畏，以崇高的责任感和使命感，守护了病人和广大医务工作人员的生命安全，建立了不朽的功勋。

广大医院感染管理专（兼）职工作人员，在当初人员定位比较模糊的情况下，面对医院感染管理专业的知识面广，涉及学科多，既要求要有专业技术知识，又要有法制管理知识，既要扎实的理论基础，又要有丰富的实践经验，既要有协调管理团队的能力，又要有真抓实干的敬业奉献精神，肩负着保护医务人员与病人安全的双重责任。他们在各自的岗位上，不以事小而不为，不图名利，不断学习，补充新的知识，以坚忍不拔的毅力，点点滴滴地积累，建立了我国医院感染管理事业的雄厚基础，形成了医院、卫生领域一支不可多得的强大技术队伍，涌现出一大批医院感染管理优秀人物，使我国医院感染管理事业根深叶茂，蓬勃发展，为医院正常的工作秩序，确保医疗质量和医疗安全做出了杰出的贡献，在国家富强和民族崛起的时代，创造出骄人的业绩，堪称时代的楷模。

被评选出的先进集体和先进个人是全国医院感染管理领域的杰出代表，也是我们这个时代的杰出贡献者。你们冒着各种危险，深入现场，战斗在医院感染监控的第一线上，克服各种意想不到的困难和挑战，以严谨、科学的态度，分析掌握医院感染管理中的发展规律，实施预防控制措施，开展流行病学调查，指导消毒隔离与防护，为医务人员放心工作，病人安心地就医筑起了心理防线，提供了安全的保证。你们舍小家为大家，团结合作，夜以继日地勤奋工作，体现出任劳任怨奉献精神；你们尊重科学，依靠法律法规，不断普及防控知识，建言献策，表现出了医院感染工作者的专业素质和科学态度。赢得了同事和全社会的普遍赞誉和崇敬。广大医院感染管理专业人员恪尽职守、顽强拼搏、无私奉献的实际行动，展现了医院感染管理专业人员崇高的思想境界、良好的精神风貌和过硬的业务素质，都无愧于"时代先进"的称号。为弘扬医院感染管理工作者顽强拼搏、无私奉献的崇高精神，激励广大基层医院感染管理专业人员的工作热情，进一步做好全国各级医院感染管理经验交流活动，宣传医院感染管理预防控制知识，作为全国医院感染管理专业人员之家的中国医院协会医院感染管理专业委员会决定，报请中国医院协学会批准，对 20 年来，全国医院感染管理工作中涌现出的对中国医院感染管理事业做出了具有开创性工作的突出贡献者的刘振生教授等 17 名老专家和对中国医院感染管理事业做出了突出成绩的突出贡献者杨芸教授等 13 名知名学者，对中国医院感染管理事业做出了很大贡献的内蒙古自治区第四医院等 46 个先进集体，骆欣等 53 名先进个人予以表彰。这些受表彰的突出贡献者、先进集体和个人是全国医院感染管理工作中的优秀代表，是践行"三个代表"重要思想的先进表率，是广大医院感染管理专业人员学习的榜样。我们要学习他们把保护人民群众的身体健康和生命安全放在第一位，恪尽职守、无私奉献、忘我工作的崇高品德；学习他们相信科学，依靠科学，依法管理的科学精神；不断增强事业心和责任感，紧密团结在党中央周围，学习实践"三个代表"重要思想，运用科学发展观，与时俱进，开拓创新，扎实工作，不断学习和努力，探索防治医院感染和处理突发公共卫生事件的科学方法和手段，抓住目前医院感染管理发展的大好机遇，在各自的岗位上继续努力工作，使我国医院感染管理水平迈上一个新台阶，为我国医院感染管理事业的更大发展与进步做出新的贡献，为创造和谐社会和民族进步做出新的贡献。希望受表彰的先进集体和先进个人珍惜荣誉，再接再厉，取得更大的成绩。

附件：1. 全国医院感染管理事业突出贡献者名单
　　　2. 全国医院感染管理 20 周年先进集体名单
　　　3. 全国医院感染管理 20 周年先进个人名单

中国医院协会
二〇〇六年九月十七日

全国医院感染管理事业突出贡献者名单（30 名）

序号	姓名	性别	职称	单　　位	邮编
1	刘振声	男	教授	北京大学医学部	100083
2	王枢群	男	研究员	中国疾病预防控制中心	100021
3	张邦燮	男	教授	第三军医大学	400038
4	陈增辉	女	教授	北京大学第一医院	100034
5	朱士俊	男	教授	解放军总医院	100853
6	周惠平	男	教授	北京大学第一医院	100034
7	肖光夏	男	教授	第三军医大学烧伤研究所	400038
8	巩玉秀	女	教授	卫生部医院管理研究所护理中心	100083
9	黄人健	女	教授	北京（中华护理学会）	100710
10	何礼贤	男	教授	复旦大学附属中山医院	200032
ll	陈世平	男	研究员	解放军总医院	100853
12	徐秀华	女	教授	湖南中南大学湘雅医院	410008
13	刘胜文	男	教授	北京大学第一医院	100083
14	袁洽劻	男	研究员	中国疾病预防控制中心	100021
15	王爱霞	女	教授	北京协和医院	100071
16	申正义	男	教授	华中科技大学同济医院	430030
17	汪能平	男	教授	南方医科大学南方医院	51051

（以下以邮政编码为序）

序号	姓名	性别	职务/职称	单　　位	邮编
18	杨　芸	女	主任	山西医科大学第一医院	030001
19	钟秀玲	女	教授	煤炭总医院感染科	100028
20	李六亿	女	教授	北京大学第一医院	100034
21	武迎宏	女	教授	北京大学人民医院	100044
22	魏　华	女	主任	中华医院感染学杂志编辑部	100853
23	葛　洪	男	主任	黑龙江省医院感染监控中心	150030
24	胡必杰	男	主任	复旦大学附属中山医院	200032
25	李卫光	男	主任	山东省立医院	250021
26	沈延澄	男	主任	浙江大学医学院附属二院	310009
27	罗晓黎	女	主任	江西省儿童医院	330006
28	吴安华	男	主任	中南大学湘雅医院	410008
29	夏贵喜	男	主任	贵州医学院附属医院	550004
30	胡禧隆	男	主任	四川省绵阳市第三人民医院	621000

全国医院感染管理 20 周年先进集体名单（46 名）

（以邮政编码为序）

序号	邮编	单　　位	医院等级
1	010010	内蒙古自治区第四医院	三级甲等
2	030001	山西医科大学第一医院	三级甲等
3	046000	长治医学院附属和平医院	三级甲等
4	050000	河北医科大学第二医院	三级甲等
5	100034	北京大学第一医院	三级甲等
6	100036	中国人民解放军空军总医院	三级甲等
7	100039	中国人民解放军第 302 医院	三级甲等
8	100044	北京大学人民医院	三级甲等
9	100050	北京天坛医院	三级甲等
10	100053	首都医科大学宣武医院	三级甲等
11	100069	首都医科大学附属北京佑安医院	二级甲等
12	100853	中国人民解放军总医院	三级甲等
13	110004	中国医科大学附属盛京医院	三级甲等
14	150066	哈尔滨二四三医院	三级甲等
15	200003	上海长征医院	三级甲等
16	200032	复旦大学附属中山医院	三级甲等
17	200040	上海华东医院	三级甲等
18	210008	南京市鼓楼医院	三级甲等
19	230022	安徽医科大学第一附属医院	三级甲等
20	250013	山东省胸科医院	省级专科
21	250021	山东省立医院	三级甲等
22	250031	济南军区总医院	三级甲等
23	264000	烟台毓璜顶医院	三级甲等
24	300121	天津市人民医院	三级甲等
25	310009	浙江大学医学院附属第二医院	三级甲等
26	330006	江西省儿童医院	三级甲等
27	350001	福建医科大学附属协和医院	三级甲等
28	400038	第三军医大学西南医院	三级甲等
29	410005	湖南省人民医院	三级甲等
30	410008	中南入学湘雅医院	三级甲等
31	430030	华中科技大学同济医学院附属协和医院	三级甲等
32	430030	华中科技大学同济医学院附属同济医院	三级甲等
33	430071	广州军区武汉总医院	三级甲等

续 表

序号	邮编	单 位	医院等级
34	450008	河南省肿瘤医院	三级甲等
35	453100	新乡医学院第一附属医院	三级甲等
36	510060	广州市第八人民医院	三级甲等
37	510107	武警广东省总队医院	二级甲等
38	530021	广西医科大学附属口腔医院	三级甲等
39	550004	贵阳医学院附属医院	三级甲等
40	570311	海南农垦总局医院	三级甲等
41	610041	四川大学华西第二医院	三级甲等
42	621000	四川省绵阳市第三人民医院	三级甲等
43	650032	云南省第一人民医院	三级甲等
44	710077	西安医学院附属医院	三级甲等
45	734000	甘肃省张掖市人民医院	三级甲等
46	810000	青海省第四人民医院	省级专科

全国医院感染管理 20 周年先进个人名单（53 名）

序号	姓名	性别	职务/职称	单 位	邮编
1	骆 欣	女	科长	内蒙古自治区医院	010017
2	赵东蔼	女	科长	山西省儿童医院	030013
3	吕巧芸	女	科长	山西省汾阳医院	032200
4	贾志英	女	主任	河北医科大学附属第四医院	050011
5	王鲜平	女	科主任	中国人民武装警察部队总医院	100039
6	王力红	女	主任	首都医科大学宣武医院	100053
7	李素英	女	主任	首都医科大学附属北京佑安医院	100069
8	易 滨	女	主任	中国人民解放军总医院第 309 临床部	100091
9	索继江	男	副主任技师	中国人民解放军总医院	100853
10	邢玉斌	男	副研究员	中国人民解放军总医院	100853
11	赵 炜	女	主任	沈阳第二〇二医院	110003
12	韩 彬	女	主任	辽宁锦州医学院附属第一医院	121001
13	孙玉霞	女	科长	吉林大学中日联谊医院	130026
14	周景杰	女	科长	哈尔滨医科大学附属第一医院	150001
15	倪语星	男	主任	上海交通大学医学院附属瑞金医院	200025
16	窦 颖	女		上海交通大学附属胸科医院	200030
17	姜建新	女	主任	上海同济大学附属东方医院	210029
18	张苏明	女	主任	江苏省人民医院	230022

序号	姓名	性别	职务/职称	单　位	邮编
19	都鹏飞	男	主任	安徽医科大学第一附属医院	250011
20	于君	女	科长	山东中医药大学附属医院	250022
21	胡烨	女	科长	山东省皮肤病医院	310009
22	陆群	女	副科长	浙江大学医学院附属二院	330002
23	杨莉萍	女	主任	江西南昌解放军第九四医院	330046
24	龚小敏	女	助调	江西省卫生厅医政处	330046
25	刘曼丽	女	副处长	江西省九江市第一人民医院	332000
26	王美容	女	科长	福建医科大学附属第一医院	350005
27	任南	男	副教授	中南大学湘雅医院	410008
28	吕一欣	女	主任	中南大学湘雅医院	410008
29	梁唬曼	女	副主任	中南大学湘雅第二医院	410011
30	徐润琳	女	主任	武汉市儿童医院	430016
31	邓敏	女	教授	华中科技大学同济医学院协和医院	430022
32	魏爱华	女	主任	湖北省人民医院	430060
33	曹青芝	女	主任	武汉大学口腔医院	430079
34	张亚琴	女	科长	郑州市第五人民医院	450003
35	范秋萍	女	副科长	郑州大学第一附属医院	450052
36	彭丹心	女	科长	广州中山大学附属第一医院	510080
37	王锡瑜	女	主任	广州医学院附属第三医院	510150
38	邓子德	男	主任	广州中山大学附属第三医院	510630
39	陈解语	女	科主任	广西壮族自治区人民医院	530021
40	杨棉玲	女	科长	贵州省人民医院	550002
41	张贵琛	女	教授	海南农垦总局医院	570311
42	李芳红	女		四川大学华西第二医院	610041
43	黄家遂	男	主任	四川遂宁市人民医院	629000
44	邵先林	男	主任	泸州医学院附属医院	646000
45	赵桂华	女	主任	云南省第一人民医院	650032
46	杨红薇	女	主任	云南昆明医学院第二附属医院	650101
47	索瑶	女	主任	西安交通大学医学院第二附属医院	710004
48	张俭	女	主任	甘肃省人民医院	730000
49	杜龙敏	女	科主任	宁夏银川市第一人民医院	750001
50	蒋秀莲	女	科主任	青海省妇幼儿童医院	810007
51	易洪仪	女	主任	新疆维吾尔自治区人民医院	830001
52	宋福玲	女	主任	石河子大学医学院	832008
53	格桑拉姆	女	副主任	西藏自治区人民医院	850000

中国医院协会医院感染管理专业委员会
各类表彰奖励获得者名单

第一届全国医院感染管理优秀青年学者（2011 年）

姓　名	单　位
李卫光	山东省立医院
马小军	北京协和医院
陆　群	浙江大学医学院附属第二医院
刘　丁	重庆第三军医大学大坪医院
邢玉斌	解放军总医院感染管理与疾病控制科
黄　勋	中南大学湘雅
邓明卓	首都医科大学友谊医院
侯铁英	广东省人民医院
贾学会	北京大学第一医院
张　群	上海第二军医大学第二附属医院

第二届全国医院感染管理优秀青年学者（2012 年）

姓　名	单　位
张浩军	甘肃省人民医院
高晓东	复旦大学附属中山医院
邵宜波	安徽医科大学第一附属医院
范书山	山东省聊城市人民医院
黄辉萍	厦门大学附属第一医院
孙树梅	南方医科大学南方医院
徐　艳	贵州省人民医院
刘卫平	内蒙古自治区人民医院
吴艳艳	华中科技大学同济医学院附属协和医院

第三届全国医院感染管理优秀青年学者（2013 年）

姓　名	单　位
谢多双	湖北医药学院附属太和医院
耿贺梅	河北省唐山市开滦总医院
王　悦	河北医科大学第二医院
王　芳	解放军第 309 医院

续 表

姓 名	单 位
刘 坤	首都医科大学附属北京朝阳医院
孙吉花	山东滨州医学院附属医院
袁玉华	浙江大学医学院附属邵逸夫医院
徐 艳	贵州省人民医院
刘大铖	中山大学附属第一医院
周昭彦	复旦大学附属中山医院

第四届全国医院感染管理优秀青年学者（2014 年）

姓 名	单 位
范珊红	第四军医大学唐都医院
李春辉	中南大学湘雅医院
孟 灵	兰州大学第二医院
杜明梅	解放军总医院
贺买宏	南京军区福州总医院
孟黎辉	首都医科大学附属北京安贞医院
钟振峰	中山大学附属中山医院
赵 霞	首都医科大学宣武医院
吕 华	浙江大学医学院附属儿童医院
陈修文	江西省儿童医院

第五届全国医院感染管理优秀青年学者（2015 年）

姓 名	单 位
宗志勇	四川大学华西医院
茅一萍	徐州医学院附属医院
李海峰	中国人民解放军第 202 医院
黄丽菊	海南省农垦三亚医院
黄 晶	首都医科大学附属北京佑安医院
赵丹洋	广州市妇女儿童医疗中心
徐亚青	武汉大学人民医院
梅卫玲	中国人民解放军第 11 3 医院
蒋景华	绍兴市人民医院
秦 文	新疆维吾尔自治区人民医院

中国医院协会医院感染管理专业委员会
抗击"非典"先进个人和先进集体表彰（2003 年）
全国医院感染管理系统抗击"非典"先进个人名单
（以姓氏拼音为序）

曹晋桂	陈冬枝	陈庆瑜	陈秀娟	陈雪华	陈一戎	邓 敏	邓小虹
邓子德	丁赤平	杜龙敏	范秋萍	高秀华	巩玉秀	古东东	顾乐平
洪小京	侯铁英	胡必杰	胡 琴	姜 杰	姜燎原	靳桂明	井玉琦
李虎宪	李 箭	李京淑	李六亿	李鸣媛	李素英	李卫光	李 英
李智伟	梁 瑨	梁燕芳	廖小平	刘国英	刘 坤	刘 莉	刘 群
刘学维	刘 雅	刘迎红	刘玉琳	刘志强	刘自贵	逯亚新	吕超英
吕监英	吕如峰	罗 宏	罗晓黎	苗文娟	彭丹心	齐晓红	祁学祥
曲美琴	任淑华	庄英杰	郡丽丽	沈怀亮	沈迈旗	沈延澄	史利克
宋述博	苏桂彪	孙正义	索继江	唐桂荣	童瑞琦	王桂琴	王建斌
王来珍	王力红	王 平	王 荣	王韶辉	王锡瑜	王鲜平	王郁英
王云华	卫小春	魏爱华	吴安华	吴 明	伍冀湘	武湘云	武义华
武迎宏	夏贵喜	谢阿静	邢红霞	邢玉斌	徐和平	徐 潜	徐 昕
许德顺	薛文英	杨和平	杨锦玲	杨微波	杨又力	杨 芸	杨泽敏
姚 楠	叶高峰	易 滨	于杭英	于莲聪	俞月琴	张秉山	张富玉
张贵琛	张红鹰	张建平	张 林	张 玲	张苏明	张亚琴	张豫生
赵吉光	赵 敏	赵荣贞	赵 雯	郑爱平	郑佳娜	钟晓祝	钟秀玲
周景春	朱会英	朱启铃	邹宝波	邹宝兰	左改珍		

中国医院协会医院感染管理专业委员会
抗击"非典"先进个人和先进集体表彰
全国医院感染管理系统抗击"非典"先进集体名单
（以地区邮政编码为序）

内蒙古 SARS 救治中心	上海市传染病医院
锡林郭勒盟苏尼特右旗人民医院	江苏省人民医院感染管理科
山西医科大学第一医院感染科	安徽医科大学第一附属医院感染管理科
山西医科大学第二医院	山东省立医院感染管理科
太原结核病医院（第四人民医院）	天津医科大学总医院医院感染科
河北省胸科医院院内感染管理委员会	天津市第三中心医院感染管理科
河北保定市传染病医院	天津市第二中心医院

河北张家口市第一医院感染管理科	杭州市第六人民医院
北京地坛医院感染消毒科	江西省儿童医院
煤炭总医院感染办	重庆市胸科医院
卫生部中日友好医院医院感染科	湖南省医院感染管理专业委员会
北京大学医院感染管理科	华中科技大学同济医学院附属同济医院感染科
解放军空军总医院感染控制科	广州军区武汉总医院感染控制科
解放军三〇四医院感染控制科	郑州大学第一附属医院
解放军三〇二医院感染控制科	广州军区广州总医院感染控制科
北京天坛医院感染管理科	广州市第八人民医院预防保健科
首都医科大学宣武医院感染管理科	广州市胸科医院预防保健科
北京佑安医院感染管理科	广东省医院管理学会医院感染管理专业委员会
北京市回民医院感染办	广州中医药大学第一附属医院预防保健科
解放军三〇九医院感染监控科	第一军医大学南方医院医院感染管理科
北京胸科医院感染监管科	中山市人民医院医院感染管理科
解放军二〇六医院感染控制科	江门市中心医院保健科
北京军区总医院感染控制科	贵阳医学院附属医院
解放军总医院医院感染管理研究科	四川大学华西医院医院感染管理科
辽宁葫芦岛市中心医院	泸州医学院附属医院感染管理科
长春非典型肺炎中心	昆明市医院感染管理委员会
黑龙江省大庆油田集团总医院感染管理科	兰州医学院第一附属医院
上海市院内感染质量控制中心	宁夏医学院附属医院医院感染
上海复旦大学附属华山医院传染科	

中华预防医学会医院感染控制分会
各类表彰奖励获得者名单

2012~2013 年度全国基层医院优秀感控工作者

姓　名	单　位
王大连	浙江省海盐县人民医院
王炳花	山东省中国水电十三局医院
莫嗣勤	广西壮族自治区贺州市人民医院
牛家兰	安徽省霍邱县第一人民医院
葛学顺	江苏省高邮市人民医院
陶红英	重庆市长寿区人民医院
黄琼华	四川省双流县第一人民医院

续 表

姓 名	单 位
李卫华	成都市新津县人民医院
马文波	新疆兵团农九师医院
毛晓红	陕西省汉中市人民医院
唐红萍	江苏省启东市人民医院
武文青	山东医学高等专科学院附属医院
杨慧英	安徽省太和县人民医院
张爱萍	湖北省荆州市第三人民医院
张 鉴	山西省侯马市人民医院
张淑会	陕西省扶风县人民医院
张贤莉	浙江省水嘉县人民医院
张晓芸	河北省围场满族蒙古族自治县医院
颉建玲	新疆喀什地区第一人民医院
支成斌	贵州兴义市人民医院

2012~2013 年度全国基层医疗优秀感控工作者提名奖

姓 名	单 位
常洪美	四川崇州市人民医院
杜美英	山西大同市第一人民医院肿瘤医院
郭彩林	山西太原市第二人民医院
韩玲样	陕西铜川市妇幼保健院
蒋慧红	浙江衢州市柯城区人民医院
李会霞	天津市宁河县医院
梁玉春	四川省遂宁市船山区人民医院
刘淑娥	陕西省富平县医院
刘 艳	湖北省松滋市人民医院
路维玲	山东淄博市临淄区人民医院
马 英	四川省绵竹市人民医院
毛木凤	贵州省瓮安县人民医院
孟爱珍	江苏溧阳市人民医院
施红梅	江苏南通大学附属医院分院
孙淑梅	山东潍坊市市立医院
万艳春	江苏淮安市北京南路社区卫生服务中心

中华预防医学会医院感染控制分会
第一届百佳青年感控之星

姓　名	单　位	姓　名	单　位
周春莲	首都医科大学附属北京友谊医院	田　青	上海交通大学附属新华医院
刘聚源	卫生部北京医院	姜倩倩	上海长海医院
刘　坤	首都医科大学附属北京朝阳医院	方清水	第二军医大学第三附属医院
马文晖	首都医科大学宣武医院	何　磊	重庆市大足区人民医院
袁晓宁	北京大学第三医院	张　阳	河北省邢台市第三医院
孟黎辉	首都医科大学附属北京安贞医院	刘　晓	河北医科大学第四医院
黄　晶	首都医科大学附属北京佑安医院	苗　勤	华北石油总医院
白　雪	天津医科大学总医院	王　悦	河北医科大学第二医院
张楠楠	天津医院	李小雷	河北大学附属医院
杨砸敏	天津市第三中心医院	温　婵	河北省儿童医院
鲍　容	天津市第三中心医院	郎耀雄	山西大医院
周　晴	复旦大学附属中山医院	百丽霞	山西省妇幼保健院
苑水辉	辽宁省肿瘤医院	罗万军	武汉市妇女儿童医疗保健中心
张　俏	吉林省前卫医院	刘　艳	松滋市人民医院
盖春宇	一汽总医院	谢多双	十堰市太和医院
李　涵	吉林大学第一医院	徐　敏	华中科大同济医学院同济医院
汪宁宁	黑龙江省医院	王　莉	武汉大学人民医院
陈文森	江苏省人民医院	朱华云	湖北省襄阳市中心医院
顾　兵	江苏省人民医院	李春辉	中南大学湘雅医院
杨　乐	常州市第二人民医院	付陈超	中南大学湘雅医学院
茅一萍	徐州医学院附属医院	钟振峰	中山市人民医院
叶南圆	南京中大医院	赵丹洋	广州市妇女儿童医疗中心
张明霞	苏州大学附属第二医院	周　浩	南方医科大学南方医院
徐子琴	温州市人民医院	陈志锦	东莞市厚街医院
梅卫玲	宁波解放军第 113 医院	白雪皎	广东省人民医院
干铁儿	浙江省中医院	乔　甫	四川大学华西医院
刘玉岭	宿州市立医院	向　钱	四川省人民医院
张　磊	安徽医科大学第一附属医院	张　菊	成都市龙泉驿区第一人民医院
莪恒敏	安徽省立医院	杨　竞	遂宁市第一人民医院
陈　菁	福建医科大学附属协和医院	刘永芳	川北医学院附属医院
曾邦伟	福建医科大学附属协和医院	陈　璐	贵阳医学院附属医院
黄辉萍	厦门大学附属第一医院	吴　琴	思南县人民医院

续　表

姓　名	单　位	姓　名	单　位
卢珍玲	厦门大学附属中山医院	徐　艳	贵州省人民医院
张艳青	福建省立医院	吴增华	兴义市人民医院
陈修文	江西省儿童医院	韩光营	昆明医科大学第一附属医院
罗斌华	江西神人民医院	廖　丹	广西妇幼保健院
王凤田	山东省胸科医院	武华溢	内蒙古赤峰市第二医院
徐　华	山东省立医院	闫志刚	内蒙古自治区人民医院
崔　丹	河南中医院第一附属医院	李　颖	第四军医大学第二附属医院
孙静静	郑州大学第一附属医院	张丽娜	西安航空总医院
马志红	郑州大学第二附属医院	周　静	安康市中心医院
孙明洁	河南省人民医院	李　静	延安市人民医院
王俊辉	郑州大学第四附属医院	王　菲	西安交通大学口腔医院
何　山	郑州大学第附属医院	董宏亮	西安市第九医院
屈　丹	郑州大学第二附属医院	狄友华	西安医学院第二附属医院
韩　颖	华中科技大学附属同济医院	薛世萍	甘肃省中医院
殷　黎	宁夏医科大学附属银川市中医医院	秦　文	新疆维吾尔自治区人民医院
喻玲丽	新疆医科大学第一附属医院	王　蓓	新疆维吾尔自治区人民医院
贾　巍	新疆医科大学附属肿瘤医院	朱　熠	新疆生产建设兵团医院

中华预防医学会医院感染控制分会
第二届百佳青年感控之星

姓　名	单　位	姓　名	单　位
林金兰	北京清华长度医院	杨　娜	山东省新泰市人民医院
赵会杰	首都医科大学宣武医院	于玉领	安徽省立医院南区
闫中强	中国人民解放军总医院	李若洁	安徽医科大学第二附属医院
张　璟	中日友好医院	阮晶晶	皖南医学院弋矶山医院
刘银梅	上海市第十人民医院	宋世会	武汉大学中南医院
刘　杨	复旦大学附属华山医院	许　川	华中科技大学同济医学院同济医院
王　群	上海交通大学医学院附属瑞金医院	韩静静	武汉大学人民医院
张　静	上海交通大学附属胸科医院	吴艳艳	华中科技大学同济医学院协和医院
潘　瑜	上海市虹口区计生委员会卫监所	刘小丽	武汉市疾病预防控制中心
黄声雷	复旦大学附属中山医院	王　芬	恩施州中心医院
沈　燕	复旦大学附属中山医院	赵丽华	黄石市中心医院

姓 名	单 位	姓 名	单 位
朱 欢	天津市第一中心医院	王丽姣	湖南省马王堆医院
贾俊婷	天津市公安医院	陈玉华	中南大学湘雅医院
刘 军	天津市疾病预防控制中心	韩建华	长沙市第四医院
谭丽霞	秦皇岛市抚宁县中医院	康海全	江苏徐州医学院附属医院
司志燕	邯郸市中心医院	刘 波	江苏省人民医院
杨兴肖	河北医科大学第四医院	宋 舸	常州市第二人民医院
杨立娜	唐山市人民医院	李连红	南京医科大学第二附属医院
肖佳庆	黑龙江省医院感染质控中心	王莉蓉	南京市口腔医院
程莉莉	中国医科大学附属盛京医院	胡素佩	宁波市第二医院
刘云红	河南省人民医院	林 凯	杭州市浙江医院
张 娜	郑州大学第一附属医院	王广芬	宁波市医疗中心
王 珂	河南省胸科医院	陈海红	温岭市中医院
王亚莉	郑州市人民医院	徐 虹	杭州市疾病预防控制中心
王万海	郑州大学第一附属医院	李欣影	广东省惠州市第一人民医院
刘保彦	聊城市东昌府区妇幼保健院	荣丽娟	广东省中山市人民医院
谭细兰	南方医科大学珠江医院	吴春霖	四川省肿瘤医院
邹晓妮	广东省妇幼保健院	黄文治	四川大学华西医院
杨 艳	南方医科大学珠江医院	李 娟	四川大学华西第二医院
成 燕	重庆市第三人民医院	张 静	四川省妇幼保健院
周泓羽	重庆医科大学附属第一医院	裴小琴	成都市第三人民医院
谭明伟	重庆三峡中心医院	柴建华	崇州市人民医院
秦淑梅	石柱县人民医院	向丽佳	成都市第二人民医院
王 静	天水市第一人民医院	姚新宝	新疆维吾尔自治区人民医院
王 娟	天水市第二人民医院	王 鹏	新疆医科大学第一附属医院
谭 庆	中国人民解放军第303医院	潘颖颖	新疆生产建设兵团医院
赵 莹	广西中医药大学第一附属医院	郭向东	新疆生产建设兵团第一师医院
尚 杰	铜仁市人民医院	吕庆排	曲靖市第一人民医院
罗春玉	赤峰学院附属医院	杨邵丽	昆明市中医院
张永栋	青海大学附属医院	王 超	南昌市第二医院
张海金	西安市儿童医院	张 甜	江西省兴国县人民医院
侯小红	陕西省安康市汉滨区第一医院	谢建忠	福建省肿瘤医院
许 文	第四军医大学唐都医院	张世阳	厦门大学附属医院
刘芳菲	西安交通大学第二附属医院	傅建国	厦门大学附属中山医院
白艳玲	西安市西京医院	王燕萍	海南省农垦总医院

中华预防医学会医院感染控制分会
中国感控（含港澳台）事业国际卓越贡献大使

届 次	时 间	获得者
第一届	2012 年	中国香港的司徒永康教授和瑞士的 Didier Pittet 教授
第二届	2013 年	中国香港的程棣妍教授，美国的宋晓岩教授
第三届	2014 年	中国台北的薛博仁教授和美国的王云峰教授

附录十四

全国院感质量控制中心汇总表

机构全称	成立日期	挂靠单位	现任负责人或联系人
浙江省医院感染管理质控中心	1994 年 3 月 17 日	浙江大学医学院附属第二医院	陆　群
天津市医院感染质量控制	1996 年 9 月 2 日	天津医科大学总医院（2015~2018）	巩　路
上海市医院感染质控中心	1999 年 5 月 13 日	复旦大学附属中山医院	胡必杰
山东省医院感染管理监控办公室	2000 年 8 月 10 日	山东省立医院	秦成勇
湖北省医院感染管理质量控制中心	2002 年 4 月 3 日	华中科技大学同济医学院附属同济医院	熊　薇
福建省医院感染管理质量控制中心	2002 年 9 月 1 日	福建医科大学附属协和医院	战　榕
湖南省医院感染管理质量控制中心	2002 年 10 月 2 日	中南大学湘雅医院	吴安华
北京市医院感染管理质量控制和改进中心	2002 年 12 月 31 日	北京大学人民医院	武迎宏
河北省医院感染管理质量控制中心	2003 年 9 月 4 日	河北医科大学第四医院	邢亚威
河南省医院感染管理质量控制中心	2004 年 4 月 29 日	郑州大学第一附属医院	文建国
重庆市医院感染质控中心	2005 年 7 月 1 日	第三军医大学第三附属医院（大坪医院）	刘　丁
安徽省医院感染质量控制中心	2006 年 2 月 8 日	安徽医科大学第一附属医院	马红秋
新疆生产建设兵团医院感染质量控制中心	2006 年 2 月 28 日	石河子大学医学院第一附属医院	史晨辉
广西医院感染管理质控中心	2006 年 6 月 12 日	广西壮族自治区人民医院	陈解语
辽宁省医院感染管理质量控制中心	2006 年 10 月 10 日	中国医科大学第一附属医院	陈佰义
新疆维吾尔自治区感染管理质控中心	2006 年 12 月 19 日	新疆医科大学第一附属医院和新疆维吾尔自治区人民医院	丁丽丽　杨　环
黑龙江省医院感染预防与控制中心	2007 年 10 月 8 日	黑龙江省疾病预防控制中心	林　玲
内蒙古自治区医院感染管理质量控制中心	2009 年 12 月 1 日	内蒙古自治区人民医院	刘卫平
云南省医院感染质量控制中心	2009 年 12 月 30 日	云南省第一人民医院	王　平
贵州省医院感染管理质量控制中心	2010 年 2 月 1 日	贵州医科大学附属医院	查筑红
山西省医院感染管理质量控制部	2010 年 2 月 24 日	山西大医院	杨　芸
江苏省医院感染管理医疗质量控制中心	2010 年 6 月 24 日	南京鼓楼医院	姜亦虹
四川省医院感染质量控制中心	2011 年 1 月 7 日	四川省医学科学院．四川人民医院	蔡　力
江西省医院感染质量控制中心	2011 年 1 月 10 日	江西省儿童医院	罗晓黎
吉林省医院感染管理质量控制中心	2011 年 7 月 4 日	吉林大学第二医院	杨云海
甘肃省医院感染管理质量控制中心	2011 年 10 月	甘肃省人民医院	卢启明

续　表

机构全称	成立日期	挂靠单位	现任负责人或联系人
海南省医院感染管理质量控制中心	2012 年 4 月 27 日	海南省人民医院	鲜于舒铭
青海省医院感染专业质量控制中心	2012 年 7 月 10	青海省人民医院	姚青云
宁夏医院感染管理质量控制中心	2012 年 8 月 7 日	银川市第一人民医院	杜龙敏
广东省医院感染质量控制中心	2012 年 8 月 22 日	广东省人民医院	侯铁英
中国人民解放军医院感染管理质量控制中心	2010 年 4 月	中国人民解放军总医院	刘运喜
国家医院感染管理质量控制中心	2013 年 5 月 17 日	国家卫生计生委医院管理研究所	付　强